長谷山俊郎

食が体をつくる

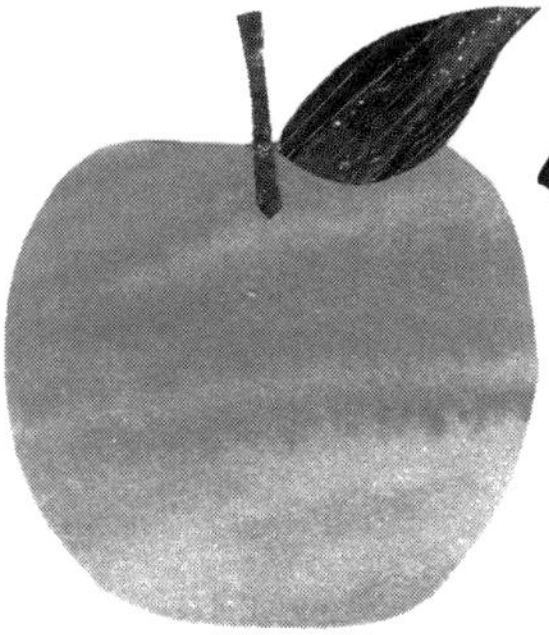

健康も
不健康も

素人社《そじんしゃ》

まえがき―この本を出すのは―

私たちは、なぜ病気になるのでしょうか⁉

それを知るに当たり、テンジン・チョーダラックは、「あらゆる病の源は、われわれ人間の無知にある」といっています。この方は、ノーベル平和賞を受けられたダライ・ラマの侍医で、チベット仏教界の高い地位の人です。チョーダラックは、人間の病は〝体に入れるものと、生命の関係を知らないことから起きる〟といっています。やさしくいうと、私たちは、食と健康の関係を知らないことから、多くの病気を招いていると！

これは大変興味深い指摘であり、大事なことと思います。私たちの体は、摂り入れた食でできているので、食の摂り方によって、健康にも不健康にもなるからです。つまり「食が体をつくる」ので、多くの人たちに食と健康の関係を知ってもらいたいと思います。それを知ると知らないとでは、健康対応に大きな違いを生んでくるからです。

特に大事なことは、A．人の「食性」を知って食対応をすることです。このことを知っていないと、体はバランスを乱してきます。同時に、B．健康を招く「食材」を知って食を摂ることです。人は摂る食材により、健康の良し悪しに大きく影響します。さらに、C．「本物」の食を知ってほしいと思います。添加物で固められたような食を常日ごろ摂っていると、体はおのずと不健康になってきます。

これらを強調するのは、そもそも私も健康をつくる食を知らない一人でした。その結果、不健康を招いた経験があるからです。それゆえ私は、真に食と健康の関係を多くの方々に知ってもらいたいと思い、この本を出すことにしました。

それでは、健康にしてくれる〝食〟（＝よい食）とは、どのようなものでしょうか⁉

その具体的なことは、本文で話しますが、ごく概括的にいいますと、「よい食」は、自然を尊重し・自然に寄り添ったもので、生命力を高めてくれる美味しいものです。そして、そうした食を摂っていると、「細胞がイキイキ」して、健康な体をつくってくれます。

「健康をつくる食」として認識できるのは、

（1）人の食性を知った食対応をする……………………人は植物食（植食性）の動物です
（2）栄養価に富み、生命力を高めてくれる食……………ミネラルなどに富んだ食材です
（3）体に負担をかけるものが入っていない食……………化学合成物などがないものです
（4）腸内細菌を増やし、腸内環境をよくする食…………善玉菌を優位にする食です

（5）未精製で可能な限り丸ごと食べる　……………………一つの食材の全部を食べる
（6）酸化しておらず、抗酸化にもすぐれている食　………活性酸素を生みにくいものです
（7）毒素や老廃物を出してくれる食　……………………食物繊維などに富んでいる食材
（8）体温の保持をよくしてくれる食　……………………温性で体を温めてくれるもの
（9）本物の食を摂る…………「塩」「有精卵」「本醸造醤油」「純米みりん」「本物塩辛」など
（10）健全な土からの本来の農作物を摂る　……………免疫力を高めて健康にします
（11）飽食をしない食対応にする　…………………………小食が健康な長生きをもたらす

このように要約するとむずかしく感じるかもしれません。あるいはまた、（9）の「本物の食」の例の一つに、「塩」が入っていることに、違和感をもたれる人もいるかもしれません。ご存じな方もいると思いますが、「塩」と「食塩」は違います。「塩」にはミネラルがたくさんありますが、「食塩」にはミネラルがまったくありません。ミネラルの有無は、健康に大きな影響を与えます（もちろん、ミネラルはあった方がよい）。そうですから、本文では、そうしたことも分かりやすく話します。

しかも重要なことは、人間も自然の一員なので、自然とかかわる食の摂取が、体も心もおだやかにして、顔もつやつやにし、健康にしてくれます。つまり、よい食材・よい食の摂取は「健康な体」をつくってくれるので、「よい食材」を意識して摂ることが大事です。逆に悪い食材・悪い食を摂っていると、「不健康な体」になって、病気になりやすくなってきます（悪い食材や悪

い食は、大筋で上記の逆のことです）。

不健康や病気を招かない、「健康な体をつくる」ために、私たちは何が大切かを知り、当初は食を「頭」で摂るようにして下さい。よい食を意識しながら「頭」で摂る習慣をつけるにつれて、だんだん食の摂り方が身についていて、いつの間にか健康な体になっています。


私は五年前に、『健康はあなたが摂るもので決まる』（素人社、二〇一〇年）という本を出しました。その本とこの本の違いを話しておきます。

一つは、前著で大切なところの約三〇％は、集約してこの本にも生かしました。本著の新たな内容は約七〇％です。その新たなことは、前半が約五〇％、後半が約九〇％です。

二つは、健康・不健康のそれぞれの理由と、健康に重要なことを補てんし、不健康の改善方法をより明確にしました。これと関連し全体の構成を、前著は七部でしたが、本著は一〇部にしました。

三つは、一般の人たちにより分かってもらえるように、話し言葉にしました。また区切りを多くし、それぞれに小項目を入れました。それに図表も増やしました。

四つは、できるだけやさしい言葉づかいにつとめました。しかし病気を生むメカニズムや食材の体への作用などの説明は、そうなっていないと感じるところがあるかもしれません。むずかしく感じるところは、省いて読んで下さい。また興味のあるところから読まれても結構です。

五つは、参考にした本などの記載を少なくし、重要なものは本文中に（　）で入れました。そのようにしたのは、①一般の人たちのなかには、参考文献をわずらわしく感じる方がいること、②大事なことはどんな本や文献を参考にしたかを、すぐに分かるようにしたことです。

この本は、多くの人たちに健康で長生きしてもらいたい、という思いから出すことにしました。

二〇一五年二月

長谷山俊郎

はじめに

問題・認識・課題

〈問題〉―今日の状況を知る―

健康・不健康とかかわって、はじめに、日本人の最近の状況を話しておくことにします。日本人は長命になって久しく、二〇一三年女性は世界一位（八六・六歳）であり、男性も四位（八〇・二歳）です。そうですが、〝寝たきりも世界一〟ということもささやかれ、これらの長命を〝長寿〟と喜べない状況がしばらく前から生じて、健康上多くのことが問題になっています。

A．その最も大きいことは、いま日本国民で健康な人は、一割に満たない現実です。それは、人間ドック受診者が年間三一〇万人位いますが、それで「異常なし」は、二〇一二年わずか七％ということから推察できるからです。それより二八年前の一九八四年の「異常なし」は、三〇％いました。医学や医療が発達しているといわれるなかで、不健康・半病人・病人が年々増加しています。その数は一億人とも推定できます。これは〝どっかおかしい〟の域を超えて、いま異常な状況になっていると、私には思えてなりません。

B．それを裏付ける一つは、がん患者がとどまるところを知らず、二〇一〇年一年間で八〇万五千人発症しています（なお、二〇一四年にがんになる予測人数は八八万人です）。一九七五年のがんの発症は二〇万人だったので、三五年間で四倍になりました（図０・１）。しかもがんは、いま二人に一人がかかるようになり、そして三人に一人ががんで死亡するようになりました（年間三六万人死亡）。ということは、死亡者三・五人に一人ががんで亡くなっています（日本の年間の全死亡者は約一二七万人）。五〇年ほど前にがんで亡くなる人は、いまの四分の一でしたから、近年急速に増加しています。なかでも中年女性（四五〜六五歳）の死亡の半数以上が、がんです。

C．肥満も増加し、大人の二〇〜二九％が肥満になっています。また高血圧症が三一％（三九七〇万人）、さらに糖尿病が一七％（これは有病者＋予備軍でとらえたもの（＝二二一〇人））になっています。大人の多くがこうした不健康や病気を抱えています。しかも四十歳代の男性は、高血圧症で死亡するリスクを高めていま

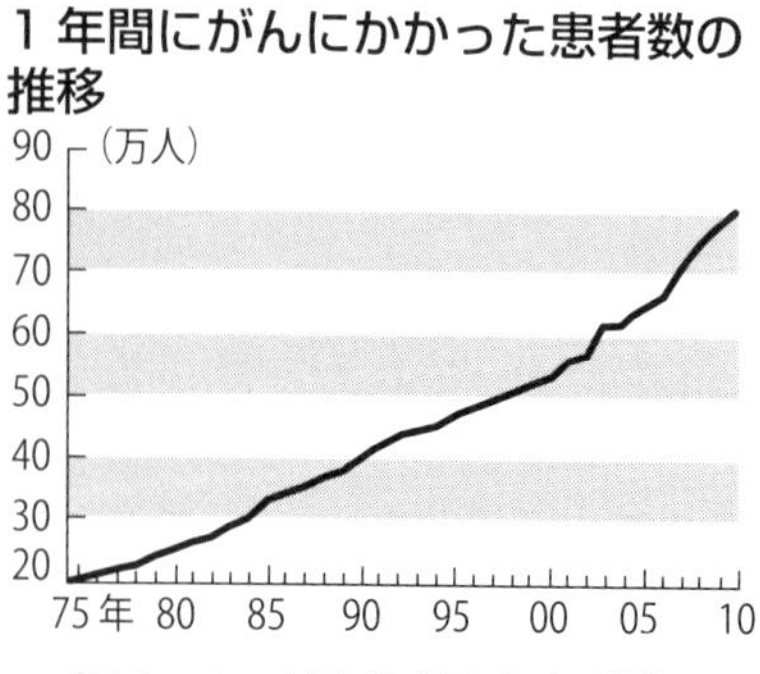

図０・１　がん患者はうなぎ登り

注）国立がん研究センターによる

す（そのリスクは、高血圧症でない人と比べて三・四倍）。

D．それに、以前なかった老廃物をろ過できない慢性腎臓病というのに、推定約一三三〇万人（成人八人に一人）がなっています。また人工透析を受けている人は約三一万人（二〇一三年）もいます。透析は四三年前の三三〇倍以上になりました。

E．最近急増して注目されるようになった認知症は、二〇一二年四六二万人で、高齢者の一五％がなっています（高齢者七・五人に一人）。その中でも八五歳以上の高齢者は、四割以上が認知症です。それに加えて、軽度認知症も約四〇〇万人もいるようです。

F．こうした不健康や病気は高校生にも及び、高校生の生活習慣病予備軍は四二％もいます。その内容は、内臓の肥満、高血圧、高い中性脂肪、空腹時の高血糖などです。結局、家庭で大人と同じ食事の摂取が、こうしたことを生んできているのです。

G．それにアレルギー症（アトピー、食物アレルギー、アレルギー性胃腸炎、喘息、花粉症など）になっている人は、トータルで最近全人口の五〇％を超えました。アレルギーはいまや国民病といえるまでになってしまいました。日本では、いまから五五年前の昭和三五年ころまで、アレルギーの人がほとんどいなかったので、大変な状況を生んでいます。

H．加えて昭和三五年ころまで少なかった骨粗しょう症は、女性を中心に増加の一途をたどっています。現在骨粗しょう症の推定患者は、女八〇〇万人、男二〇〇万人、合わせて一〇〇〇万人強です。

なぜ、こうした状況を生んでいるのでしょうか⁉　このようになったのを一口でいうと、摂ってきた食が適切でなかったからと考えます。私たちの体は、それぞれが摂ったものでできています。したがって、その摂る食が適切でないと、不健康を生んできます。つまり、現代の病気の主要因は、食が原因の「食原病」ととらえてもよいように思います。しかも、これらとかかわって、現代医療は痛いところを和らげたり・切り取る「対症療法」が主で、なぜそうなったかを明らかにするなかで治療する、「原因療法」でないところにも原因があるように考えます。

この本は、日本の多くの人たちが病気や不健康になっていることを、摂取している食の面から明らかにし、改善することを意図します。

〈認識〉―特に大切なこと―

いうまでもなく、私たち人間は自然の一員です。そうであるから、人は自然とのバランスを欠くと、病気になってきます。特に人の食性を考慮せず、食べられるものを何でも摂ったり、また美味しいからといって、食性をあまり配慮せずに動物食中心の食を常に摂っていると、不健康に作用してきます。また化学的な添加物や不純物の入った食をいつも摂っていると、不健康を促進します。病気は、そうした不純物を体の外に出そうとする表れでもあり、「体の浄化作用」でもある、ととらえることができるからです。

私たちは、以前自然のなかで生きてきました。そうであったので、近年体に入る不自然なものの増加によって（これには、精製したものの常なる摂取も入ります）、不健康をもたらしてきたように思います。それゆえ、再度自然に近づけた食対応をすることが大事と考えます。それが、健康を取り戻す基本ともいえるように思います。ということは、いま私たちは、「自然↓不自然↓自然に近づける」ことの自覚と対応が重要であり、自然的な食材と食の摂取が体の浄化を促し、くずれている体のバランスを正してくれるように思います。つまり、自然に寄り添ったものには、生命力を高めてくれるものがあり、弱まっている体の回復力も向上させてくれます。

〈課題〉―取り入れたいこと―

私たちが健康を取り戻すには、「食性を考え、自然のもの・自然的な食材に替えた食の摂取」が大事になります。それらが生命力を高め、体の浄化も促進してくれるからです。そのために、体に負担をかけない食の摂取が重要であり、また「余計なものは入れない・かつ出す」対応が必要になります。不適切な食の摂取による体への負担のかけは、多くの病の要因になります。そうしたことを踏まえ、私たちの健康を維持・促進するには、つぎのことの取り入れが大切になってきます。

A.「生命とは何かを知り、細胞がイキイキする食対応をする」

―私たちの体にある六〇兆の細胞を元気にさせることが基本です―

B.「腸内環境を整えて、病気を招かないようにする」

―腸内の環境をよくしておくと、病気が近づいてきません―

C.「日本人の体質を知って、その体質に合う食を摂る」

―長い間摂ってきた食から、日本人と欧米人の体は異なるところがあります―

D.「非栄養素（化学合成物など）を極力入れないようにする」

―こうしたものを常に摂っていると、体に負担をかけ病気を生んできます―

E.「『土・農・食・医同源』を基本にし、丸ごとの摂取で生命力を高める」

―健全な土からとれた農作物は、免疫力を高め健康な体にしてくれます―

F.「『日本の食』を重視し、それを極力摂るようにする」

―先人たちが摂ってきた食が、健康を促進してくれます―

G.「食も水も空気も抗酸化対応にし、活性酸素も少なくする」

―病気の多くは酸化によりますので、酸化を防止してくれる食が大切です―

H.「油脂類・肉類・牛乳・砂糖の問題を知って、適切な対応をする」

―これらの問題を知った適切な食の摂取は、健康をもたらしてくれます―

I.「体に蓄積された余剰物・老廃物・有害物を、すみやかに出す対応をする」

―いらないものを出す対応が、健康を促進してくれます―

J．「人のエネルギーはどのような状態で発現し、長寿にも結びつくかを知る」
—飽食をさけると元気が保持され、健康な長生きにつながってきます—

K．「抗糖化対応をする」
—老化の防止には、糖化してない食・糖化させない食の摂取が重要です—

これらをみられただけでは、分からないところが多々あると思います。またはじめて聞くようなこともあるでしょう。

しかし、以下の本文では、これらを課題にしていきたいと思います。健康・不健康は、何を摂り入れたかにあるので、選択して適切な食を摂る対応が、最も大事だからです。一つひとつを話していくことによって、みなさんには、多くのことが理解していただけると思います。「食が体をつくる」ので、これらの対応は、健康な体をもたらしてくれるからです。

これに関連して、最近〝がんと共に生きる〟ということがいわれていますが、がんにならない生き方・対応が重要です。なぜなら、がんになった人たちは、①がんを告知された時の絶望感、②治療をめぐって示されることへの困惑感、③再発にいたっていないがどう日々を過ごしたらよいかの不安感、などにさいなまれています。これらのことは、がんになった以降、気持ちのうえでも大変な日々を送っていることを意味します。

また脳梗塞になった人たちも、体や頭が機能しないことへの絶望的な日々と、治療やリハビリの大変さをうったえています。だから、がんや脳梗塞にならない食材・食を選んで、活性酸素も多くしない抗酸化対応が大切です。健康には食の摂り方の改善がより重要です。

第1部　最初に知っていただきたいこと

1　健康の核心との出会い

（1）微生物と腸内環境の大切さ

人間の健康は、人間以外の動物や植物とも深い関係があります。実は私が健康を考えるきっかけは、仕事とかかわって訪れた農場の牛や農作物の健康化対応でした。この本での健康問題の解明は、これらともかかわらせて核心にせまることにします。

健康のとらえ方に大きな影響を与えられたのは、訪れた農場のリーダーから、〝あなたの体は誰と生きていますか〟と問われたことです（そのリーダーは、山形県米沢郷牧場の伊藤幸吉さん〔いまは故人〕）。私はその問いに即答できずにいると、〝あなたの体は、あなた一人で生きていると思ったら大きな間違いです。あなたの体には兆の単位の微生物がすんでいるので、その生息バランスを欠いたら不健康になってきます〟と話されました。〝その微生物は、大きく分けて善玉菌と悪玉菌からなり、悪玉菌が多くなるような腸内環境になっていると、あなたも不健康になってきます〟といわれた。

私はその話によって、健康には腸内微生物の生息状態が大事であり、善玉菌と悪玉菌のバランスが重要であることをはじめて知りました。私たちの体には、約一〇〇兆の微生物が腸を中心にすんでいて（それは体重の約三％にもなる）、そのなかの善玉菌を優位にする食の摂取が、大切であるということでした。

そのことは牛にもいえ、牛の腸内環境を良好にしておくと、牛は健康になり、美味しい肉を産出してくれます。というのも、そこの農場の牛舎では、二カ月もフンを出していないのに、フンの量が少なく・においもほぼゼロでした。〝牛舎がにおわない〟。そのことに、私はすごく驚きました。牛はＢＭＷというミネラルに富む生物活性水の摂取で、体がきわめて健康であり（それがにおいの少ないフンになる）、牛舎内もその活性水散布によって微生物の活動を活発にし、排出されたフンをまたたく間に分解していたからです（なお、ＢＭＷのＢはバクテリア〔＝微生物〕、Ｍはミネラル、Ｗはウオーター〔＝水〕の意味）。それらの状況の理解から、牛を健康な体にすればにおわないフンになり、美味しい肉を提供してくれることを、私は知りました。このことは他の農場の豚にもいえ、健康体の豚の肉ほどより美味しくなります。

他方、そのころ〝雑草農業〟というのを新聞で目にし、千葉県の農場や静岡県の農場を訪れたところ、草の中にある野菜はきわめて元気でした。しかも、それらの野菜をご馳走になったら、味もすこぶるよい!! これらのことに、私は目からうろこが落ちる思いをしました。私は農業関係の仕事をしてきていたので、それまでの技術と一八〇度異なる対応に、〝本物がある〟という心境にかられました。

なぜ、そのようなことが可能になるのか。後日調べてみると、それらは、①牛の体内と畜舎の微生物を豊かにすることによっていたし、②土壌の微生物も豊かにして、作物の生育環境を自然に近い状況にすることにより、可能にしていました。また雑草が豊かな下での土の微生物は、種類も数も多くなり、その働きで作物が元気になっていたのです。このことは、私たち人間にも通じ、腸内微生物が豊かでバランスも取れていると健康になります。それは、食の摂り方で可能になってきます。それらによって、近年私たち人間の不健康は、腸内の微生物環境が良好でないことから起きていると考えるようになりました。

それから少しして、私は日本人で有機農業検査員資格を最初に取った水野葉子さんから、〝あなたの体は、あなたが食べたものでできている〟ということを聞きました。そして〝あなたは、それまでどのようなものを食べてきたかによって健康にもなるし、不健康にもなる〟と。そのことには、ダイコンも、健全な土からとれたものか、そうでない土からとれたものかによって、人の健康・不健康に影響を与えてくる、ということも含まれていました。そこから、健康をもたらす農産物とは、どんなものかを考えるようになりました。健全な土と不健全な土からの農作物の違いは、土のミネラルなどの養分と、微生物の豊かな生命力の発現環境がかかわって、生じてくることを知るようになりました。

(2) 乳酸菌の摂取で〝過敏性腸症候群〟が改善

私は以前、少し多く食べたり・お腹を少し冷やしたりすることで下痢になる、〝過敏性腸症候群〟というのに悩まされていました。医者が処方した薬も飲んでいましたが一向に改善されず、かれこれ二十年位悩まされ、正露丸を手放せませんでした。

そんななかで、テレビで〝特定保険用食品〟のヨーグルトがよいことをみて、早速実行してみました。そのヨーグルトをほぼ毎日摂り、およそ三カ月位でかなりよくなったが、スッキリしたとはいい切れませんでした。そのとき、ひょいとさきの水野葉子さんの本に、漬け物のことがのっていたことを思い出し、それ以降毎日〝たくあん〟を二～三切れ摂ってみました。その結果、それから数カ月で下痢の九割以上が改善され、たくあんの摂取をいっそう続けることにより、数年で過敏性腸症候群から解放されました。

考えてみると、私は結婚してまもなくから、ちゃんとつけた漬け物を摂らなくなっていました。それによって腸内環境を乱し、悪玉菌優位の状態にしていたのです。したがって、発酵食品のたくあんの摂取は、腸内細菌層を善玉菌優位に改善してくれたのです。ヨーグルトも発酵食品ですが、動物性の乳酸菌なので腸まで生きたままでとどきにくい。これに対してたくあんは、植物性の乳酸菌なので、胃の強力な酸性下でも生のびて、腸まで生きたままでとどく。それにより、私の腸内環境は、再度善玉菌優位に改善されたのです。

かつて日本人は、みそ・しょう油・梅干し・みりんと合わせて、漬け物を十分摂っていました。しかし食の洋風化によって、それらの摂取は大幅に少なくなり、植物性乳酸菌の摂取もぐ〜んと減ってしまいました（図１・１を参照）。それに代わるように、動物性乳酸菌の摂取が増えましたが、植物性のように腸まで生きてとどきにくい。腸まで生きてとどく乳酸菌は、植物性のほうが動物性の一〇倍のようです。しかもこれは、発酵食品とは別に、植物の分泌液を栄養にして生息する〝植物性乳酸菌〟であり、過酷できびしい環境に耐えて（漬け物のおけを想像して下さい）、よりたくましく生きて腸までとどく力があります。私の腸内環境の改善も、それらの植物性の乳酸菌が行ってくれたのです。

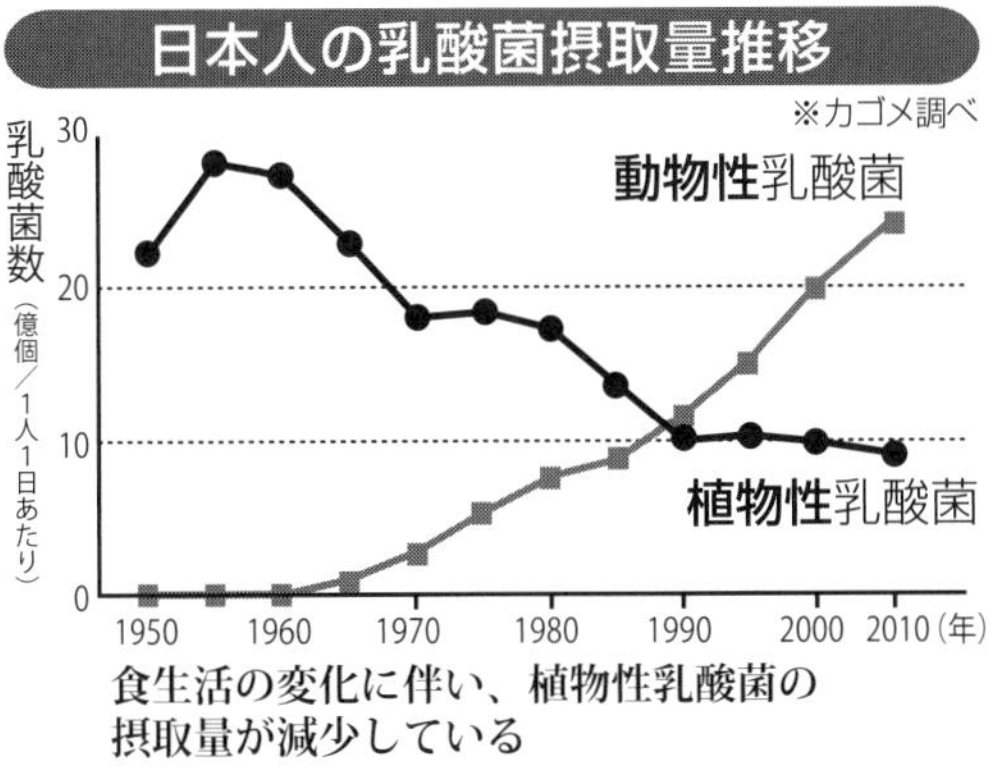

図１・１　植物性乳酸菌摂取の推移

　ただし乳酸菌の寿命は二〜三日なので、毎日摂ることが重要です。私は当時栄養学で示されていた一日三〇品目を食べるようにしていましたが、たくあんなどはほとんど摂っていなかったので、腸内の細菌層を乱して過敏性腸症候群（＝下痢）になったようです。

そのころ訪れていた医者に、このことを話す機会がありました。一人は内科医、もう一人は泌尿科医でしたが、その両者とも、漬け物の摂取と過敏性腸症候群改善との関係は知りませんでした。それどころか、両者とも私が話すことをメモに取っていたし、特に泌尿科医は、医者仲間に過敏性腸症候群で悩んでいる人が多いので、話してみたいといっていました（実は泌尿科医本人もその一人であり、今日帰りにたくあんを買って帰ろうとまでいっていました）。

現在、過敏性腸症候群の人は推計一二〇〇万人（一〇人に一人）です。最近この病気の改善を、腸内菌の種類と数の増加で行うために、健康な人の便を患者の大腸内に入れることが、大学の研究で試みられているようです（二〇一四年五月一〇日の朝日新聞）。けれども、そんな面倒のない、食からの植物性乳酸菌の摂取が容易なように思います。過敏性腸症候群の要因は、食の摂取が不適切になったところにあるので、適切にすることによって改善されるからです。

（3）冷性の食と〝前立腺肥大症〟の関係

私は加齢もあって、五十代末から〝前立腺肥大症〟になりつつありました。それは、はじめて受けた人間ドックの半日コースで知らされ、六〇歳ごろから若干尿の出が悪くなったので、薬を飲むことにしました。しかし今日、〝前立腺肥大症〟を治す薬はなく、一時的に尿道を広げて出やすくするだけです。

ところが、その薬を飲んでいながら、尿が出やすい時と、出にくい時があることを知るようになりました。それを注意深く自己観察していると、摂った食によって違うことが分かってきました。ゴボウやダイコンなどの根菜類を食べていると楽になるが、キュウリやナスなどの果菜類あるいはビールなどを摂っていると、出がきつくなりました。

そんななかで知りはじめた「食の陰陽」との関係を観察すると、体を温めてくれる「陽の食」（＝温性：根物など）を食べると楽になり、体を冷やす「陰の食」（＝冷性：実物など）を摂るときつくなることが分かってきました。しかも、それぞれの人は、〝陰の体質の人〟と〝陽の体質の人〟に分かれます。〝陰の体質の人が陰の食〟を多く摂っていると、体の冷えをいっそう強めて病気を誘発・促進します（その逆もあります）。私は陰の体質なので、陰（冷性）の食の多い摂りが、前立腺肥大症に影響を大きくしたのです。それゆえ、陽（温性）の食を主に摂ることによって、尿の出がよい方に作用しました。

このことが分かってきたので、私は極力温性の食中心に切り替えたら、尿の出が比較的容易になりました。このことを泌尿科医に話したら、彼はこの関係を全く知りませんでした。食物の場合の陰陽（冷性と温性）は、主にカリウムが多いと冷性に作用し、主にナトリウムが多いと温性に作用します。この場合、カリウムが前立腺をふくらませ、前立腺の中を通っている尿道を圧迫するので、尿の出がきつくなります。その点、ナトリウムは前立腺を縮ませるので、出が容易になります。私の場合は、冷性作用の大きいジャガイモやリンゴなどを多く摂っていたことが、加齢と合わさって前立腺肥大症を助長したのです（ジャガイモは根でなく茎です）。

前立腺肥大症は男性ホルモンのテストステロンが、加齢でジヒドロテストステロンに変化するなかで起きます。男性の多くは、六〇歳ごろから徐々にその影響を受けて（体を動かさないとなりやすい。デスクワークの人など）、前立腺肥大症に作用を与えてきます。

ここで知っていただきたいのは、現代医療は、生じた病気を和らげる「対症療法」が主で、なにが要因で起きるかの「原因療法」でない場合が多いということです。とりわけ健康は、どんな食を摂ってきたかとの関連が大きいのに、医者はそうしたことからみていないように思います。糖尿病などはともあれ、多くの医者は、生じた原因を取り除くためにどうすればよいかという発想を、それほどしてないようにみうけられます。摂り入れた食から不健康や病気を考えようとしない現代医療は、健康問題を根本から解決してくれないように考えます。

2 医療費の増大と農・食見直しの必要性

（1）働けど楽にならない医療費の増加

そもそも私たちの体は、摂取した食によってできていますから、その摂り方の良し悪しあるいは適切か不適切かで、健康にも不健康にもなります。ところが、現代医療はそのことをあまり考慮せず、多くは対症療法で薬でもって病んでいるところを和らげたり、傷害部分を取り除く対応

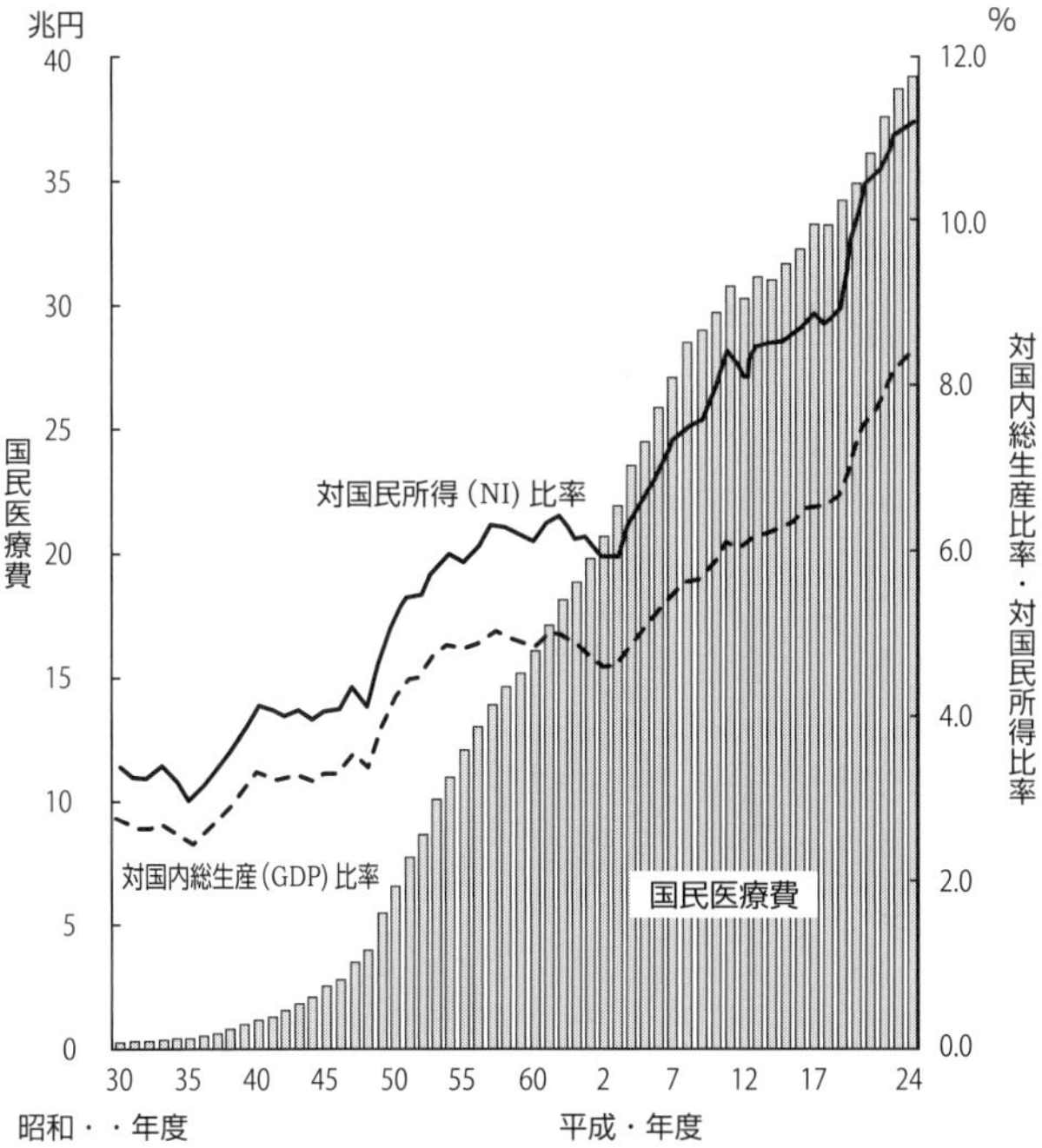

図1・2　国民医療費と対国民所得の年次推移

注1）平成12年以降の国民医療費は、国民介護費が除かれている
2）資料は、厚生労働省大臣官房統計情報部による

です。そうであるから、病院に行った時に医者から、〝あなたは最近どんな食を摂ってきましたか〟と聞かれることもほとんどありません。だから、病気の根本的解決にならない場合が少なくありません。

この本の「はじめに」のところで、日本人は女性を主に長命（女八六歳、男八〇歳）になったが、これを長寿と喜べないことがしばらく前から起きていると話しました。その一つに、国民医療費が大幅に増加し、国民所得に占める国民医療費の割合も大幅に増加していることがあります（図1・2）。平成二五年の国民医療費は、三九・三兆円にもなっています。それに介護費の給付額は、平成二五年度九・一兆円に達しています。医療費と介護費を合わせると四八・四兆円になります（なお平成二六年度の介護保険費用は一〇兆円）。

これの大きさを知るために、平成二五年度の国家予算との関連で少々検討しますと、このトータル四八・四兆円はなんと国の直接的な税収入四三兆円を上回っています（平成二五年度予算の全体額は九二・六兆円ですが、その収入の四二・八兆円は公債費〔＝借金〕です）。大変なお金をかけていることが分かると思います。この四八・四兆円は税金だけでなく、保険を含む個人が支払う医療費や介護費などで賄われていますので、私たちは、病気や不健康あるいは介護に大変なお金を支払っていることが分かります（なおこの額には、薬屋などで買う個々人の薬代などは入っていません）。

しかも、それらのトータルの額は、とどまるところを知らないくらいに、近年医療費が毎年一兆円ほど増加し、介護費も毎年四・五千億円ほど増加しています。それに国民所得に占める国民医療費＋介護費の割合は、平成二三年度一三・四％になっています。昭和五〇年ごろのその割合は四・三％だったので、この三六年の間に三・一倍になりました。いま日本は、〝働けど医療費と介護費の増加で楽にならず、国も自治体も個人も〟という状況を生んでいます。

実際家計支出に占める保険医療費は、最も高い水準で推移しています。平成一三年と比較しても、実収入が減るなかで（五％減）、近年（この一〇年）の保険医療費は一割増になっているし、被服費などは二割減になっています（総務省の家計調査による）。食摂取の改善から健康の増進と病気の予防が急務です。

これにかかわって知っておきたいのは、七〇歳以上が使っているこれらの額が、一人当たり年間一〇四万円（医療費七八万円＋介護費二六万円）ほどになっていることです。歳をとると多くなるのは仕方がない面もありますが、しかし〝あたり前だ〟という感覚には一考を要するように思います。食の摂り方によって、一定の歳になっても、そんなに医療費と介護費にかけない健康な生き方が可能だからです。

なお一人当たり平均医療費は三〇万二千円です。これ一カ月にすると二・五万円、家族が三人だと一カ月七・五万円になります（これは介護費を含まない額）。私たちは平均でみると、これくらい医療費がかかっています。みなさんの健康保険支払額も、決して少ない額でないしょう。

いま一つ考慮すべきことは、平均寿命と健康寿命（＝介護を受けないでいられる年齢）の差が拡大していることです。平均寿命と健康寿命の差九～一二年（男は九年、女は一二年）というのは、介護を受けている「不健康な期間」です。つまり平均的には、男女ともこの期間みんなが介護を受けているのです。介護を受けなければならないということは、本人はもちろん辛いでしょうし、介護する家族も大変です。老々介護問題も深刻になっています。総務省によると、介護のために職を離れる〝介護離職〟者が、今日年間一〇万人いるとしています。このことにも、介護問題の大変な一面が表れています。

お金をもらってお世話している介護施設の職員だって、決して容易なことでないでしょう。一部では、施設職員による虐待も表面化しています。それに、介護職員の確保も最近容易になくなっています。これらのことには、それぞれの個人と家族が、若いうちから食に気を配った健康対応をしていると、介護する期間をかなり短くできることを秘めています。

（2）老いることへの不安と適切な食

歳をとるいうことは、体の痛みや自由が利きがたいことも伴ってきます。それがひどくなると、〝寝たきり〟も生んできます。それは誰も好みません。けれども、寝たきりが近年増加し、日本は〝お年寄りの寝たきり世界一〟ともささやかれています。寝たきりの主な原因は、脳卒中、骨粗しょう症による骨折、認知症によるもので、この三つでもって寝たきりの三分の二を占めています。そうですから、こうした病気にならないようにすることが重要です。

この三つの病気は、食との関係が少なくありません。そうなので、これらには、食の摂り方でかなり防げるという自覚を持った対応が、私たちに必要になります。日本で「一〇〇歳以上」の人は五万八八〇〇人（二〇一四年）になりました。こうした長命はよろばしいことですが、この方たちのうち一人で歩けるのは、そのわずか一八%のようです。また一〇〇歳以上は大なり小なり、ほとんどが認知症になっているとも聞きます。

こうした現状なので、国民の四割が「長生きしたくない」、また八割が「老いるのが不安」としています（これは国立長寿医療センターの調査による）。そうであるから、心配な病気の第一位ががん（七七％）、第二位が認知症（七〇％）になっています。私たちには、老いても健康でいられるような対応を、望まれているように思います。

それには、食の適切な摂りをし、代謝がちゃんとなるようにして、細胞をイキイキさせることです（代謝は、細胞のなかが古いものから新しいものに入れ替わることです）。そうすることが、一二〇歳位まで元気で生きられることに通じてきます。

（3）農・食の見直しとミネラルの大切さ

細胞のイキイキを実現する基本は、中身のある食材や農作物（＝ミネラルに富み生命力があるもの）を摂ることと、余計なもの（化学合成物など）が入っている食を極力摂らないことです。そのために、微生物とミネラルに富む土でつくられた農作物などの摂取が大事になります。

土の微生物が豊かで多いと、彼らが土の養分を分解して、作物に吸収できるようにしてくれます。またミネラルは体内で合成されないので、ビタミン以上に摂取の心がけが必要です。同時にミネラルを欠くと、ビタミンは正常な機能を果たせないこともあります。それにミネラルによって、ビタミンがコントロールされていることも知っておくことが大事です。

このことには、外観がよく・新鮮で・安い農作物であっても、化学合成物（＝化学肥料や化学農薬）を用いてつくったものは、よい農作物といいがたいように思います。それゆえ、循環のある健全な「農」対応が重要になると同時に、消費者にはそうした農対応でとれたものの摂取が大切になります。

しばらく前に厚生労働省は、ＰＰＫ（ピンピンころり）による死を推奨していました。これには、健全な農産物を食べることも含まれますので、ＰＰＫの素を「農」でつくることが重要になります。

「食」は、人に良いと書きます。食べられても、美味しくても、健康にマイナスの影響を与えるなら、それは「食」といいがたいように考えます。食の摂取対応は、時代によって〝腹↓舌↓頭↓心〟と変化するように思いますが、いまは健康な体をつくるために、「頭」で摂る時代と思います。食は「命」と「命」の出会いです。できるだけ「命のあるもの・生命力のあるものを摂る」ようにしたいものです（例：有精卵には命と生命力がある〔無精卵には命がない〕）。

3 健康の基本の見極めと教えられること

(1) 石塚左玄からの学び

明治時代の後半に活躍した医師・石塚左玄は、食の大事さを説き、実践しました。彼は「日本の風土に根ざした身土不二の食が大事」と説きました。軍医であった石塚は、中国大陸や朝鮮・台湾に赴任して現地を歩き、健康で長生きしているところをみるなかで、つぎのことを推進するようになりました。

①命は食にあり

―病気の原因は、食物にあるので、百の薬を飲むより食生活を見直す―

②穀物を食べる

―人間に最も適した食物は穀物であり、米を主に穀物を食べれば健康になる―

③郷土のものを食べる

―生まれ育った土地でとれた、旬の産物を食べることが健康によい―

④丸ごと食べる

―野菜は皮をむかず、米も玄米のままで、魚は内臓まで食べると栄養になる―

⑤バランスよく食べる

―主食をちゃんと摂り、副食をバランスよく食べると健康になる―

つまり石塚は、「命は食にあり、百の薬より食」が大事と説きました。このとらえ方の生みは、赴任先の現地の長寿な人々が、そこの風土に合った食を何世代にもわたって食べ続けてきたことを、知るようになったことにあるようです。したがって、彼は、〝人間の身体は生まれ育った土地と深く関係があるので、その土地でとれた旬の産物を食べることが健康によい〟ととらえたようです。晩年軍医をやめた石塚は、東京に食養所を開き、食餌療法で治療にあたり、それでもって病をなおしました。

明治天皇は彼に関心を抱き支援をしたようですが、権威筋は石塚を文明の批判者としてとらえ、消していったようです。その背景に、当時の権威筋やヨーロッパ留学した人たちなどは、〝玄米くってみそ汁飲んで、菜っ葉を食べていては西洋に追いつけない〟、〝日本人はもっと高カロリーの肉やバターを摂るべきだ〟という、西洋式の食の推奨があったようです。

(2) 長寿の村〝棡原〟の動向

日本の長寿の村をみると、石塚がとらえたことと類似したところもあります。その一つが、山梨県上野原市の「棡原《ゆずりはら》」です。山間地にある棡原は、水田がほとんどないので、一九七〇年代まで麦、アワ、ヒエ、ソバの主食と、イモ類、山菜、キノコ、根菜類など、そこの土地からとれる未精製の雑穀とイモ類を主とする食生活をしてきました。

しかもここでは、一つのものを全部食べる〝一物全体〟食を行ってきました。たとえば、①郷土料理の〝せいだのたまじ〟というのは、ピンポン球大のジャガイモを皮ごと油で炒め、それにフスマ麹味噌を入れて煮詰めるもの、また②オバクは、大麦を玄麦のまま鉄鍋で三時間ほど煮たおカユであり、そして③これにダイコンの千切りを入れ煮て食べました（＝デイコバクという）。本来、食物の持つ栄養価の全部を食べてこそ、また生命あるものを丸ごと摂ってこそ、健康に総合的な効果を生みます。これらは、自然を活かした土地からのミネラルに富んだ食でした。これは現代の人たちの嗜好に合わないでしょうが、未精製のものを丸ごと余すことなく摂る対応に、健康と長寿があることを知っていただければと思います。

一九七九年に平均年齢八二歳の棡原の人たち一八人を調べたところ、善玉菌のビフィズス菌が都市の高齢者に比べはるかに多く、逆に悪玉菌のウエルシュ菌が少なかった。ここでは、地域でとれた食物繊維に富む食の摂取で、健康を生んできたのです。ここの食物繊維の摂取量は、他の農村部の人たちと比較しても、三〜四倍あったようです（辨野義巳『健腸生活のススメ』日本経済新聞出版社、二〇〇八年を参照）。

しかし、棡原はその後国道ができ、物流が可能になるにつれて、外部から高脂肪と高たんぱくの食が入るようになり、それまでの自給がくずれて長寿でなくなりました。また地域における循環の崩壊は、病人の増加を生みました。最近の棡原は、子が親より先に死ぬ〝逆さ仏〟が出てきていると聞きます。

（3）沖縄・徳之島などの長命と短命

沖縄の人は、コンブなどミネラルと食物繊維の多い食習慣によって善玉菌を多くし、余分な脂肪や有害物質を体外に排出して、長寿を保持してきました。しかし、米軍駐留の影響で、特に男性は高カロリー、高脂肪、低食物繊維の食を多くして、長寿でなくなってきています。

徳之島でも、以前世界一の長寿者泉繁千代さんを生んだほど長命が多かった。ここでは、豊かな海産物、ミネラルに富む水、地元の農産物、伝統的な調理などによって、健康を図ってきました。だが近年、外食によって中年男性に病気になる人が増え、四十歳代で亡くなる人も、十数年前から出ていると聞きます。食の変化が、不健康や短命をもたらしているようです。

くわえて、私が昭和六〇年代に北海道に赴任していた時、明治に入植した十勝の人たちは、病気が少なくカゼもひかなかったと聞きました。それも入植当時は、冬の外気温がマイナス二五～三〇℃にもなっていて、寝ている布団の上にすき間から入った雪でうっすらと白くなっている状態にあったなかででした。しかし、現在は冬期の室内が三〇℃もあって暖かいのにカゼをひく人が多いという。この違いは、入植当時土にミネラルが多くあったので、それからとれた農産物を食べていると健康だったからのようです。いまは化学肥料や農薬の使用で微生物が少なくなり、ミネラルも大幅に少なくなったために、カゼをひきやすいと話していました。

これらの実態をみると、健康をもたらす基本はミネラルなどにも富む「土」であり、それが豊かであれば、そこからとれた農作物の中身も豊かになり、それを食べる人間を健康にしてくれます。ということは、「医」の前に「食」があり、「食」の前に「農」があり、「農」の前に「土」があるので、その〝土〟が健全だと、それからとれるものを食べて、人間も健康になることを意味します。今日、土がこわれて本来の農作物を生み出せないところに、病気を生む大きな要因があるように思われます。本来の土は、生命に必要なミネラルと微生物がバランスよく存在しているものと考えます。

関連して、三六年間で全国九九〇カ所に出向いて調査した近藤正二（東北大学の医学部で先生をされた方）は、①長寿のところは、野菜・海藻・豆類を常食にしていた地域で、②短命のところは、野菜が少なく、肉類を主とした美食の地域であるとしました。もっとも、魚だけ食べていると短命になるので、必ず野菜も一緒に食べることが大事としています。

そして長寿と短命の別れ道は、若いころからの「食習慣」にあるとしています。しかも彼は、明治生まれの人の体は「弾力性のある木造」であるが、昭和三三年以降の人の体は「ヒビの入った鉄筋コンクリート」と比喩しました。これは、膨大な調査実態を踏まえた、重みのあるとらえ方と思います。もしかしたら、このことにも、ミネラルの多少が関連しているかもしれません（近藤さんの著書は『新版 日本の長寿村・短命村』サンロード、一九九一年があります）。

それに、世界二五カ国六一地域を訪ね調査した家森幸男による長寿地域の共通点は、「体に優しい食べ物を毎日口にしている」としています。また日々正しい食を心がけると、病気のリスクは減らせるとしています（家森『食でつくる長寿力』日本経済新聞社、二〇〇八年を参照）。これらは、十分参考にできることがらです。

4　身土不二の意味と選択吸収能力

（1）生命の原則

元来生き物は、身近にあるものを食べて生きてきました。パンダは身近な笹を食べ、コアラは身近なユーカリを食べ、それぞれの身体構造をつくりあげてきました。激しい生存競争の下で、彼らは身近にあるそれらを摂取することで、身体をつくってきたのです。

このことは人間にもいえ、われわれ日本人も米や雑穀、豊富にあった山菜や野菜、近海の魚介類などを食べて、体ができ上がってきました。つまり私たちの体は、地域の土地からとれた食物に適応し、そこの土地の性質と合わさって、長い年月を経て形成されてきたのです。だから、急激な食の変化は体にマイナスの影響を与えます。私たち日本人は、米や雑穀などの穀類を主食にし、野菜や山菜を副食にした植物食に依存してきたので、腸がそれらの消化に適するように長くなっています。これに対して、肉を多く食べてきた欧米人は、肉の消化と排出に合うように腸が短い。そうなので、日本人は欧米人と比較し、肉などの動物食をそんなに食べられなく、油脂の分解能力も小さい身体構造で、植物食を主とする体になっています。

こうしたことを考えると、自分の地域でとれた健全なものを食べるのが「生命の原則」です。時間的な長い経緯のなかで体はそのようになっているので、それまでと異なる摂り方をすると、体が適応できず、種々の障害を生んできます。健康維持のためにも、私たちの体はそこの土地（＝土）と合わさった体になっているという自覚が必要です。

つまり、〝人は土の化け物〟です。「身土不二」というのは、身（からだ）と土は二つに分けられないという意味です。体は正に、そこの土と合わさったものになっています。また「生」は、人と土が合わさった字です（＝人は土と合わさって「生」が営めるということが込められています）。健康で生きるには、なにが重要かを示しているように思います。

だが現在、地元でとれたものを食べていると健康になるかというと、答えは〝否〟です。しばらく前から化学肥料や化学農薬の使用が多くなって、ミネラルや微生物が少なくなり、土がこわれているので、それを正さないと健康に結びつかない。かつての健全な土は変わってしまったからです。そうであるから、健全な土に改善した下でつくった農産物でないと、「身土不二」の意味が持てなくなっています。

（2）選択吸収能力

体によいものを選んで食べようとした場合、「選択吸収能力」があることを知っておいたほうがよい（中嶋常允『食べもので若返り、元気で百歳』地湧社、二〇〇〇年を参照）。この点は、まず植物の根から考えてみることにします。というのも、人間の小腸の絨毛と植物の根には、共通点があるからです。植物の根には、細根や根毛があって土から養分を吸収していますが、その時、ミネラルのバランスが正常に機能していると、必要な養分を吸収し、不必要な養分を吸収しないという「選択吸収」をします。

同時に植物は、肥料の養分が多い場合、根が自ら伸びようとしないし、与えられた養分は何でも吸収してしまいます。しかし無肥料の場合は、必要な養分を吸収するために根を十分伸ばして、取り入れようと積極的に活動をします。それゆえ、肥料が多いと葉や茎は正常にみえても、根の

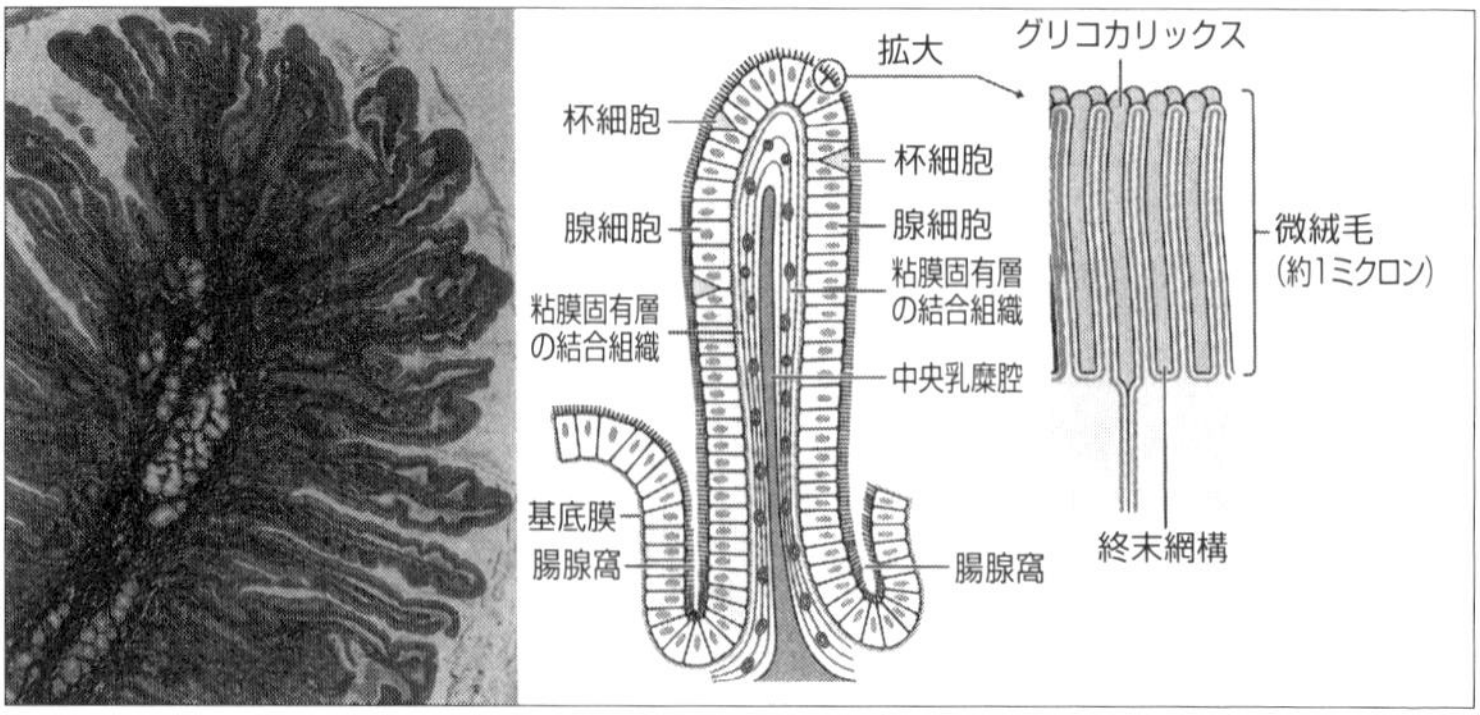

※人間の小腸を広げると、テニスコート１枚分になる

図１・３　人の絨毛と微絨毛

注）この図は、中嶋常允『食べもので若返り、元気で百歳』地湧社、2000年による

伸びが不十分になって不健康な状態になり、植物体も弱くなって、干ばつや長雨などの時にいっそう弱まります。

　これらのことは、人間にもほぼ通じます。人間も飽食で多く摂っていると植物のように栄養過剰になって、便秘を促進し、小腸にある絨毛や微絨毛が不十分にしか発生せず、その機能も低下します（絨毛は小腸壁にあるじゅうたんの毛のようなものです）。そして、この絨毛や微絨毛（＝微絨毛は絨毛より細かい〔図１・３参照〕）は、植物の細根や根毛と似ていて、正常の場合は、自分の体によいものを吸収し、そうでないものは吸収しないという「選択吸収能力」を持っています。それは小食のような時や、ミネラル・ビタミン・食物繊維が確保されている時などに、能力を発揮してきます。逆に飽食や大食は、選択吸収能力が低下します。

　また人間の場合も植物の場合も、ミネラルバランスが悪いと「選択吸収能力」が落ちて病気を招きます。しかも人間の場合は、砂糖や脂肪（特に後で話す飽和脂肪酸〔＝肉類・乳製品〕やオメガ6系の油〔＝リノール酸が多いサラダ油など〕）をたくさん摂ると、腸内環境を悪化させて、絨毛や微絨毛の発生を少なくし不健康になります。

微生物やミネラルに富む健全な土からの農作物は、ミネラルやビタミンや食物繊維などに富むものとなり、「選択吸収能力」を高めて健康にしてくれます。それには、玄米・海藻類・野菜類などの十分な摂取が大事になります。また断食や一定時間の空腹のつくりが、選択吸収能力を高めてくれます。植物も人間も、「根」と「絨毛」〔＝腸内環境〕が大切です。

（3）アレルギーと花粉症

食の変化で絨毛が減少し、その結果、腸壁で吸収するようになると、「選択吸収」をしなくなってきます。そうなると、アレルゲン〔＝異物〕も吸収して、アレルギー・アトピー・花粉症・喘息などにもなってきます。こうしたことは、日本では昭和三〇年代後半から出るようになり、今日なんらかのアレルギー症になっている人は、全国民の五〇％を超えたようです。アレルギー症は、いまや国民病になっています。これは、昭和三〇年ごろまでなかった病気です。なかでも、花粉症の人は三八〇〇万人〔三二％〕になり、そのうちスギ花粉症は四〇〜四九歳が最も多くかかり〔＝全体の三九％〕、増加の一途をたどっています。

これらのアレルギー症を生む原因は何か!? このことについて、アレルギーを体験した市川晶子さんは、自らの著書（『アレルギーは自力で治る！』ハート出版、二〇〇五年）で、他の動物で完成したたんぱく質が、人間のたんぱく質につくり替える作業の大変さで、アレルギーを起こしやすい体質になってしまったためとしています。

分かりやすくいいますと、部分消化された肉などの残滓《ざんし》たんぱく質（＝カス）が異物と見なされ、アレルギーを引き起こしているのです（ディッキー・フュラー『病気を癒し、老化を防ぐ酵素の治癒力』現在書林、二〇一一年を参照）。したがって、アレルギーをなおすには、変化した体質を、アレルゲン（＝アレルギーを起こす物質）の侵入に自然に反応をする（＝アレルゲンに直接反応しなくなる）体質に戻すことが大事になります。人の体質は食べ物によって、つくりかえることができるからです。

つまりアレルギーは、過剰な高たんぱく（主に肉類）の残滓物に反応して起きているので、体に素直に反応する高でんぷん（炭水化物）、低たんぱく、低脂肪を摂ることによって、改善できるということです。その場合重要なのは、〝未精製の穀物類の摂取〟です。

やや要約的に整理すると、アレルギーの原因は、①肉類の多い摂取によって、部分消化のカスが異物として反応する体質に変化する。それによって、②腸内環境を乱して炎症を起こし異物を取り込みやすくし、かつ毒素や老廃物を体から出にくくしている、などによるようです（この異物には、化学合成物も含みます）。また、極陰の食（普通のパンやコーヒーやお菓子類など）を続けると腸内の微生物叢が変わって、カンジタというカビが増えて腸粘膜を乱して傷をつけます。

それによってもアレルゲン（異物）が入って、アレルギー症を起こしてきます。

同時に花粉症に限っても、肉の多い食で助長し、ビフィズス菌が少なくなると腸内環境を乱して促進するようです。花粉症一つ取り上げても、改善の基本は、肉のたんぱく質を少なくして腸内環境を整え、植物性の食で体が自然に反応するようにすることです。

現在千葉県に住んでいる島村はる代さんは、一三年間重症の花粉症に悩まされていましたが、いまから一五年くらい前にマクロビオティックを知り、玄米ごはんと具たくさんのみそ汁（プラス野菜スープ）の摂りで、花粉症がなおっています（『うみのせい』八四号、二〇一五春、第三四回特集インタビューによる）。彼女も、肉中心の一日三〇品目を摂る食生活から、おだやかな食の摂取によって、自然に反応する体質に改善が図られたととらえられます。

妊娠中の母親の食事内容が、大人の本人だけでなく、子供のアトピーにも影響するようです。千葉大付属病院は、二〇〇七〜〇八年に出産した生後六カ月の子供六五〇組の分析結果を、二〇一二年に発表しました。それによりますと、アトピーの発症は、A．納豆を毎日食べた女性から生まれた子供が七％だったが、B．そうでない女性から生まれた子供が一九％と多く、そして、逆にバターを毎日食べている女性から生まれた子供が三五％で、そうでない女性からの子供が一七％と少なかったとしています。つまり、①毎日納豆を摂っていると発症が低く、②毎日バターを摂っていると発症が高くなったのです。

少々むずかしくなりますが、納豆に含まれるレバン（＝果糖重合体）は、乳酸菌やビフィズス菌の増殖、腐敗菌の除去、中性脂肪や発がん物質の排出などの作用があるのに対し、バターに含まれるパルミチン酸は、多く摂ると高コレステロールに作用し、アトピーの発症に関連しているのではなかろうかとみられています。ここからも、摂っている食が腸内環境の善し悪しに影響していることがわかります。しかも、納豆をよく食べる人ほど〝日本の食〟（和食）の献立が多いととらえられました。最近アレルギーの専門家も、和食を勧めています。

さらに、①化学合成物（化学肥料・化学農薬・食品添加物など）が入った食材は、異物として吸収し作用すること、②サラダ油（＝リノール酸）などの多い摂取は、炎症を促してそこから異物を吸収すること、③ミネラルが不足すると免疫力を低下させて、異物を吸ってしまうこと、④ストレスはホルモンバランスをくずして、酸化に作用する活性酸素を生んで、アレルギー症に影響を与えること、などを知っておきましょう。

かいつまんでいえば、アレルギーは、肉の多い摂取など、不適切な食の摂りで体が異物を受け入れる体質になって起こしています。これは、体の免疫系が過剰に反応しての発症です。そうなので、でんぷん主の自然に寄り添った食を摂って、体を元の体質に戻すことで改善できるようです。花粉症も、決してスギが悪者でないのです。あなたが花粉症なら、長い間どんな食を摂ってきたかを、振り返ってみてください。またスギ花粉症には、レンコンと乳酸菌を配合したものを摂ることによって、大幅な改善がみられるようです（日本アレルギー応用研究所による）。

なお農業者の赤嶺勝人さん（大分県）は、〝アトピー性ヒフ炎は病気でない〟。人間がつくりだした毒＝化学合成物に敏感に反応し、その毒を外に出す治癒力の表れととらえています。そうであるから、①化学肥料や化学農薬を使用した農産物を摂らない、②化学添加物の入った食品を摂らない、③農薬・化学肥料を使った飼料を与えた肉・牛乳・卵を摂らない、④養殖された魚介類を食べない、⑤人工甘味料・砂糖類・菓子類も食べない（これらはカルシウムをこわす）ことで、アトピーはなおることを昭和六〇年代に実証しています（赤嶺『ニンジンから宇宙へ』なずなワールド、一九九三年を参照）。

それに、活性酸素を取り去る〝環境回復サロンや陶板浴〟（これは第3部の1で話します）は、アトピーも花粉症を完治させてくれます。異物を、酸化はくっつけ、還元は離すからです。

5　食の摂りに食物の陰陽を知る

(1)　マクロビオティックと食の陰陽

現代の人たちの多くは、〝食物に陰陽がある〟（＝冷性と温性がある）ことを、知っていません。また人間には、陰の体質の人と陽の体質の人がいることも、あまり知られていません。このことを知らないで、なんでも食べていると病気を生んできます。

食物の陰陽の意味を科学的・具体的に示したのは、〝マクロビオティック〟の創始者桜沢如一《ゆきかず》です。マクロビオティックは「健康な長生きをする方法」とも訳せます。これを分解すると、マクロ：偉大、ビオ：生命、ティック：術で、直訳は〝偉大な生命の術〟となります（この語源はマクロビオスで「大いなる生命」という意味です）。桜沢は未成年のころ病弱だったので、食養法を確立した石塚左玄の〝食養会〟に入会して勉強し、昭和のはじめにマクロビオティックを確立しました。これは当初（戦前のこと）フランスで開花し、戦後アメリカで注目され、日本でも十数年前から一般の一部の人たちにも知られるようになってきました。

それによる健康保持の原則は三つです。要約しますと、

一つは、さきに述べた「一物全体」の食を摂ることです。つまり食物の栄養価は、その全体を食べてこそ総合的効果を生むということです。皮つきで、精製せずに、丸ごと全部食べるということです。このことからすると、美食（＝精製したもの）は、不健康な食べ方です。

二つは、「身土不二」を重視して摂ることです。健全な土からとれた土地のものを、旬に配慮して食べることです。つまり、地域の健全な土でとれた旬のものが、体に一番合っているということです。ただし現代は、土の健全化対応から取り組まなければなりません。

三つは、「陰陽のバランス」を取ることです。これは、自分の体質を知って体が中庸になるように食を摂ることです。中緯度に住んでいる人が健康を感じるのは、食の陰陽バランスが取れている場合です。人のほとんどは、〝陰（冷性）の体質の人〟と、〝陽（温性）の体質の人〟にわかれます（本来その割合は半々です）。そして、陰の体質の人は陽の食を主に摂り、陽の体質の人は陰の食を主に摂ると、体が中庸になって健康になるということです。

私たちが健康を感じるのは、このように〝食の陰陽のバランスがとれているとき〟です。このバランスがくずれてくると、体は不調をきたしてきます。日本では、最近冷え性の人が多くなっていますが（しかも体温三五度台が多くなっています）、食の摂り方が適切でなく陰の食を多く摂っていると、体が陰（冷性）の方に傾くからです。しかも、冷え性（冷えの体質）になってくると、アレルギーにもなりやすくなります。また低体温になると、多くの病気の生みにつながってきます。他方、体が陽（温性）の体質の人が、肉類など陽性の強い食を常に摂っていると、血液の汚れをいっそう大きくして、生活習慣病を促進してきます。

（2）食の陰陽の見分け方

食の陰陽の見分け方をごく一般的にいいますと、陰の食は土から上の地上部の農作物であり、陽の食は土から下の地下部の農作物です。つまり、実物は陰の食材になるし、根物は陽の食材になります（図1・4を参照）。そして葉物は中庸に位置づけられます。また南の方の産物は陰を示し、北の方の産物は陽を示します。しかし、個々でみていくと、一概にそういえず、実でもソバは陽の性質があるし、ジャガイモは陰の性質が極めて強いものです。

それにつくり方によってもかなり違い、化学肥料や農薬を用いてつくると（肥料や農薬は陰性なので）陰性を強めます。さらに食べ方や料理の方法によっても違いを生んで、生で食べると陰性に（＝生野菜のサラダは冷えを促す）、熱を加えたり干すことによって、陽性方向に傾きます。

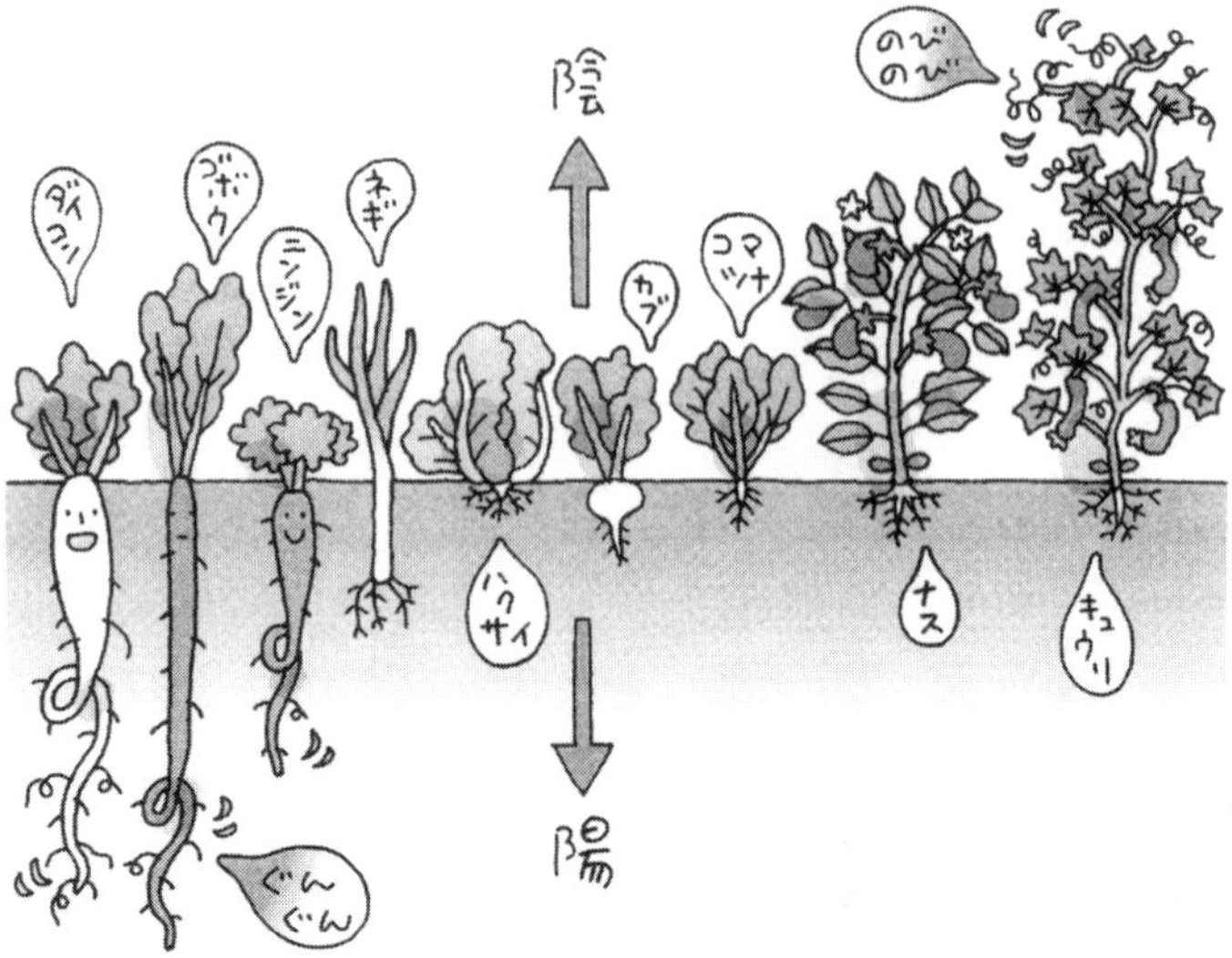

陽の強いものは、らせんを描いて土のなか奥深くへと食い込んでいく。一方、陰の強いものは、つるを伸ばして、太陽に向かって生長していく。

図1・4　「陰」は土の上、「陽」は土の下にできる

注）梅崎和子『陰陽調和料理』農文協、2006年による

たとえば、果物の多くは陰性ですが、柿を干し柿にすることによって中庸になります。

魚介類は陽性の食べ物としてすぐれていますが、肉類は陽性が極めて強いので、これを常日ごろ多く摂ることには注意を要します。そうした点、穀物類はほぼ中庸に位置づくので、毎日摂っても健康を害しがたい。ただし小麦をパンにすると、それをふくらます過程で陰に大きく傾きます。しかも砂糖とイースト菌は極陰性なので、それを用いたパンも極陰になります。

陰は主にカリウムの多い食品、陽は主にナトリウムの多い食品です。カリウムとナトリウムは、細胞の構成にかかわる成分なので、その両者を欠かせ

ませんが、多く摂ったり少なく摂ったりすると、両者のバランスをくずして体調をそこねてきます。それに認識してほしいのは、化学合成物は全部極陰性ですので、要注意です。これには、化学肥料、化学農薬、化学添加物、抗生物質、薬、サプリメントなどが入ります。

陰性の食（主にカリウム）が体に冷えをもたらすのは、陰は、遠心力的に作用して、広がって、ふくらんで、軽くなって、〝上昇するから〟、血液の中身が手足の先端まで十分とどきにくいからです。だから陰は冷えに作用します。

陽性の食（主にナトリウム）が体に暖かさをもたらすのは、陽は、求心力的に作用して、縮んで、しまって、重くなって、〝下降するから〟、血液の中身が手足の先端まで十分とどくからです。だから陽は温めに作用します（山口卓三『陰陽でみる食養法』正食出版、一九九九年）。

（3）注意したい極陰・極陽の食

健康保持の食は、体が常に中庸になるように、配慮して摂取することです。特に陰性が強い「極陰性の食」や、陽性が強い「極陽性の食」は、注意しながら摂るようにしたいものです。そうしないと、体が陰性や陽性に傾き、体調不良を起こしてくるからです。

ここで若干、それらについて話しておきます（以下のことは、図１・５を参考にして下さい）。「極陰性」の食べ物は、清涼飲料水、コーヒー、化学調味料、白砂糖、ラーメン、チョコレートなどです。またレトルト食品、インスタント食品、ハツミツ、砂糖菓子、日本酒やブドウ酒、アイス

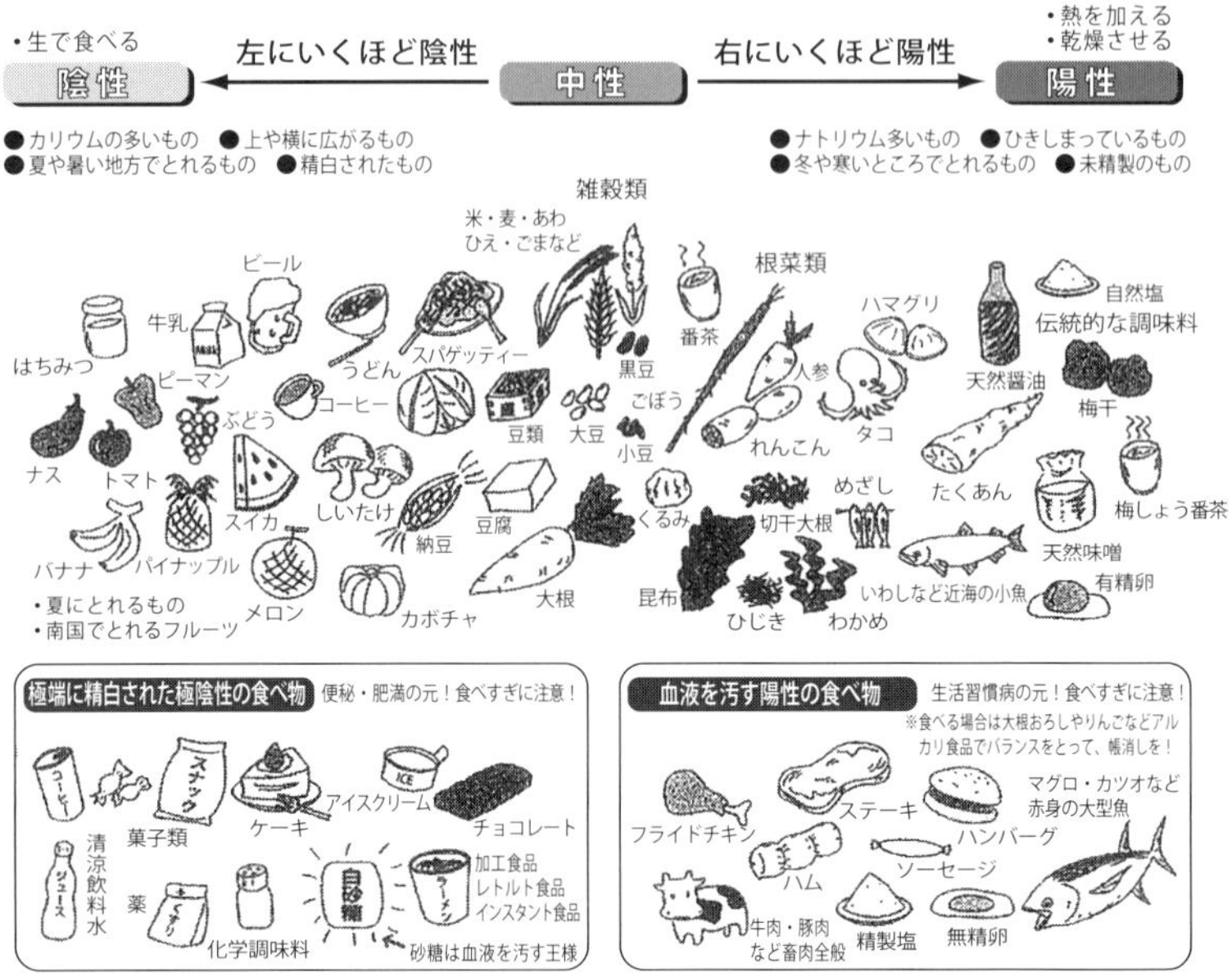

図1・5　食べ物の陰陽表

注）この図は、ホームページ：マクロビオティック「食べ物の陰陽表」2006年による

クリーム、熱帯の果物なども陰性の強いものです。これらを多く摂っていると、病気を誘発してきます。アレルギーの場合も、極陰性食の摂り過ぎによって、カンジタ（カビ）が増え、善玉菌を減少させ、腸粘膜を乱し、アレルゲン（異物）の侵入をしやすくして、アレルギー症に作用します。中緯度に住んでいる日本人は、陰と陽の人数は半々が本来ですが、陰性食の摂取の増大によって、今日陰性の人が六割、陽性の人が四割になっています。

「極陽性」の食べ物は、ステーキ、ハンバーグ、フライドチキン、ハム、ソーセージなど牛肉・豚肉などの食品です。これらは、常に摂っていると血液の汚れを強くして、頭痛・肩こり・便秘・肥満の元になるし、生活習慣病も促して、がんや心臓病・脳梗塞などにつながってきます。それゆえ、こうしたものを食べるときは、ダイコンおろしを添えるなど、陽性の食と組み合わせた、食べ方の工夫が大切になります。また精製塩（＝「食塩」）は極陽性に入りますが、ミネラルの入った「塩」（＝自然塩）は陽性を和らげるので、この面からも「塩」の摂取（食塩でなく）が重要になってきます。

それに、極陽性の肉などを摂っていると、その反対の極陰性の酒類やコーヒーなどがほしくなってきます。しかし、極端な性質のものの「極陽」を摂り、同時に他方の極端な性質のものの「極陰」を常に摂る日々を続けていると、体はバランスを取ろうとして、負荷の取りさりに常に努力します。そうしたことの繰り返しは、結局体に影響をあたえ・体調をくずして、不健康・病気の生みになってきます。

あなたは〝食にこんな制約があるの〟と思われるかもしれませんが、こうしたことに配慮した対応をしておくと、健康な日々を過ごせるようになります。というのも、一定の歳からの不健康は、それまで摂った食が大きくかかわっていますし、介護が必要になれば、あなた自身の楽しさが制限され、家族や周囲の方にも、金銭的・労力的・心理的な負担をかけることになります。そうなので、少し注意を払った食の摂取が、健康保持に大事になります。

自分が陰性（冷性）の体質か、陽性（温性）の体質かを知っておくことが大事です。それを知る簡単なチェック表がありますので、それで確認しておくと健康に役立ちます。

第2部　健康の原点とよい食材の見極め

1　人はどんな食性の動物か!?

(1) 人は植物食の動物である(＝「植食性」)

私たちは、体に摂り入れるものと生命の関係を知ることによって、健康体をつくることができます。特に人の食性を知り、どんな食材が体によいかが分かってくると、健康な日常生活を送ることができます。それゆえ、健康のために考慮しなければならないのは、人はどんな食性の動物かを知り・理解することです。

そこで、はじめに人の身体構造と機能をみておくことにします。

それに当たり、比較のために最初に肉食動物の爪と歯と消化をみてみると、彼らは獲物を捕らえるために鋭い爪を持ち、かみ殺す犬歯もとがっていて、肉をかみちぎる奥歯もギザギザのノコギリ歯になっています。そして丸のみした肉などは、胃の強力な消化液で消化しています。

また草食動物の爪と歯と消化は、爪に獲物を捕らえるための鋭さがなく、奥歯が平歯ですき間なく生えて、草をよくすりつぶせるようになっています。特に牛は上の切歯（前歯）がなく（＝硬い肉歯になっている）、下の切歯ともぐもぐして消化しにくい草をすりつぶしています。

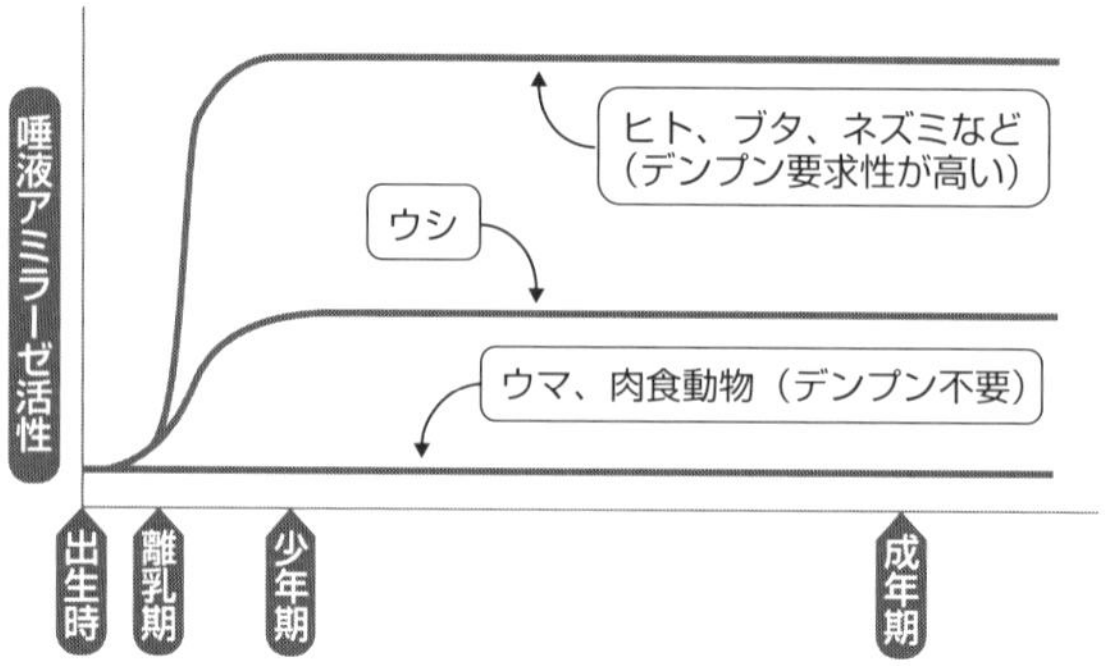

図２・１　アミラーゼ活性の経年変化

注）図2･1と図2･2、表2･1は、島田彰夫『伝統食の復権』不知火書房、2011年（復刻版）による

これに対して人間の爪と歯は、爪に全く鋭さがない平爪です。臼歯（奥歯）はすき間なく並び、前歯（切歯）と奥歯（臼歯）に鋭さがなく、四本ある犬歯も鋭さを欠いています。特に臼歯の縁は小高く中が少しくぼんで、大小さまざまな粒をかみこなすのに適しています。しかも、それによって咀嚼《そしゃく》するということは、植物食動物の特徴を表しています。

そして人間のだ液は、でんぷんを分解する「アミラーゼ」の活性が高くなっています。この点は、牛や馬の草食動物とも違っています（図２・１）。これらのことから人は、穀類やイモ類を主とする植物食の動物であり（＝植食性）、同時に穀食を主とする動物ととらえることができます。

そうであるから、運動能力からみても、腕力や脚力もそれほど優れていないし（犬にも追いつくことは困難です）、獲物を仕留める面でたよりない能力しか持っていません。ということは、食物の確保は、遅い足で近づける植物を得てでした。つまり人は、植物を採取して食べ、生きてきたのです。それもでんぷんを多量に含む穀類やイモ類を主にしてです（あるいはクリなどの木の実も食べて）。また人は、骨やヒフの主要構成成分であるコラーゲンの合成に欠かせない、〝ビタミンC〟の合成能力を持っていないので、それを葉っぱや果物を食べて得てきました（サル目〔＝サルの仲間〕はビタミンCを体内でつくれません）。免疫力の向上も植物食によってです。

他方、人の視覚（視力）が発達しているのは、食物を発見するためと、危険な動物を警戒する面からのようです。ただし、聴覚と臭覚は優れていないので、動物を仕留めて食べることも多くなく、その常食もなかったととらえられます（人間が世界各地に住みつく数万年前まで）。

このように人は、植食性＝植物食を主に摂ってきたので、その食性から逸脱したり、大きくかけ離れた食を摂取していると、不健康や病気を生んできます（これらのことについては、島田彰夫『伝統食の復権』不知火書房、二〇一一年、復刻版などを参考にしました）。

（2）霊長類の進化と人の食性

人の食性をもう少し知るために、人間が属する霊長類の特徴をみておくことにします。そもそも人間は、生物学的には〝サル目〟の一員であり、霊長類（＝サル類）の一種にほかなりません。そして、〝サル目〟は熱帯系の動物でした。

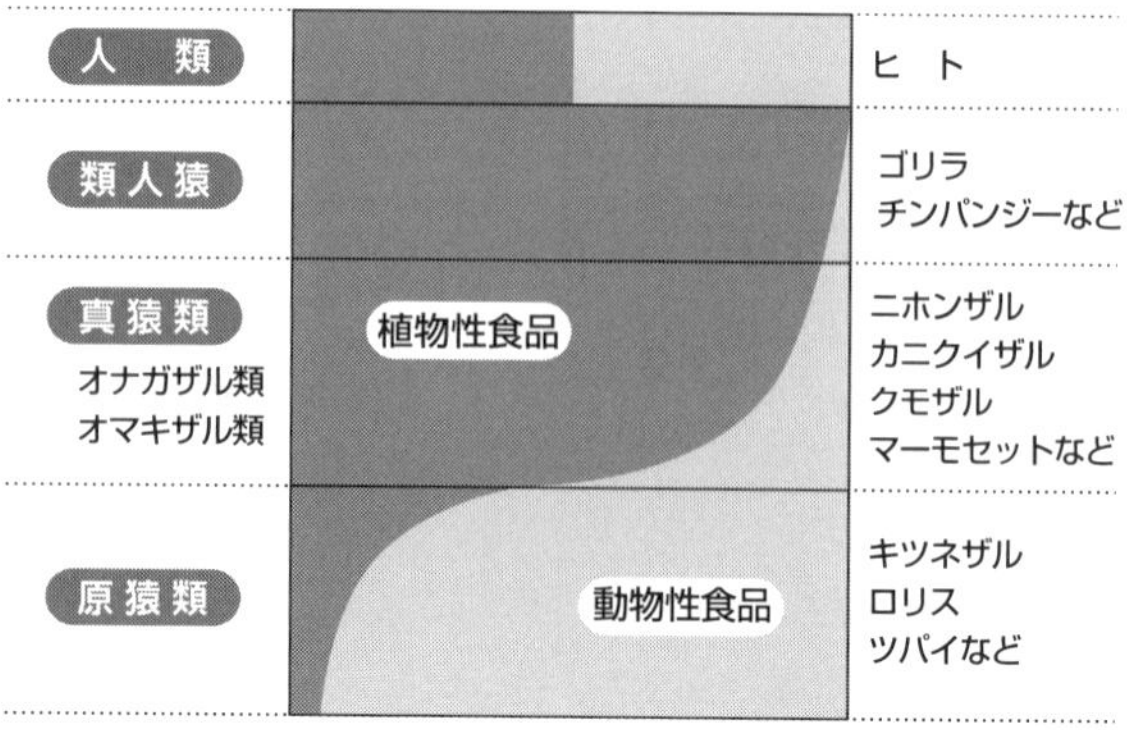

図２・２　霊長類の進化と食性の模式図

その霊長類は進化して、だんだん人類に近づいてきます。しかもその過程で、食物の植物化度合いを大きくしてきます。図２・２は、霊長類の進化と食性の変化を示した模式図です。まだ進化が低い原猿類（キツネザルなど）は、動物性食品の割合が大きくなっています。それが進化した真猿類（ニホンザルなど）になると、植物性食品の割合を大幅に高め、さらにそれより進化した類人猿（チンパンジーなど）は、いっそう植物性食品の度合いを高めています。チンパンジーは肉を食べることがあっても、食べ物の大部分は植物食であり、肉の常食はしていません。

しかし同図でみるように、最終の人類の段階は、その傾向が乱れて、植物性食品と動物性食品の割合が半々になっています。それは熱帯（＝アフリカ）を起源にしている人類が、世界に出てそこの風土を踏まえて、文化も持つ人間になり、各地に分布するようになったからです。つまり、進化から乱れた人の食性は、とどまった土地の気候や風土を活用して、そこからの食物を確保してきたことによります。

だから、北極圏に住みつくようになった人たち（イヌイット）は、そこで獲れるアザラシの肉を常食するようになりました。またそれまででなくても、雨が少なく穀物類があまりとれないところでは、生える草を家畜に与えて、その肉や乳を組み入れた食をしてきました。そこの土地で得た食物を長い間摂ってきたので、体はそれに合うように少し変化しました。

だが人類は、さきに述べた身体構造と機能からみて、植食性動物ととらえるのが妥当のようです。住みついた土地の食物を長い間（数千年あるいは数万年）摂っていると、腸が短くなったり、インスリンの分泌量が多くなったり、あるいは乳類を分解するラクターゼを持つなど変化をし、食に適応する面も出てきていますが、人類としての身体の基本的な構造と機能は、共通しているようです。そうなので、植食性を大きく変える食の摂取は、短命になるなど体に害が出たり、病気を促します。

肉の多食は、長生きにつながりにくいだけでなく、肉に含まれる窒素が健康障害を引き起こしますし、体の炎症に作用する脂の抱えも起こします。また肉の摂取はアレルギー体質も助長します。魚の場合もそれだけの多食は短命になるので、必ず野菜と一緒に食べて血液をサラサラにすることが大切です。これらのことには、人間は本来植食性の動物であることを表しています。そうなので、肉をある程度摂る場合も、体にマイナスの影響を与えない対応が必要です。

しかも人間は、穀物などを消化するだ液の機能と活性からみて、肉食でも草食でも雑食でもない、でんぷんの消化が容易な動物です。

2　中緯度の日本人は穀食動物

(1) 日本人は典型的な穀食動物

人間は基本的に〝穀食動物〟であるととらえられますが、とれる穀物の多少から、他の食にも適合してきました。その点を再度若干整理しておきます。

高緯度の北極圏の人たちは、穀物がとれなく、アザラシなどを食べ、長い年月にわたる肉の摂取で、それを消化できるような体にかなりつくられてきました。だから、彼らは肉食の対応も可能にしています(しかし植物食が少ないので、老化が早く・寿命も短い)。

赤道に近い低緯度の人たちは、穀物よりも自然の果物が多く採れたので、イモ類も食べながら、果物を多く摂って体が維持できるように形成されてきました。だから、彼らは果物食対応も可能にしています。熱いので、果物は体を冷やすのに適している面もあります。

ヨーロッパの人たちは、冷涼な気候風土から、穀物を得ることが必ずしも十分容易にしないこともあり、草を家畜に与えて、その乳や肉を摂った食生活をしてきました。だから、彼らはある程度まで乳食・肉食も対応可能にしています。ヨーロッパ人が突然変異で乳糖を分解するラクターゼを備えたのは、約六千年前といわれています。

それらに対して日本は、穀物がつくれる気候・風土を要していたので、かなり前から穀類（米、麦類、アワ、キビ、ソバ、ヒエ、他の雑穀）、あるいはイモ類を摂り入れた食生活をしてきました。それらを長い間食べてきたので、体もそれに最も適合するようにつくられてきました。いわば、日本人は典型的な穀食動物といえます。

しかもまた日本人は、穀物・雑穀類をかむことで、あごの骨やほほの筋肉が発達し、だ液の分泌で消化を促進して、腸の状態や血液の循環もよくする体をつくってきました。人間の歯は三二本で、うち臼歯（奥歯）二〇本、切歯（前歯）八本、犬歯四本です。この構成割合は、六三％、二五％、一三％です。日本人は、歯のこの構成割合にほぼ添った食生活をしてきました。すなわち日本人は、穀物類六・五割、野菜類二・五割、魚・肉など一・〇割位を、戦前まで摂取してきました。それが、日本人の健康を保持してきたととらえることができます。

(2) 日本人は炭水化物多く、脂肪とたんぱく質少なかった

人は寒いところに住んでいる人ほど、体温を維持するためにエネルギーが必要です。日本人は、明治の初めに日本に来たドイツ人のベルツらから、当時のドイツ栄養学である「フォイトの栄養学」というのを学び導入しました。その栄養学は、日本より緯度の高いところの、ドイツ人の体重に即した必要栄養価としての表示でした。それを当時の日本人の体重に比例させてつくったの

が、〃日本人の保健食料〃です（表２・１を参照）。
ここで重要なのは、その栄養学が、ドイツの緯度北緯五〇度位の寒さの下でつくられたのに、

表２・１　フォイトの栄養学と日本人の栄養

	フォイトの栄養学	日本人の保健食料	当時の日本人※	1998年国民栄養調査
体重（kg）	64	52	51.77	58
タンパク質（g）	118	96	54.80	79.2（42.8）
脂肪（g）	56	45（20）	5.98	57.9（29.2）
糖質（g）	500	406（450）	394.16	271
エネルギー（kcal）	2.976	2.413	1.850	1.979

※は、田原良純の調査（明治19年、1886）による越後屋雇人の食事
日本人の保健食料の（　）内は、日本人の実態に近づけるとして設定されたもの
国民栄養調査の（　）内は動物性タンパク質ならびに動物性脂肪

日本の中心地東京の緯度は三五度位で、当然東京との気温差は大きいことです。でもそれは考慮されずに、体重に比例してつくられました。だから比例配分されたものは、エネルギー（kcal）も、たんぱく質も、脂肪も多くなっています。そうしてつくられたのが、今日まで続いているのです。

　それにすでに話したように、日本人は、たんぱく質も脂肪も少なく、炭水化物の多い食物を摂っていました。しかしながら、それでもって、日本人は驚くほどの体力と気力をつくり出していたのです。しかも、それにはいろいろな食術（食べ方の工夫）の加えもあって、健康と体力をつくり出していたのです。

　けれども当時（明治時代）、日本人の体格は欧米人と比較して小さかったので、「欧米人並み」の体に大きくすることを悲願にしていました（当時の平均値は、ドイツ人六四kg、日本人五二kg）。そうしたこともあって、その後も緯度と風土の違いから出ている体格差は、政策や指導に〃正当に評価〃されるこ

となく今日に至っているのです。くわえて欧米人の体格が大きいのは、乳糖を分解できるラクターゼを持った食性にもあったのですが（今日の日本人でラクターゼを持っている人は一五％くらい）、そうしたことも考慮することなく、比例的に必要栄養価を設定していたのです。島田彰夫は、こうした問題を自著の『伝統食の復権』で指摘しています。

こうしたことがあったにせよ、最近（二〇一二年）の栄養調査におけるエネルギー摂取は、明治中期の「当時の日本人」（＝一八五〇キロカロリー）と、ほぼ同じ（＝一八七四キロカロリー）になっています。欧米並みになっていません。しかし脂肪がぐーんと多くなり、しかも動物性のたんぱく質が増加しています。それに体重も増加しています。これらの点をどうとらえるかが課題ですが、後で話すように、油脂類や肉類の増加が生活習慣病と肥満につながってきていることは、否めません。

人を含むそれぞれの動物の食性は、風土も加わって形成された遺伝によって決まり、数百年単位で変わることはないようです（その変化には、千年〜数千年以上の時間が必要です）。このことは、われわれにつちかわれた食性を離れた食の推進は、不健康を進めることになりかねないことを意味します。食性を踏まえ、長きにわたって摂取してきたものの摂りが、健康に大切なことを再自覚する時期と思います。大きい体は、必ずしも気力・体力・能力の優れでないことも含めてです。

（3）植物食主から動物食主へ変化

日本では、戦前においても食の洋風化が進行していましたが、人々の日常食はそれほど大きな変化がありませんでした。食に大きな変化がもたらされるのは、昭和三〇年代からであり、この年代を境に日本人の食の摂り方が急激に変わりました。それを表したのが表2・2です。これは日本人の約百年間の食の摂取をみたものですが、戦前は米中心の穀物主の食生活であり、イモ類も相当摂っていました。そして、これに野菜を加えた食でした（ただこの表は、統計数値を継続的に得られないものを除いています。つまり、雑穀・麦類・豆類・山菜が示されていません）。

それが一九五五年（昭和三〇年）ごろから変化をし、肉類、牛乳、卵、油脂類、砂糖の摂取が急速に増加しました。そしてほぼ一九六五年（昭和四〇年）以降、穀物中心の「植物食主」から肉や牛乳に重きをおいた「動物食主」に変わりました。「動物食主」に偏重した食の摂取は、その後も拡大し（現在の「動物食」は、推定重量換算で約四割を摂取。国際通貨基金のデータ）、急激な食の変化に体がついていけず、新たな病気を生み、医療費の増大につながっています。

しかも、米を中心とする穀物食（＝粒食）は大きく後退し、同じ植物食でも粉食（＝主に小麦のパン）が増大しました。二〇一一年以降の消費者の購入金額は、パンが米を上まわっています。そして、それに加わった「動物食」（主なものは肉類とその脂）と合わさって、健康上にいろいろな問題を引き起こすことになったのです。このことを考えると、日本人が摂ってきた穀物＝粒食を中心とする「植物食」を、見直して再評価する時期にきているように思います。そこに、今

表2・2　日本人約100年間の食摂取の変化―「植物食」から「動物食」へ

年間1人あたり供給純食料（期間平均）　（kg）

年	米	いも類	野菜	果実	肉類	卵	牛乳等	魚貝	砂糖	油脂
1911 ～ 15	130.7	57.0	87.2	8.0	1.3	0.7	1.1	3.7	5.4	0.4
1921 ～ 25	142.8	53.4	79.9	9.7	2.1	1.5	2.1	8.1	10.9	0.8
1930 ～ 34	134.0	30.9	73.6	19.7	1.9	2.2	2.7	14.1	13.2	0.9
1935 ～ 39	134.6	26.4	73.6	20.2	2.3	2.3	3.5	13.7	12.4	1.0
1946 ～ 50	104.5	56.5	58.0	11.2	1.5	0.5	3.3	11.1	2.8	0.5
1951 ～ 54	100.3	41.9	67.3	12.8	2.4	2.7	9.4	19.7	10.4	1.8
1955 ～ 59	113.3	39.1	83.4	17.6	4.0	4.3	15.9	26.6	13.2	3.2
1960 ～ 64	116.7	26.4	102.3	24.7	7.0	8.6	28.8	28.5	16.4	5.4
1965 ～ 69	103.6	18.6	117.3	33.7	10.2	12.0	43.0	30.4	21.1	8.0
1970 ～ 74	92.2	16.4	115.1	41.2	15.1	14.6	51.5	33.6	27.4	10.5
1975 ～ 79	83.8	17.1	113.4	41.2	20.2	14.9	57.2	35.0	25.7	12.2
1980 ～ 84	76.8	17.7	110.2	38.0	23.3	14.5	68.4	34.5	22.2	13.3
1985 ～ 89	72.3	19.6	110.7	37.8	24.6	15.9	75.9	36.6	21.5	14.1
1990 ～ 94	69.0	20.4	104.9	38.7	26.8	17.4	84.9	36.4	20.2	14.2
1995 ～ 99	66.4	21.0	102.6	39.9	28.2	17.4	92.6	36.8	20.7	14.8
2000 ～ 03	63.2	20.2	98.5	41.9	28.3	16.8	93.3	37.8	20.1	15.1
2004 ～ 06	61.3	19.7	95.0	41.3	28.1	16.6	92.6	33.9	19.8	14.5

資料：日本学術振興会「国民食料の現状」、経済安定本部「戦前戦後の食料事情」、農水省「食料需給表」。

注 1）中島信「『日本型食生活論』の基本視角」に追加加工（元資料：田村「食生活の近代化とは何だったのか」『ジュリスト増刊特集』No.28）。

2）この表は、田中秀樹『地域づくりと協同組合運動』大月書店、2008年による

日の健康問題を解くカギがあるように思います。粒の穀物をかみつぶす中でのだ液の多い分泌は、消化をよくし、腸相をよくし、血液の循環もよくし、細胞の活性化にもつながり、健康に通じるからです。

日本人は穀物類（米、麦、ソバ、キビ、ヒエなど）と、準穀物類（大豆、小豆、雑豆、雑穀）を組み合わせた摂取で、健康を保持してきました。特に豆からの必須アミノ酸などは、米の不足栄養分を補ってくれます。いま〝五穀豊穣〟の意味を、再度考える時期かもしれません。

3　生命ってなんでしょう

（1）人間は臓器の交換なく、なぜ何十年も生きられるのか!?

私たちは、毎日使っている臓器を、なぜ何十年も交換せずにいられるのでしょうか!?　その意味を知ることは、生命とは何かに通じてきます。私たちが元気でいられるのは、摂り入れた食物がエネルギーになってくれることもありますが、それを可能にする体内の各臓器などが絶え間なく働いてくれるからです。

それを考えるに当たって、身近な存在の車を取り上げてみます。車を動かすには、燃料のガソリンは必要ですが、車を長く使っていると、修理が必要になるし、ワイパーなら摩耗して二万㎞くらいで、タイヤなら三万㎞くらいで、交換が必要になります。エンジンだって二〇万㎞も使うと交換が必要ともいわれています。

しかし人間は、手足を五〇年使っても交換が基本的にありません。それは各臓器においても同じです。今日臓器移植はありますが、特別の場合に限られます。また悪くなって切り取ることはあっても、その部分を新たに入れるのもまれです。われわれは、各器官や臓器を七〇年も八〇年も交換せずに使える、そこに生命のすごさを知ることができます。われわれが日常「生」を営めるのは、各器官や臓器が常にメンテナンスされているからにほかなりません。つまり、生命は絶え間ない流れのなかにあって、ちゃんと機能できるように常にメンテナンスされています。

その場合の生命活動は、食物で摂ったたんぱく質が体内で分解されてアミノ酸になり、それが全身の細胞に運ばれて、そこで新たなたんぱく質が合成されます。しかもそのアミノ酸は、他の食物などから来たアミノ酸と離合集散を行って、新たなたんぱく質を合成します。同時にそれまであったそこの細胞内のたんぱく質は分解されて、細胞外に出されます。この分解と合成の常なる流れが「生きている」ということであり、生命はその流れによってもたらされる「効果」です（福岡伸一『動的平衡』木楽舎、二〇〇八年を参照）。

そして、この分解と合成（分解が先にあって合成が後）の適切な流れが、平衡状態を保つと表現され、体を調整しながら正常に働くようにしてくれます。この状態を保つのは、「身体によい」食べ物で、必要なアミノ酸をバランスよく含んだ食材とミネラルが大切です。

この〝生命現象〟を発見したのがシェーンハイマーであり（一九三〇年代の後半に発見）、日本には二〇〇七年ころに、分子生物学者の福岡伸一さんが紹介しました（福岡『生物と無生物のあいだ』講談社現代新書、二〇〇七年）。そこでは、摂り入れた食べ物のたんぱく質はアミノ酸に分解され、そして多数のアミノ酸が紡ぎ合わさって新たにたんぱく質をつくる。同時に、新たにつくり出されたたんぱく質と同じ量がバラバラのアミノ酸に分解され、体外にすて去られる。つまり、細胞のたんぱく質は絶え間なく分解されて入れ替わっている（常に更新されているともとらえられる）。この流れが「生きている」ことだと。そして、生命とは、要素が集合してできた構成物ではなく、要素の常なる流れがもたらす効果であると!!

（2）生命への傷害をさけるには

このように、人の細胞は常に「たんぱく質の分解と合成」を行って生命を維持しています。ここで大切なのは、食物の分子は、そのまま私たちの体の分子になるということです。だから、もし食べ物のなかに生物の構成分子以外のものが含まれていると、それを排除するために、体に大きな負担をかけます。細胞に入ったものが不必要なもの、あるいは害になるようなものだったら、その排除に余計なエネルギーをかけ、細胞のなかの流れ（＝平衡状態）に乱れを起こします。たとえば、食品を腐らせないための食品添加物（＝化学合成物）を使っているものを摂ると、その化学物質は自然にないものなので、流れを乱し、体にマイナスの影響を与えます。

そうしたマイナスの影響がたびたびになると、体の修復・メンテナンスはうまくいかず、致命的な乱れを生んできます。確かに生命活動には、バックアップする対応があるし、ある程度の寛容さや許容性もありますが、乱れを早めに取り除いた健康保持が重要です。傷ついたたんぱく質を取り除く機能もある程度ありますが、傷が蓄積されてくると、生命を危機的状態に追いこんでいきます。

また糖尿病などで、血液の糖濃度が上昇すると、糖がたんぱく質に結びつき、ねばってたんぱく質を変性させたり・傷をつけたりして、エネルギーを生めなくもします。だから、そのようなことを起こさない食の摂取が大事になります。活性酸素・有害物質・電磁波・マイクロ波などもさせることです。それらは、乱雑さを蓄積し・代謝を阻害して、病気を誘発するからです。時に細胞の変性は、がんの生みなど多くの病気の素になってくるし、神経細胞の変性は認知症にもつながります。

そのことは、遺伝子組み換え食品にも通じます。それを食べたからといって、すぐに異常は起こしませんが、遺伝子組み換えという生物にとって不自然なものが入ると、細胞に負担をかけるからです。そのことは一種のストレス反応を生み、通常と異なる変化を起こすことになりかねません。つまり、自然に反するものが細胞のなかに入ると、大なり小なりそうしたことを促します。その蓄積は、乱れを大きくして病気の生みにつながります。生命には、本来の仕組みが滞りなく発揮できるように、「体によいもの」を摂るようにして下さい。かつストレスもさけるようにして下さい。

私たち人間は、自然の一員であることの自覚と認識があって、健康が維持できます。逆にいうと、自然に反する対応は、やがて自己の体をむしばみ病気を招いてきます。

(3) 細胞内解毒も重要

細胞活動は、代謝(＝分解と合成)の過程で生じた老廃物や、入ってきた異物の排除・解毒をしないと劣化・衰退し、エネルギーの転換もさまたげます。だから、そうしたものを早めに取り去るために、細胞内解毒が大事です。同時に、代謝の阻害で生じた種々の変性の蓄積は、生命を時に危機的状態に追いこんできますので、そうしたことをさけ体調を整えておくことが欠かせません。自分の健康を考えるということは、細胞がイキイキするように体を整えておくことです。それが「生命力を高める」ことになります。健康な生命の維持には、細胞活動を阻害する因子を極力さけること、あるいは取り去ることです。

細胞内解毒の方法の一つに、断食療法があります。それによって、体に入った化学物質や毒素などを体外に出せるからです。英語のブレックファースト＝朝食は、ファースト＝断食と、ブレック＝破るが合わさったものです。つまり、断食を破って食を摂るという意味です。解毒のために食を断つ習慣は、西洋にもありました。

このほかの細胞内解毒には、小食、一定時空腹（食を入れない時間を長くする：朝食抜きなど）、梅干し、よい水（還元水）、ミネラルの十分な摂り、フィトケミカル（これは後で話します）を摂る、抗酸化対応をする、などがあります。なによりも大事なのは、不要なものと害になるものを、入れないことです。若いうちは、体に柔軟性と弾力性があってそれなりに対応してくれますが、余計なものの体への蓄積は、自己を取り返しのつかない状況にしてきますので、十分注意を払って対応して下さい。健康な状態とは、「細胞内の仕組みが正しく機能していること」です。

4　有機・循環・自然各栽培の重要性

(1) 体に負担をかけない食べ物の基本

〝人間は自然の一員である〟ので、それに反することをすると細胞に負担をかけ、健康を害してきます。化学合成物も自然になかったものなので、体に入れると細胞に負担をかけてきます。今日、化学合成物を摂る度合いが大きくなって、食品からの化学添加物だけでなく、農産物をつくる過程に用いた化学肥料、化学農薬、除草剤、あるいは家畜に与えた抗生物質（それは輸入肉に使用されているホルモン剤も）など、多くにわたります。健康を考えれば、これらの入らない農産物・畜産物の摂取が重要になります。

戦後の日本農業は、生産を高めることと外観をよくするために、化学肥料・化学農薬を大量に使用していますし、草取りの労を省くために除草剤もかなり使ってきました。しばらく前から環境面の改善のために、これらの化学合成物をひかえる〝エコ農業〟が推進されていますが、健康のことを考えれば、それらの使用量を半分くらいに減らせばよいということになりません。量が少なくても化学合成物が体に入ると、細胞の代謝に影響を与え、それを排除するために多くの負荷をかけ、時にたんぱく質を傷つけたりするからです。

しかも、これらの化学合成物が使われた農畜産物は、体の微生物を減少させるので、「生命力を落とすもの」になってきます。それに、化学合成物はたんぱく質も変性させ、その蓄積によりポリープやがんなどの生みにつながってきます。こうしたことも要因になり、寿命が二〇～三〇年といわれる近年のがんの増加に、影響を与えているように考えます。

そうであるから、化学合成物を使用しない有機農業などによる農畜産物づくりが、より大事になってきます。それらの産物は、たんぱく質の分解と合成に負荷を与えにくいからです。また土の微生物が多くなると、野菜や作物のビタミンやミネラルも多くなって、イキイキした細胞づくりに作用してくれます。

（2）有機農業とは

少しむずかしく感じるかもしれませんが、健康のために有機農業を知っておきましょう。

有機農業は、「生命《いのち》の働きで、生命《いのち》を生み出す農業」です。そして、有機農産物は、「生命《いのち》の働きで生み出した『生命《いのち》力』のある農産物」です。

この場合の生命《いのち》とは、主に微生物や虫（＝土壌動物）と植物体をいいます。また「生命力」のある農産物とは、ミネラルやビタミンや酵素やアミノ酸などに富んだ農産物です。それに「生命力」を高めるとは、化学合成物などがなく、全身の細胞をイキイキさせることをいいます。

このことは、つぎのことが理解できるとわかってきます。土の表土には、重さの約三％（一坪〔三・三㎡〕に一〇kg）の微生物や土壌動物（ミミズなど）が生息し、生命力のある農作物づくりに作用をしています。というのも、微生物はミネラルを用いて（食べて）酵素をつくり、また彼らのフンで豊かな土をつくってくれるからです。そのようにして、豊かになった土の養分を吸った野菜や作物は、当然ミネラルやビタミンや酵素などに富んだ豊かな農作物になります。味もすこぶるよくなります。つまり、微生物・土壌動物・ミネラルに富んだ健全な土からの農作物は、食べる人の細胞をイキイキにさせ生命力も高め、健康に寄与してくれます。

しかし、化学肥料や化学農薬を用いた農業は、微生物や土壌動物を死滅させ、生命力の少ない農作物になります。また除草剤などで草を殺して草が少なくなると、ミネラルの補給を不十分にします。自然に枯れた草は、土にとってミネラルの補給になります。しかも、いろいろな草がないと微生物は豊かになってきません。それに化学肥料や化学農薬を用いていると、細胞の嫌う化学合成物が農作物のなかに入りこむので、そうしたものを常に食べて体に蓄積されると、やがて健康を害してきます。自然の営みには「生命の連鎖」がありますが、化学肥料や化学農薬による農業は、その連鎖を断ち切ってしまいます。豊かな土の一gには、一億〜一〇億個の微生物が生息しているので、これを活用してこそ、健康によい農作物ができてきます。

今日「有機農業」には、主に有機栽培、循環栽培、自然栽培の三つがあります。この三つとも微生物や土壌動物を活かす面では一致していますが、対応は違っています。

(3) 有機栽培・循環栽培・自然栽培

i．有機栽培は、家畜の排泄物や稲ワラなどを用いて堆肥をつくり、それを農地に入れて農作物をつくるものです。その場合、化学肥料や化学農薬を三年以上使用していないことが生産の条件です。また他からそれらの肥料・農薬の成分が流れてこないようにしています。ただ、そこで用いている堆肥が、〝完熟堆肥〟であることと、窒素分が多くならない配慮が必要です。不完熟堆肥や窒素分の多い堆肥は、硝酸性窒素が多くなって、発がん物質「ニトロソアミン」の生成に関与するからです（これは、化学肥料の施用窒素量が多いことにもいえます）。

つまり、硝酸性窒素を多く含んだ野菜（ホウレンソウ、シュンギク、チンゲンサイ、サラダ菜など）を食べると、口のなかの細菌によって亜硝酸に変化し、その亜硝酸が肉などの二級アミンと反応して、発がん物質「ニトロソアミン」を生んできます。日本では、硝酸性窒素の含有基準を設定していませんが、ヨーロッパでは、三千ppm未満の設定を多くしています。有機においても、施用する窒素の量に配慮しないで堆肥を多くやると、野菜の硝酸性窒素濃度が高くなります。あるいは不完熟堆肥は窒素が多いので、窒素の多い野菜になることが少なくありません。青汁の摂取などは、硝酸性窒素の濃度が高いものが多いので、注意して下さい。

有機栽培の注意点は、A. 家畜を用いた堆肥の投入窒素を多くしないこと、B. 窒素の量に気を配って完熟堆肥で行うこと、などです。また未完熟の堆肥はいろいろな面で害になります。

ii. 循環栽培は、窒素の使用割合に注意を払い、炭素と窒素の割合（CN率）を七九対二一になるようにし、堆肥や草を使った栽培です。循環栽培は、落ち葉からの腐葉土の加えも重視し、特に草から大量のカルシウムの補給に配慮しています。また石灰は補給しません。

特にこのやり方は、土づくりを草と菌と虫で行い（菌＝微生物）、畑で育つ草を大切にし、畑以外に草を持ち出しません。この対応は、地球上のすべての生き物は循環しているという考えに立っています。そうであるから、①草は、土の中の微生物や虫によって土に換えられ、ミネラルや養分を補給し、②菌は、死んだ細胞を食べ分解して、ミネラルなどに富む土にし、③虫は、汚染物質や猛毒を除去する働きをする、ととらえています。また虫は病菌も食べてくれます。

循環栽培は、土から生まれた草を発酵成熟させて土に返し、旬に依拠して育てる対応です。

iii. 自然栽培は、土壌にある一定の有機物を微生物の分解によって、作物に吸収できるようにするやり方です。それゆえ、微生物が十分活動できるようにするために、①土は極力自然界に近づける、②土に人為的な養分は補給しない、③蓄積された肥料・農薬は取り除く、④硬盤を取る（＝過去に入れた肥料や農薬によって、表土下二〇～三〇㎝のところが硬くなっているのを取る）などで、自然の状態に近い土づくりをします。いわば、山の土に似た土づくりです。

したがって自然栽培は、A. 作物の根が十分張って養分を取れるようにする、B. 水持ち・水はけのよい状態にする、C. 土の微生物やカビ類が住みやすい環境にして、ミネラルも豊かになるようにします（ここでは、微生物の体内窒素も利用するようにしています）。

しかも、雑草の根は土を耕し、雑草の種類の多さが微生物を豊かにしてくれます。

有機栽培、循環栽培、自然栽培の対応をごく簡略的にして示すと、有機は堆肥〇・草×、循環は堆肥△・草〇、自然は堆肥×・草△、ともとらえられます。

（4） 自然栽培食材の特徴

話をしてきたように、有機農業には主に三つの対応がありますが、細胞を最もイキイキさせる面からとらえると、自然栽培が一番と思います。ただ、循環栽培も一般栽培と比較すればはるかによいし、有機栽培も硝酸性窒素が三千ppm未満ならよいと思います。けれども、硝酸性窒素の測定がされていないので、家畜の堆肥施用量が少ない生産者のものを選ぶのが重要です。

こうしたことから、ここでは自然栽培食材の特徴をみておきます。

自然栽培の産物は、自然を尊重して生産された食材なので、現代の食生活で失われつつある活力ある食機能を取り戻し、優れた効果を発揮してくれます。それは、ミネラルなどが豊富なので、弱った細胞を強め、血液の浄化にも作用をしてくれるからです。こうしたことは、自然栽培の食材を長く摂っていると分かってきて、それまでの不健康なことがらを取り払ってくれるので、「自然のつくり出すいのち」に偉大さを感じます。

自然栽培の農産物には、体内の化学物質を排出する「浄化力」と、衰えている細胞の「修復力」があります。これが「自然に近づける」大きな意味合いの一つです。自然栽培の野菜と、スーパーで買った一般栽培の野菜を比較すると、自然栽培は一般栽培よりはるかに長持ちします。それは、一般栽培のものは化学肥料の投入で窒素分が多いために、早く腐るからです。

このことからしても、自然栽培の産物は、酸化作用が弱く、活性酸素の消去能力が高く「生命力」に富んでいます。自然栽培野菜の硝酸性窒素は五〇〇ppmかそれ以下が多いし、リンゴの自然栽培をしている、青森県の木村秋則さんのリンゴ（フジ）の糖度は二二度もあります。一般栽培のフジの糖度は一五度くらいです（木村『自然栽培ひとすじに』創森社、二〇〇七年を参照）。

要約すれば、自然栽培は土のメカニズムを発動させた対応であり、健康によい食材を生んでくれます。同時に自然栽培の野菜などは、生命力を高めてくれるものが詰まっており、味も豊かです。それは細胞をイキイキさせ、毒素を排出し、人間を健康にしてくれます。

なお、健康に問題となる硝酸性窒素の多い野菜をさけるには、A．自然栽培や循環栽培などを選ぶ（三千ppm未満）、B．硝酸性窒素の多いハウス栽培ものをさける、C．旬の外れた野菜をさけるなどが重要です。また食べ方は、A．ゆでる（硝酸が半分以下になる）、B．ビタミンCを摂る（硝酸を少なくする）、C．生長の終わったハクサイ、レタス、ダイコンや、季節のものを摂る、D．歯みがきをする（＝口内菌を少なくする）、などが大切です。

5　健全な土からの農作物

(1) 川越のサトイモとゴボウ

私は北海道から関東にきて数年たった平成三年ころ、埼玉県からの依頼で野菜産地の話をするために、現地を訪れました。その時現地に泊まり、関係者に誘われて地元の野菜を食材にした料亭に行き、出された料理の味に大きな感激を受けました。野菜はサトイモとゴボウを用いたものでしたが、その素材の香りと味がすこぶる豊かだったからです。

それらは、〝川越サトイモ〟〝川越ゴボウ〟として、ほとんど東京の料亭で使われているものでした。翌日関係者の皆さんが、〝平地林の落ち葉でつくった腐葉土を数百年も入れている土からの産物である〟と教えてくれました。それは、将軍家の家老もした川越城主柳沢吉保が、平地林・屋敷林の落ち葉を堆積して得た腐葉土を、農地に入れるように指導してから、今日まで続いていた土からのものでした。

私はいま茨城県に住んでいるので、平地林のなごりをみることができますが、そこからの腐葉土を農地に入れることは、戦前まではあったようですが、戦後はほとんどみられなくなりました。落ち葉を集める労力と腐葉土になるまで四年もかかるので、その手間と時間の面から活用されなくなり、平地林の多くは畑や水田あるいは樹園地になりました。いまそこでの農業は、化学肥料によっています。

しかし私は、まろやかなうまみがにじみ出ていたサトイモとゴボウの感動を忘れることができず、つくっている農家を紹介してもらって注文し、それから六～七年毎年送ってもらいました。それらには、自宅の玄関に入る手前から漂うすばらしい芳香があり、農作物の豊かさ・食の豊かさは土にあることを教えてくれました。土が健全であれば生み出される農産物の中身を豊かにし、それを食べる人間の健康にもつながることも知りました。

（2）健全な土の農作物の特性

けれども、農地に化学肥料や化学農薬の使用は、土の劣化を大きくするので、そこから生み出された農作物の中身も劣化してきます。たとえば、ジャガイモやトウモロコシのカルシウム含量は、この五〇年間で四分の一に低下しています。またホウレンソウ・ニンジン・トマト・キャベツなどのビタミンやミネラルは、五〇年前の二五％〜九〇％減になっています（表2・3）。しかも消費者の需要もあり、ハウスを使った季節外れの野菜も栄養価が低下しています。

今日の農作物の中身と内容は、形をそろえ見栄えをよくし、季節に関係なく、いつでも調達したい消費者の指向と、それに応える農業者の収益追求が合わさり、栄養の低下・劣化を促進しています。消費者の求めに応じる対応は、健

表2・3　野菜の栄養価の変化

		1950年	1963年	1982年	2000年	50年でどう変化したか？
ほうれん草	ビタミンA	8.000	2,600	1,700	2,310	71%減
	ビタミンC	150	100	65	35	77%減
	鉄分	13	3.3	3.7	2	85%減
ニンジン	ビタミンA	13,500	1,300	4,100	4,950	63%減
	ビタミンC	10	7	6	4	60%減
トマト	ビタミンA	400	130	220	297	26%減
	ビタミンC	20	20	20	15	25%減
大根	ビタミンC	20	30	15	12	40%減
キャベツ	ビタミンB1	0.08	0.08	0.05	0.04	50%減
	ビタミンB2	0.3	0.05	0.05	0.03	90%減

※可食部100gあたり。ビタミンAはビタミンA効力（単位I.U）。それ以外は単位mg

出典）「日本食品標準成分表」（文部科学省科学技術・学術審議会、資源調査分科会）

注）この表は、河名秀郎『野菜の裏側』東洋経済、2010年による

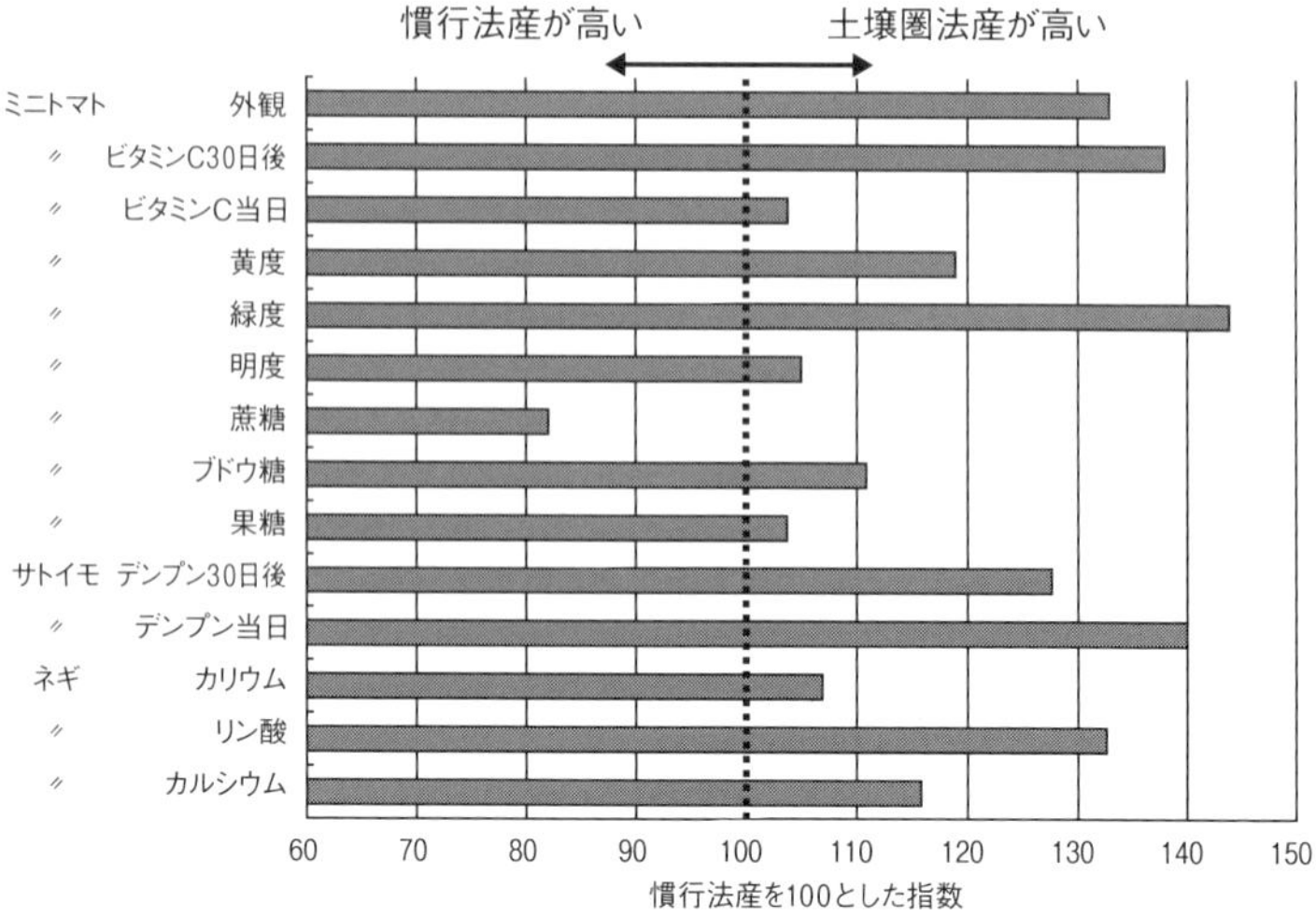

※慣行法とは、化学肥料と化学農薬を用いた栽培（＝一般栽培）
土壌圏法とは、枯れ葉堆肥を用いた健全栽培（＝自然栽培）

図２・３　一般栽培（慣行法）と自然栽培（土壌圏法）の養分差

注）この図は、中村好男『土の生きものと農業』創森社、2005年による

康面から農業の発展ととらえがたく、反省する時期と思います。なぜなら、ビタミンやミネラルの劣った農作物は、免疫を担う免疫細胞たちを元気にせず、多くの病気にかかりやすくなるからです。肥料や農薬も「不自然」な対応です。

健全な土とそうでない土からとれた農作物の中身を明らかにするため、比較試験をしたものがあります。「健全な土壌」（＝枯れ葉の堆肥を入れた健全栽培）と、「慣行の土壌」（＝化学肥料・化学農薬を用いた一般栽培）で、ミニトマト、サトイモ、ネギをつくり中身を比較したところ、「健全な土壌」が外観、色調、ビタミンC、デンプン価、リン、カルシウムなど、ほとんどの面で優れていました（図2・3参照）。また同様なことを、モチ米で行ったところ、マグネシウム、亜鉛、リン酸、ナイアシン、脂質などで、「健全な土壌」のものが高くなっていました。

要約的にいいますと、健全な土からの農作物は、本来の栄養価をそなえ、それぞれの特質（トマトならトマトの持つ成分や味など）をきっちりと持っているし、組織もちゃんとして（煮くずれがしないなど）、劣化も遅くなっています。このことは、健全な土の農作物は栄養価が高く、生命力も備わっているとみることができます。こうしたものを摂っていると、病気を追い払ってくれます。逆にいうと、栄養価の劣っている農作物の摂取は、病気を招いてきます。

モチ米を八年間貯蔵した比較で、「健全な土壌」のものは、アミノ酸のアスパラギン酸やセレンなどが残り、うまみ成分のグルタミン酸も慣行の二倍あり、細胞組織のくずれもありませんでした（中村好男『土の生きものと農業』創森社、二〇〇五年を参照）。健康には、化学肥料・化学農薬づけでない「健全な土壌」からの農作物の摂取が大事です。

（3）エネルギーの循環を知る

健全な土壌といった場合、腐葉土などからの微生物の豊かさとともに、土壌動物の多少も重要です。さきの木村秋則さんのリンゴ園を掘ってみると、雑草と腐葉土でおおわれたなかで根が十分伸びて、土もコロコロ（＝団粒構造）になっており、アリや白ダニなど無数の土壌動物がいました。しかもそうした土は、やわらかく（物理性豊か）、カルシウムなどが多く（化学性豊か）、多様な土壌動物にも満ちていました（生物性豊か）。

他方、ミミズは一日にコップ一杯分のフンを出して、土の団粒化を図ってくれるし、体表面の粘液からたんぱく質も提供してくれます。しかもこうした土壌動物は、土のたんぱく質、カルシウム、リン、銅、マンガン、ビタミン類の増大を図ってくれます。そして、①農作物の収量を高め、②作物の栄養価を高め、③免疫力の向上を促す農作物を提供してくれます。そうですから、近年の作物中のカルシウムやビタミン含量の低下は、微生物や土壌動物が少なくなったこと、あるいはいなくなったことに、大きくかかわっています。

このような実態を知ると、自然界は、「命のエネルギーが循環している」ととられることができます。そこでは、土の中の微生物や土壌動物が「農作物に命を与え」→それを食べる「人間に命を与え」→人や家畜の排泄物および枯れ草は堆肥となって「土に命を与え」→その豊かな土は「微生物や土壌動物に命を与える」、という循環をしているのです。〝土からできたものは土に返す〟ことが大事であり、化学肥料などを与えてこの循環を切ることは、命を切ることになります（図2・4を参照）。

それゆえ、化学肥料や化学農薬の投与は、微生物と土壌動物を死滅させ、土をやせさせるので、そこからの農作物は弱い命しか生めません。農作物は化学肥料によって大きくなりますが、それは細胞のふくれあがりに過ぎず、中身が豊かになってきません。生命力の乏しい米や野菜を食べていると、ミネラル・ビタミン・酵素などが不足して、人間の不健康化を促進します。

化学肥料の投与は、ほとんどが窒素・リン酸・カリなので、ミネラルが不足し、微生物と結びついた酵素のつくりも弱め、人の治癒力を高める農産物になってきません。そうであるから、健全な土からの農産物の摂取にこそ、健康を維持・向上させてくれる素があります。しかし、現実のほとんどはこの逆であり、摂る食材が劣化しているところに、不健康・病人を生む要因があります。

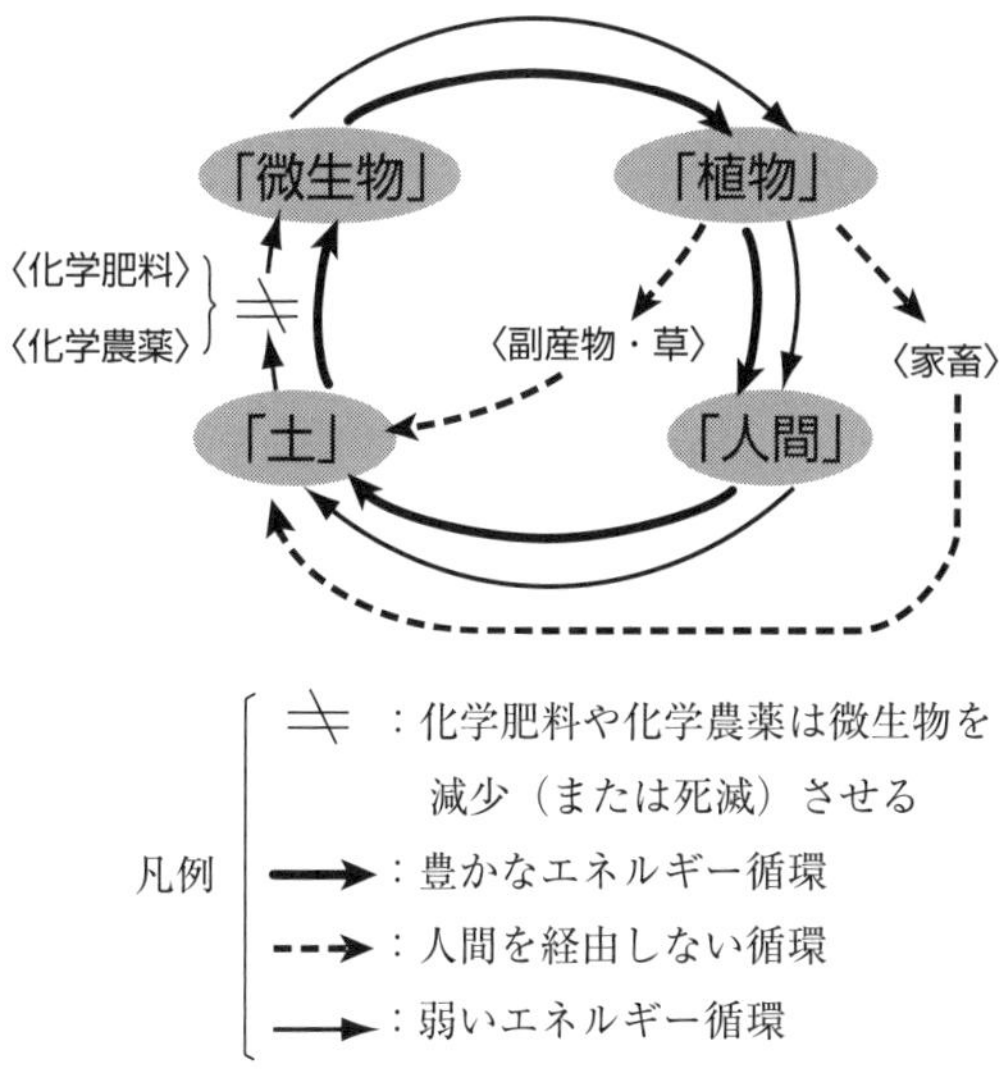

図2・4　命のエネルギー循環（生命サイクル）

このようにとらえると、私たちの健康は、土の健全化がさけて通れません。そしてその実現には、人々（生産者と消費者と流通業者）にこの重要性を認識してもらうとともに、土の健全化行動とそこからの農作物を食べる行動がより大切になります。

微生物あるいは土壌動物は、糖、アミノ酸、酵素、たんぱく質、カルシウムなどの合成者です。特に微生物は、地球上で最初に誕生した生物（＝大先輩）であり、彼らの働きがあって生命に大切なことがらを提供してくれます。だからそれを理解し、彼らが十分働ける環境づくりが人間の役割であり、それができて私たちの健康にも寄与してくれます。

なお、化学肥料や化学農薬の使用は、①酸化しやすい（＝腐れやすい）農作物になる、②陰性（＝冷性：体の冷えに作用する）を促進する農作物になる、③化学合成物として体内への蓄積に作用してくる、などにも問題があります。これらのいずれもが、病気の生みにつながってきます。

健康には、それらを使用しない〝本来の農作物〟の摂取が重要です。

6　食品添加物にも気をつけよう

（1）添加物使用の増大と不健康

みなさんは、スーパーで加工食品を買う時や、コンビニなどでお弁当を購入する時に、その商品に使われているものを確認することがありますか？　あるいは、レストランで食べる食材に添加物が入っているかもしれない、ということを考えることがありますか⁉

今日、食品衛生法で使用が認められている食品添加物は、約千五百品目です。これには既存添加物三六五品目、天然香料約六百品目、一般食物添加物約百品目が含まれています。そして残りの四三三品目が厚生労働大臣指定の「指定添加物」です（平成二六年八月現在）。「指定添加物」には一部天然添加物も含まれていますが、主に化学的合成添加物です。その合成添加物を用いた食品は、〝安くて・簡単・便利で・きれいで・オイシイ〟ので、食品業界の成長とともに使用が大幅に伸びました。

けれども、化学的合成添加物の安全性は動物実験によったもので、人では行っていないし、二つ以上を摂った複合摂取の検討もしていません。またラットなどの実験も一〇〇日くらいのものが多く、数年摂った場合の問題は検討していません。それゆえ、いま私たちは、〃化学的合成添加物の実験台〃になっているような状況にあります。

私が食品添加物の問題の大きさを知ったのは、安部司さんの『食品の裏側』(東洋経済新報社、二〇〇五年)という本からでした。それには、普通の食生活で加工食品や外食を摂っていると、添加物を一日六〇~七〇種類摂っているし、一年間で約四kg摂取しているということだったからです。この四kgというのは、年間の食塩摂取量とほぼ同じでです(他の本に年間七・六kg摂取しているというのもあります)。私はその当時ある団体に属していたこともあって、彼の講演を聴く機会があったし、また彼を招いた講演もしてもらいました。それというのも、そもそも彼は添加物を使用した食品の開発者であり(その道のプロ)、添加物の問題をよく知っている方だったからです(だがあることを契機に、彼はその〃告発者〃になります)。

化学的に合成された食品添加物は非栄養素であり、体の代謝には余分な負担と労力を費やします。われわれ人間は、化学的合成物を分解する酵素を持っていません。だから、細胞でアミノ酸からつくられるたんぱく質に化学合成物が入っていると、その分解を困難にするし、排除に負担をかけます。そうしたことが蓄積されると、負担をいっそう大きくして、病気の引き金にもなってきます。同時に排除のために細胞の働きを乱して、不健康にもつながってきます。

だから、化学的合成添加物はできるだけ摂らないことが重要です。スーパーやコンビニの弁当、あるいは駅弁などには添加物がすこぶる多く（二十種類はざら）、毎日食べることはひかえることが大事です（ご飯にもかなりの種類が入っています）。それにファミリーレストランの食にも、加工食品からの盛り付けが多いので、添加物の入ったものが少なくないと思って下さい。

これに少しかかわって、保存料（ソルビン酸など）は、細胞に直接影響を与えないといわれていますが、食品に付着した細菌を制圧するので、腸内細菌も制圧します。それを元の体に戻すために体に負担をかけて、細胞の機能を乱します。化学的合成添加物を体に入れるということは、「不自然」な対応であり、こうした問題も生んできます。

それに化学的合成添加物は、体を酸化させますし、低体温の要因にもなるし、老化も促進します。あるいはポリープや顔のシミなどとも無関係でありませんし、アレルギーの発症にもかかわっています。さらに多くの病気の素となり、活性酸素発生の原因にもなります。加工食品には、何が使われたか明記されていますので、添加物がないか・数が少ないものを選ぶようにして下さい。いまの加工食品の多くは、添加物で濃い味や保存性・色合い・外観などが追求され、生命を健全に維持するという本来の食の機能から、大きく離れてきているからです。

(2) 食品添加物の問題点

化学的合成添加物には、多くの問題があります。その一部を話しますと、一つは、より濃い味を出すための「たんぱく加水分解物」の発がん性が疑われています(ただし塩酸を使ったもの)。二つは、ジュースや缶コーヒーなど多くに使われている「ブドウ糖果糖液糖」は、血糖値を急激に上げるので、糖尿病を誘発します。最近、高校生を含む子供の糖尿病予備軍が増えていますが、これが入ったジュースなどの摂り過ぎも考えられます。三つは、ハムやソーセージなどの発色剤の「亜硝酸ナトリウム」も、発がん性が指摘されています。ハムなどは〝くすんだ色〟が本来です。四つは、合成着色料の黄色四号と五号(および保存料の安息香酸ナトリウム)は、子供の多動性の要因ともいわれています(これはイギリスで明らかに)。

また配慮したいのは、「一括表示」してもよいのが一四種類もあることです。たとえば、食品の変色や変質を抑える〝PH調整剤〟という表示は、一つの添加物でなく、数種類の添加物からなっています。一括表示は見やすいが、添加物の数を少なくみせることに利用されているともとれます。このようなものには、一つの表示で少なくとも二~三種類入っています。イーストフード、香料、調味料、乳化剤、膨張剤、酸味料、酵素なども同様です。

それに、つぎの五つは「表示免除」されています。それは、①キャリーオーバー(原材料からそのまま持ち込まれた添加物:〝焼肉のたれ〟のしょうゆの中身など)、②加工助剤(中和されて最終的に残っていないもの:缶詰みかんの皮を除去する塩酸とカセイソーダは中和されるなど)、

③包装していないもの（バラ売り）、④パッケージが小さいもの、⑤栄養補助剤です。しかしこれらには、添加物が使われているものが多々あります。バラ売りのパンもそうです。この④に入るコーヒーフレッシュは、原料の水と油に乳化剤を入れ、それを合わせて八～九種類の添加物でできています。これには、ミルクは全く入っていません。

同時に、表示にごまかされないようにしたいものもあります。お茶などの〝ビタミンC〟は、アスコルビン酸ナトリウム（酸化防止剤）ですし、アミノ酸（調味料）は、グルタミン酸ナトリウムなど数点からなっています。ビタミンCよ、アミノ酸よ、と喜ばないことです。それらは全部化学的合成添加物だからです。レストランでは添加物を使っていても、表示の義務はありません。インスタントラーメンは、添加物がわんさです。食品の裏側の表示をみて、健康の面から十分注意を払うようにして下さい。

さらに、味覚の認識を不十分にしている子供が増加しています。二〇一二年に東京医科歯科大学が、埼玉県の子供（小一～中三）約三百五十人を対象にした調査によると、複数の味覚について認識できなかった子供が三一％いました（三人に一人）。そうした子供の食は、①ファーストフードなど濃い味を好む、②加工食品を好む、③人工甘味料を使った飲み物を好む、④野菜を摂らないなどの傾向があり、添加物を加えた濃い味の摂取が味覚障害をもたらしているようです。

食の乱れは生活習慣病につながるおそれがあります。なるべく添加物の入った食をさけ、手づくりの食生活を大切にして、まひした「舌」は取り戻して下さい。また味覚障害は亜鉛不足にもありますので、健全な野菜を摂ることに心がけて下さい。

（3）指定添加物で極力ひかえたいもの

許可されている指定添加物（この多くは化学的合成物）には、ア．毒性の強いもの、イ．毒性はそれほどでないもの、ウ．ほとんど害にならないものなど、いろいろあります。このうち、発がん性の疑いと毒性の強い添加物を記しておきますので、食品を買うときは裏の表示をみて確認し、摂取のひかえを望みます（以下の〈　〉は使用例の食品です）。

A．発がん性の疑いのあるものは、①「亜硝酸ナトリウム」（発色剤）〈ソーセージ、たらこ〉、②「赤色三号」（着色料）〈和菓子、かまぼこ〉、③「黄色四号」（着色料）〈たくあん、シロップ〉、④「過酸化水素」（漂白剤）〈かずのこ〉、⑤「赤色一〇二号」（着色料）〈梅干し、紅しょうが〉、⑥「カラギーナン」（増粘剤＝天然）〈豆乳〉、⑦「ＢＨＡ」（酸化防止剤）〈にぼし〉、⑧「青色一号」（着色料）〈グリーンピース〉、⑨「青色二号」（着色料）〈和菓子、焼き菓子〉、⑩「緑色三号」（着色料）〈メロンソーダ〉、⑪「ウコン色素」（着色料）〈生からし〉

B．毒性の強いものは、①「次亜硫酸ナトリウム」（漂白剤）〈冷凍エビ、甘納豆〉、②「次亜塩素酸ナトリウム」（殺菌剤）〈カット野菜、パックサラダ〉、③「プロピオン酸」（保存料）〈チーズ、パン〉、④「安息香酸ナトリウム」（保存料）〈栄養ドリンク、ファンタ〉、⑤「亜硫酸塩」（酸化防止剤）〈ワイン、甘納豆〉、⑥「硫酸第一鉄」（発色剤）〈黒豆、漬け物〉

C．遺伝子に突然変異の疑いのあるものは、①「ソルビン酸カリウム」（保存料）〈クリームパン、ジャム、シロップ〉、②「ソルビン酸」（保存料）〈ハム、さきいか〉

D．免疫力を低めるものは、①「スクラロース」（甘味料）〈福神漬、アミノ酸飲料、プリン〉

E．白血球やリンパ種への危険性は、①「アルパルテーム」（甘味料）〈ガム、コーラ〉、②「アセルファムカリウム」（甘味料）〈清涼飲料水、菓子類〉

F．発がん性や催奇形性のあるものは、①「OPP」（防カビ剤）、②「OPPナトリウム」（防カビ剤）、③「TBZ」（防カビ剤）〈これらは輸入のオレンジ、レモン、グレープフルーツ〉（この使用は、バラ売りでも表示が必要ですが、されていない場合もあります）

（ここは渡辺雄二『食べてはいけない 食べてもいい 添加物』大和書房、二〇一四年などを参考にしました）

これらをみても分かるように、着色料、発色剤、漂白剤、保存料、甘味料、酸化防止剤などの添加物に、健康上多くの問題があります。またきれいな色の食品はひかえましょう。長く腐らない食品にも疑問を持って下さい。それに添加物の複合使用による化学変化の問題は、ほとんど取り上げられていません。許可された添加物の摂取で病気になっても、誰も保証をしてくれません。みなさんはこの現実を知り、自分の体を考えて適切な対応をして下さい。

第3部 健康に大切な酸化抑制と腸内環境

1 酸化していない水・空気・食を摂ろう

ものが酸化するということは、さびたり腐ることを意味します。だから、体に入れるもの（水・空気・食）は、酸化していないか・少ないことが極めて大事です。酸化しているものが入ると、老化を早めるし、活性酸素（＝強い酸化力のあるもの）を多く生んで、不健康を促進し病気につながってきます。しかし今日、水も空気も食も酸化を多くしています。ここでは、私たちの体に入れる水と空気と食を取り上げ、それらの酸化と健康・不健康の関係をみることにします。

（1）水

誰もが知っているように、人は水なしでは生きられません。その場合、健康にとって重要なのは、酸化していない水（＝還元水）、ミネラルに富んでいる水、化学合成物が入っていない水など、健全な水の摂取です。今日、一般的に摂っている水は水道水ですが、しかし水道水は塩素で消毒され、貯水池にためられている間に酸化しているなど、健康上問題を抱えています。それに殺菌するために使う塩素には、発がん性の指摘があります。そうしたことを考えると、以前行っていたろ過や最近の膜ろ過、あるいは泉の水も見直す時期かもしれません。

〈体内の水の機能・役割と酸化〉

ここで、体における水の機能と役割を知っておきましょう。

私たちの体は、水が六〇～七〇％を占めています（新生児は八〇％）。その水は、瞬時も止まることなく体内をかけめぐり、たんぱく質や酵素や細胞がうまく働いているかを「点検」しています。点検中に細胞などに乱れがある時は、その情報を必要な箇所に伝えて、元の状態に戻してもらう働きをしています。同時に水は、たんぱく質や酵素の特有な働きにも欠かせません。

さらに重要なのは、水の分子はアミノ酸と同様にたんぱく質の「基本的要素」です。だから、体の中に入った水が酸化していたら、たんぱく質を変性させる要因になります。それは、生命力を弱めることを意味します。このため、酸化していないよい水（還元水など）の摂取が極めて重要です。化学合成物や汚染物質などが入った水も、たんぱく質の変性に作用します。そうした水を摂らないことが大事です。

人間が一日に摂る水の量は二〜三ℓですが、それと同じくらいの水を尿や汗で出しています。このため体においては、腎臓が老廃物を取り去ってきれいな水にしています。その一日の再生量は、大人の場合一八〇ℓです（これは灯油タンク九個分です）。このため腎臓は、一日六回も再生を繰り返しています。しかも体の点検などのために、水は血液に交じって体内を四〇分程度で回っています。そこでは、細胞外液（血液や細胞間液）から細胞壁を通り、細胞の中（＝細胞内液）に入って出るということをしています。水は細胞をたえず出入りするとともに、たんぱく質の表面をすき間なく三重の水で囲んで「保護」しています（図３・１）（上平恒『水とはなにか』講談社、二〇〇九年を参照）。

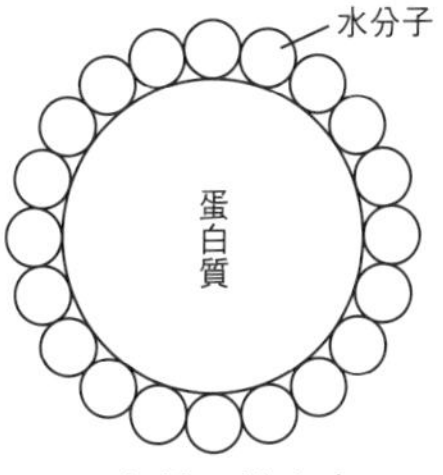

蛋白質の結合水

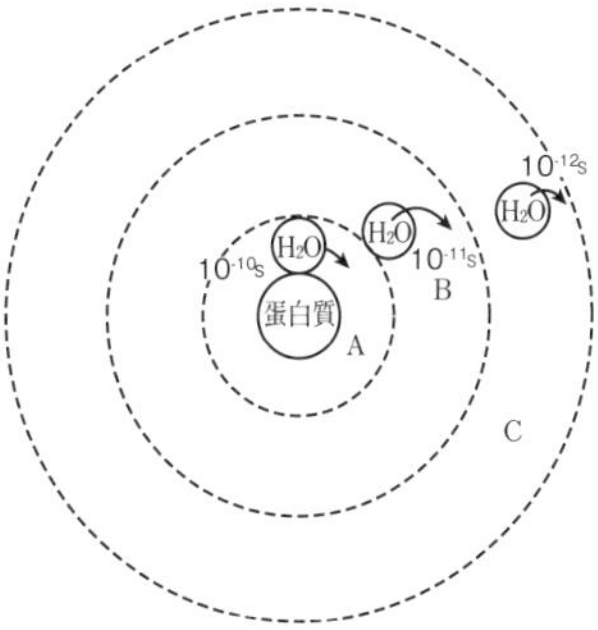

蛋白質のまわりの水の状態

図３・１　たんぱく質は水に囲まれている

注）この図は、上平恒『水とはなにか』講談社、2009年による

たんぱく質は弱い力で保たれているので、その条件が変わらないようにする水の役割は極めて重要です。そうですから、水自体が酸化していたりすると、保護の役割を果たせなくなります。しかも、生命反応は細胞で行われているので、細

胞の各成分と水は相互作用をしています。それゆえ体内の水は、「細胞を健全に機能させるために欠かせない」いっそう大切なものです。水はこれらの役割を果たすことにより、〝健康を保持〟しています

そうなので、再度申しますが、〝酸化していない水（還元水）の摂取が重要〟で、それがあって細胞はイキイキし、人を元気にします（これは他の動物や植物にも同様です）。逆にいいますと、酸化している水は体を弱め、病気も生んできます。水は「第八の栄養素」です。

（2）空気

私たちが健康とかかわって空気を意識する場合は、車の排気ガス、原発事故の放射能、中国からのＰＭ2.5など、室外の空気です。確かにそれらも重要で、ＷＨＯの国際がん研究機関は二〇一三年に、①汚染された大気は発がん性があるし（それは特に肺がんであり、そのランクはアスベストやたばこと同じ第一グループです）、②ＰＭ2.5にも発がん性があるとしています。

しかし、ここで取り上げるのは室内の空気で、居住している部屋の還元菌が多いか、酸化菌が多いかによって、健康に大きな影響を与えます。みなさんは、そうしたことを自覚することが、あまりなかったかもしれませんが、新建材のシックハウス（室内空気汚染）もその一つといえば、少し身近に思うかもしれません。室内の空気は大変重要です。

といいますのも、私たちは一人一日に、食物で一～二kg、水で二～三kg摂っていますが、空気

は実に一二～三〇kg（＝一〇～二五㎥。これは四畳一部屋分の空気）も摂っているからです。どの部屋の空気にも、還元菌や酸化菌などたくさんの生き物が生息しているので、そのバランスが大変重要です。つまり、還元菌が優位だと健康になるが、酸化菌が優位だと病気を招きます。それも人の病気の八割以上が、酸化によってかつ酸化菌優位によっているからです。

北海道に在住し一級建築士である會田伸一さんは、建築に使う土を模索中に、物を腐らせない液体を発見し、それを活用して還元を促進する特殊酵素を開発しました。それは、他に例をみない強力で長い期間にわたって還元を促す作用を持っています。特にそれを用いてつくった抗酸化溶液を塗布した部屋は、空気の還元発酵菌（＝善玉菌）を多くし、酸化腐敗菌（＝悪玉菌）を少なくして、健康に画期的なよい作用をしてくれます。

還元発酵菌の多い空気を吸うことは、①活性酸素を消去し、②細胞内の乱雑物質を除去し、③化学合成物を取り去り、④免疫機能を高め、⑤血液をサラサラにし、⑥老化も防止する、という作用をしてくれます。それに、⑦アレルギー物質のアレルゲン（異物）も離します。

みなさんは、そんなよいことだらけはありえない、と思うかもしれません。それを頭に描ける一つは、お酒をつくる杜氏を想定して下さい。彼らは病気になりにくいといわれていますが、これは働いている酒蔵が還元発酵菌の多い環境下だからです。また炭を敷きつめた部屋も同様で、炭は還元を促進し、活性酸素を除去し、多くの病気を追い払ってくれます。一九五〇年代の中国で、二〇〇〇年前の人体がそのままの状態で発見されましたが、これも炭を敷きつめた部屋でした。これと同様に、抗酸化対応を施した部屋は、肉も魚も卵もパンも腐りません。

この抗酸化の触媒機能を持つ特殊酵素（といわれるもの）は、マイナスイオンの電子を大量に放出して、プラスイオンの還元菌（発酵菌）の多い環境にします。それによって、他方のマイナスイオンの酸化菌（腐敗菌）を離していき、ものは腐りません。このことが、さきの①〜⑦の作用をもたらし、細胞をイキイキにする体にしてくれるのです。

そうであるから、抗酸化対応を施した住宅で、還元菌優位の空気を吸う日々を過ごしていると、健康が増進されていきます。しかも、新建材から出るホルムアルデヒドなどの有害物質が除去されるので、この面からの健康問題もなくなります。いまこれは、空気を変え、水を変え、食べ物も変え、健康によい農産物をも生んでくれます。抗酸化農法の農作物は健康を促進します。

抗酸化の部屋だけでなく、抗酸化のポリバケツもあり、それは健康にすこぶるよい「還元水」をつくってくれます（そのポリバケツに、水道水を四〜五時間入れるだけで還元水ができます。これ三三〇〇円位のバケツです）。このバケツの水は、人間もペットも植物も健康にします。それにこの水によるご飯も料理も美味しい。これらの抗酸化は、酸化の鎖を外してくれるからです。

おもしろいのは、発酵菌を引き寄せますので、このポリバケツで誰でも一〇〇％容易にワインをつくることができます（一〜二週間で）。それに抗酸化を施したビニール袋の使用は、米が劣化しないし、果物や野菜の長時間保存も可能にします。切った野菜に少々の塩をくわえ、その袋に入れ冷蔵庫に入れておくと、発酵し漬け物ができます。また植物の病気や虫も遠ざけます。

〈還元空気浴室の健康化作用〉

會田伸一さんが開発した、〝特殊酵素〟と呼んでいる抗酸化溶液を塗布した還元空気の部屋は、善玉の発酵菌を多くする環境をつくって、人間を健康にしてくれます。二〇〇〇年代に入ってまもなくつくられた、熱も加えて還元作用を促進させる部屋（＝浴室）では（これを「環境回復サロン」あるいは「還元陶板浴」と呼んでいます）、健康の増進をより促進してくれます。

これは、タイルに抗酸化溶液を浸み込ませた、室温四二〜四五℃、湿度〇〜二〇%位の浴室です。ここでは、ウイルスやカビや腐敗を促す悪玉菌が増殖せず、床温を五〇℃位に温めたタイルに厚いタオルを敷き三〇〜四〇分寝転んでいると、血液・リンパ液などの体液の循環を促進し、自律神経・免疫・ホルモンバランスを正常にする効果があります。また体内の化学物質や老廃物を出す作用もあります。さらに善玉菌（＝還元菌）の多い空気

●30代男性の血液モニターチェック画像

利用前▼
還元陶板浴利用前のドロドロ血液状態

1時間後▼
還元陶板浴利用後のサラサラ血液状態

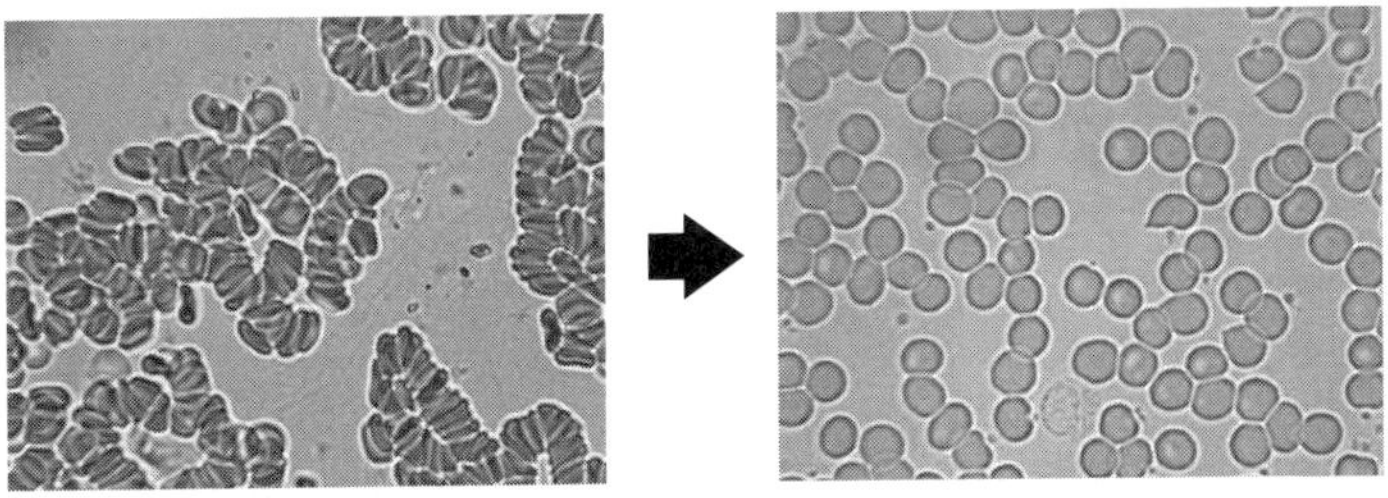

図3・2　「還元化」（還元陶板浴）による血液のサラサラ状態

注）この図は、福田鍼灸整骨院（北海道江別市）「還元陶板浴温熱療法」による

を吸って、活性酸素を減少させ、健康な体質に転換してくれます。これらによって、血液もサラサラになります（図3・2）。

そうしたことによってこの浴室は、がんをはじめ、心臓病、動脈硬化、高血圧、悪玉コレステロール、糖尿病、アトピー、花粉症、五十肩（あるいは認知症）など、多くの病気の改善によい結果をもたらしています。がんになった多くの人は、これに一定期間入ることによって、大幅な改善か全快しています。確かに一時的に、体質が転換するための好転反応は出ますが、免疫力を高め、がんを消去し、血流・血圧と副交感神経も正常化してくれるので、心配はありません。

現在、「環境回復サロン」や「還元陶板浴」と呼ばれる施設は、全国に一〇〇カ所くらいあります（ただし、EM菌などを用いたものもありますが、これは内容が異なるので十分注意して下さい。また會田さんが開発した技術の伝承が、十分なされていないものもあります。その点にも注意をして下さい）。この浴室の入浴は、健康や病気の大幅な改善になります。

なお、近くにこれらの施設がない人たちのために、會田さんの会社のASK株式会社から、簡易化した「抗酸化温熱ドームベット」（通称〝カンゲンクン〟）が販売されています。機能的には話した施設に近いもののようなので、参考にして下さい（〔註〕第3部の末尾一三〇頁を参照）。

（3）食

健康にとって酸化がよくないことは、食べ物も同様です。物が酸素と結合すると酸化を起こします。リンゴの皮をむいて時間が経つと、茶色になるのは酸化です。

こうしたものを常に体内に入れると、体に負担をかけて、活性酸素もつくり出します。活性酸素は、ウイルス・細菌・カビの退治に必要ですが、一定以上になると細胞の働きに傷害を与え、細胞内の遺伝子をこわしてがんの素になるし、血管に障害を与えて老化も促進します。

私たちの体には、活性酸素が増え過ぎないように、「ＳＯＤ酵素」というものがあります。しかしそれは、四〇歳ごろから出方が減少し（図３・３）、その結果、活性酸素が多くなってがんなども招いてきます。そうですから、ＳＯＤ酵素のつくりを促すミネラルの摂取が重要になります。また活性酸素を多くしない食の摂りが大事になります。そのためには、つぎのことがらに配慮して下さい。

A．米は精米すると酸化を促進し、一カ月で酸化脂肪酸が一・七倍になります。そうなので、白米は二週間以内に食べるようにしましょう（さきの抗酸化ポリ袋での保管は、酸化をふせぐ面から有効です）。また玄米はかなり酸化をふせいでくれます。

B．食は可能な限り、そのまま丸ごと食べると、空気の触れが少ないので、酸化を防止します。穀類も粉にす

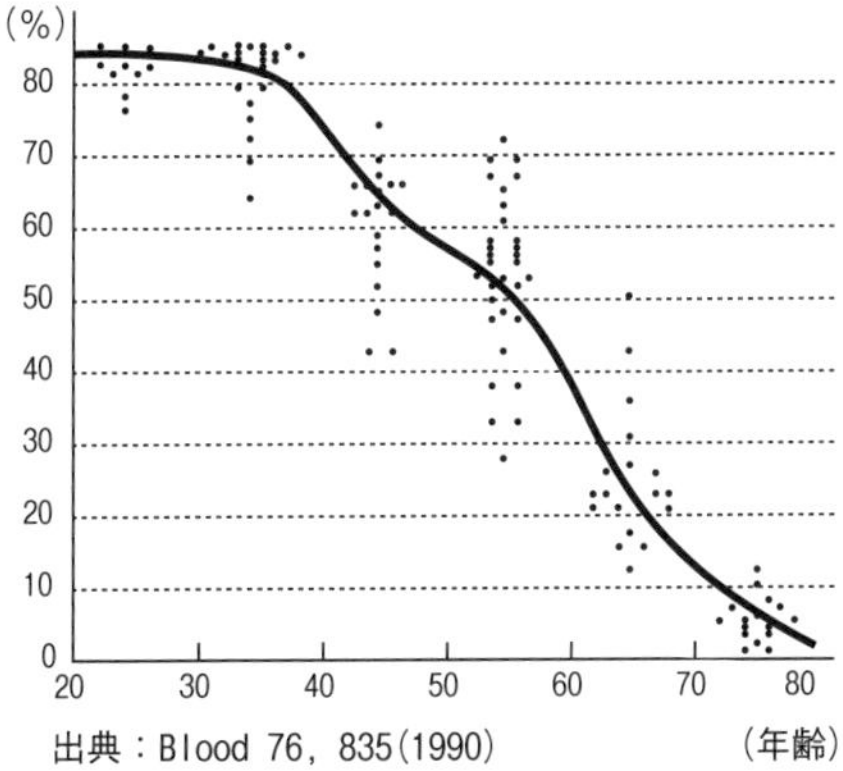

出典：Blood 76, 835(1990)

図３・３　年齢による酵素ＳＯＤ活性低下

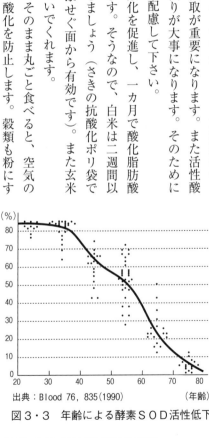

ると（米粉、小麦粉、きな粉など）、酸化が進むことを知っておきましょう。同時に粉にした食材は、早めに調理して食べるようにして下さい。

C．化学肥料や化学農薬を使用してつくった農作物は、酸化しやすいか、酸化しているので、できることならひかえることを望みます。それらを使った一般栽培の農作物は、自然栽培ものと比較し、腐りやすくなっているからです。

D．サラダ油などは熱を加えると（特に一〇〇℃以上）、過酸化脂質を生みやすくします。それにてんぷらや揚げ物は、時間が経つほど過酸化脂質が多くなります。揚げたら早めに食べるようにしましょう。この過酸化脂質というのは、広い意味で活性酸素の一つです。

E．搾った油は酸化を大きくしている場合が多いので、脂質類は玄米、大豆、ゴマ、クルミ、アーモンド、魚、あるいは海藻類など、そのままで摂った方がよい。その方が酸化の少ない摂取になります（ただし低温で搾ったオリーブ油およびゴマ油は、酸化が少ない）。

F．現在の多くの油は〝溶剤抽出法〟でつくっていますが、つくる過程で一六〇℃以上になると、自然界にない「トランス脂肪酸」を生んで、悪玉コステロールを増やします。また料理で一六〇℃以上に熱すると、「トランス脂肪酸」が生じるので注意しましょう。

G．魚の干物は乾燥の過程で、過酸化脂質を生成します。空気に長くさらし、日光に当てるなかで、魚の油が変質するからです。それゆえ干物は、乾燥が短いものや、「一夜干し」「真空パック」のものを選ぶようにして下さい。

H．健康には「かつお・けずりぶし」でなく、「かつおぶし・けずりぶし」（本枯れ節）を選ぶようにして下さい。その前者は「乾燥させたもの」で、過酸化脂質がすこぶる大きくなっています。後者は「発酵させたもの」なので、過酸化脂質の心配は少ないとみられるからです。

I．加工食品は、製造の過程で「酸化」の度合いを高めます（何回も空気に触れるから）。それに食品添加物（＝化学合成物）の使用も、酸化の度合いを高めます。それゆえ加工食品の割合を少なくし、家庭でつくった料理を速やかに食べることを勧めます。

J．放射性物質を浴びた農産物は、強力な酸化作用があります。したがって、そうした食材は極力さけるようにしましょう。同時に抗酸化対応した農産物は、酸化の鎖を外してくれます。

K．後で話すフィトケミカル（＝植物性化学物質）は、抗酸化作用が大きいものです。そうなので、自然界のフィトケミカルを多く摂ることを勧めます。

2　酵素の働きを豊かにする食を摂る

（1）酵素はなぜ大切か

最近、テレビや新聞の広告などで、酵素を目にすることが多くなりました。酵素は健康にとってなぜ大切でしょうか⁉　自分の体のことですので、酵素の働きを知っておいて下さい。

人間の体は、酵素がないと機能しません。食物を消化するにも、細胞に入れたアミノ酸でたんぱく質を合成するにも、排泄するにも、全部酵素がかかわっています。酵素は、たんぱく質の一種で触媒（＝生体の変化に作用して促進するもの）の総称です。酵素が不足すると、体に不純物をため込み病気を生んできます。

酵素の働きのいくつかをひろい出してみると、酵素は、

i．食物の消化・分解・合成にかかわり、細胞のメンテナンスも行います。

ii．活性酸素を分解して、毒素や老廃物を排泄し、免疫力も高めます。

iii．余分な脂肪を除去し、血液の浄化も促進します。

iv．呼吸を整え、体の代謝を活発にし、ホルモンのバランスも正常にします。

このように生命の維持に大切な酵素は、体内でつくられるものと、体外から摂れるものの、二つに分かれますが、酵素の七割以上が体内でつくられます。それぞれの酵素は、一つの働きしかできないので、私たちの体は五〇〇〇種類以上の酵素が関与し、約三千種類を腸内微生物などがつくっているようです。外部からの酵素は、そのままで利用できるのは少なく（ほとんどは体内で合成される）、利用できるのは消化に働くダイコンや山芋からのアミラーゼなど一部のようです。体外から摂った酵素の多くは、分解されるので酵素として機能していません。

酵素の活性には、ミネラルが大きく関与しています。生命は海で誕生したので、ミネラル豊かな海水を利用して酵素の活性を図り、活動を行ってきました。その意味でも、ミネラルに富む「自然塩」（＝「塩」）の摂取が極めて重要です。

それに酵素の生みだしには、ミネラルやビタミンを欠かせません。近年、食材のミネラルやビタミンが大幅に低下しているので、それらの豊かな自然栽培農作物の摂取が重要です。またミネラルの豊かな食材と、酸化していない食材は、体内の酵素を豊富にしてくれます。体内での酵素のつくりに、野菜類、山菜、海藻類、果物、発酵食品などの摂取が重要です。抗酸化食材を多く摂ると、活性酸素を除去するＳＯＤ酵素の分泌も、増やしてくれるようです。

私たちの体内における酵素生産能力は低下し、一〇〇年前の六〇％以下になっているようです。これにも「自然塩」の摂取不足や、最近の野菜におけるミネラル減少が作用しているかもしれません。同時に酵素は熱に弱く、四八～一一五℃の熱で死滅することも知っておいて下さい。

（2）消化酵素と代謝酵素

私が札幌で仕事をしていた時に、野良ネコが家に舞いこんできました。そのネコが病気になりました。近くの獣医に連れて行ったら、手遅れといわれました。ネコは一週間以上じーっとしており、水以外口にしなかったが、奇跡的に快復し元気になりました。自然のなかのネコは、病気になった時食を摂りません。その理由は、消化のために酵素を使わず、体をよくするために（＝代謝のために）酵素を使うからです。自然の動物は、本能的に代謝を優先します。

酵素は、食物を消化吸収する消化酵素と、体の機能を正常に保つ代謝酵素に分類されます（他に体温を保つ酵素もあります）。健康な体づくりには、体を修復する代謝酵素が、十分働くようにすることが大事です。代謝酵素の活性や合成には、マグネシウムや亜鉛などのミネラルが当たっています。特にマグネシウムは、細胞の機能を正常に働くようにしてくれます（山田豊文『食が変われば人生が変わる』河出書房新社、二〇〇九年を参照）。マグネシウムが欠乏すると、たんぱく質の代謝は非活性になってきます。マグネシウムは、玄米、豆類、青菜類、全粒穀物、種実類、自然塩などに多くありますので、それらの摂取が重要です。それに、消化の悪い肉類や牛乳・乳製品を多く摂ると、消化酵素を多量に使用し、体に負荷と負担をかけます。

合成された酵素は体内に蓄積されていますが、つぎのことは「酵素消耗生活」になって、生命力の衰えに作用します（この点は、新谷弘実『酵素力革命』講談社、二〇〇八年を参照）。①腸内環境を悪くする食習慣（肉食が中心）、②アルコールやタバコの日常的摂取、③ストレスの多い生活、④医薬品の多い使用、⑤食品に入った化学合成物や有害物質の解毒対応、⑥パソコン使用などによる電磁波や紫外線の処理対応などです。

なかでも大量のアルコールを常に摂ると、その消化・分解のために酵素を出動させ、代謝のための酵素が不足します。このためアルコールの多飲は、寿命を四年短くします（最近の研究から）。また肥満は、細胞に有害物質を抱えこみ、それを取り去ろうとして多くの酵素を使うので、代謝の酵素が不足して体の衰えをもたらし、長生きできなくなります。

細胞内の解毒には、約六十種類の酵素が働いて細胞を正常に働くようにしています。なかでも傷ついた細胞は一括処理していますが、異物や不良なものが増えると処理を不十分にして、生命力が衰え病気を生んできます。そして酵素がうまく機能しない時、がん遺伝子が活性になります。がん細胞が発現した時に、それを修復する酵素が働くとがん化は免れます。その酵素の活性には、亜鉛、ビタミンB群、葉酸（補酵素として働く）などが必要です。

酵素の合成は歳をとるほど低下します。アミラーゼは、三十歳代を一〇〇とした場合、七十歳代になると四八に低下します。そうですから、高齢者ほど自然栽培の食材を摂って、亜鉛やビタミンB群や葉酸などを補給して下さい。また発酵食品の摂取は、酵素を活性化してくれます。

（3）酵素を消耗しない食生活が大事

私たちが摂った食べ物を消化・吸収し、体の栄養にしてくれるのは、「消化管」と「消化腺」の働きによります。そうなので、それらの正常な働きが極めて大事です。

「消化管」は、口、食道、胃、小腸、大腸、肛門などからなっている、一本のチクワのようなもので、それぞれが役割を担っています。

「消化腺」は、だ液腺、すい臓、肝臓、胆のうなどからなって、消化のための消化液（＝酵素）を分泌しています。

食べた物が体の役に立つように、食べ物を細かく分解してくれるのは、消化腺から出る消化液のなかの消化酵素です。人の消化液は、一日に数ℓも分泌しています。消化酵素によって分解され体に利用できるようになった栄養素は、消化管壁（主に小腸壁）の細胞から吸収され、血液に乗って、体の各細胞に運ばれます。それによって、摂取した栄養素は、はじめて体の栄養になります。だが摂った栄養素は、体に利用できる栄養にならずに出てしまうことが、多々あります。現在の生活は、むしろそうした人を多くしています。

消化に必要な主な消化酵素を示したのが、図３・４です。その主要な酵素を整理しますと、

栄養素	**消化酵素**	**利用できる形の栄養素に**
・炭水化物	アミラーゼなど	炭水化物や糖質を分解し、ブドウ糖に
・たんぱく質	プロテアーゼなど	たんぱく質を分解し、アミノ酸などに
・脂肪	リパーゼなど	脂肪を分解し、脂肪酸やグリセロールに
・繊維質	セルラーゼなど	繊維質を分解し、セルロースなどに

（他の三つの補佐的な酵素は、ラクターゼが乳糖を、マルターゼが麦芽糖を、スクラーゼが精白糖を、それぞれ分解します）

摂取した栄養素を体に利用できるようにしてくれる、アミラーゼ、プロテアーゼ、リパーゼ、セルラーゼなどの各消化酵素は、欠くことができません。しかも、これらの働きによる消化と吸収には、大きなエネルギーを費やします。体内でつくられるエネルギーの八割もが、消化や吸収のために使われるともいわれています。だから消化と吸収は、体に多大なストレスと負担をかけています。

そうですから、「食べ過ぎ」「自然のままでないもの（例：添加物が多い）」「加工された食品」

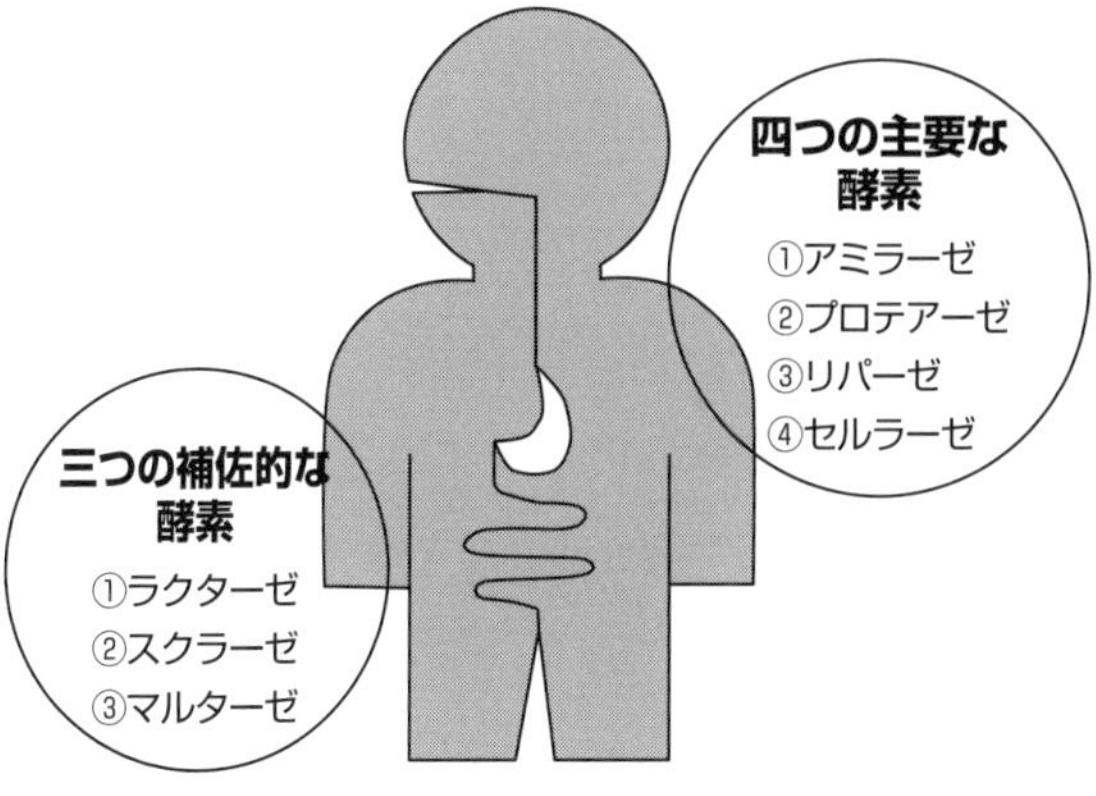

図3・4　消化を正しく行うために必要な酵素

注）この図は、ディッキー・フュラー『病気を癒し、老化を防ぐ 酵素の治癒力』現代書林、2011年による

などは、①消化と吸収により多くのエネルギー（酵素）を使うし、②ストレスが増えるし、③細胞を痛める場合もあるし、④各臓器を修復するための代謝酵素にまわらなくなる、などのことが起きてきます。そうなると、臓器が正常に機能しないことも出てきます。

こうしたことから、食べた栄養素は十分分解されず、利用できないものも生んできて、体にいっそう負担をかけます。また間食は、胃や腸を休ませることをしないので、負担を積み重ねて「酵素消耗生活」になってきます。特に肉の多い摂取は、たんぱく質を利用できる形態のアミノ酸などに十分に分解されず、未分解のままで腸にとどくものも少なくありません。こうした食生活の重ねは、体調をくずして病気の原因になってきます。

さらに消化不良で残った残滓物（＝未分解物・残りカス）は、つぎのことを生んできます。一つは、腸の粘膜を刺激して炎症を起こし有害物質を放出します。二つは、有害な残滓たんぱく質が全身を循環します。それを体は異物と見なし、攻撃細胞を出動させ、免疫細胞を疲れさせます。三つは、残滓（＝カス）の存在が、カンジタ菌（＝体で悪さをする菌で一三種類もある）を繁殖しやすい環境にし、免疫系に負担をかけます。四つは、体内をさまよう代謝産物の粒子（有害物など）は、全身に炎症を起こし、大量の酵素を消耗し活性酸素を発生させて、細胞膜に傷をつけ、免疫力の弱体化をより促進します（ディッキー・フュラー『病気を癒し、老化を防ぐ 酵素の治癒力』現在書林、二〇一一年を参照）。

つまり、消化不良による残滓物（カス）は、免疫系の弱体化をもたらし、やがて病気の生みに作用します。免疫力の低下は、インフルエンザ、心臓の病気、糖尿病などにかかりやすくなります。だから消化不良を起こさない食と、腸内環境を良好にする食の摂取が大事になります。日本人は乳糖不耐症が多いので（大人の八五％）、不消化の牛乳は残滓物になります。

そうであるから、「自然なもの」「消化のよいもの」「ほどよい量のもの」「添加物がないもの」などの摂取は、ストレスをかけず、病気も生んできません。また「植物食」は負担を少なくします。

これらとは逆に、①肉などの悪玉菌を増やすもの、②食べ過ぎや飲み過ぎ、③加工を多く加えたもの、④食物残滓（カス）を生む食の摂取などは、三重・四重の意味で体に負担をかけ、病気を促進してきます。現代の食は、これらに当てはまるものが多いので注意して下さい。

食べる目的は、生命を維持することにあります。その点「飽食」は、摂った栄養素を吸収・利用できなくするので、〝時代の栄養失調〟(摂った食が栄養になってこない)を生んで病気を招いてきます。どんなに優れた食でも、消化と吸収ができなければ何の役にも立たないし、害にもなります。

(4) 腸相をきれいにしましょう

生命力にあふれているということは、「体内の酵素が十分に働いている状態」をいいます。腸の内視鏡を開発した新谷弘実さんは、三五万人の腸をみる中で、酵素の大切さを訴えています。特に彼は、食べ物によって腸相や胃相が変わり(彼は人相になぞらえて、そのように呼んでいます)、何を食べていたかにより、腸や胃が良くもなるし悪くもなるとしています。そのなかでも、多くの腸内を観察した彼は、動物食は腸を乱し、植物食は腸をきれいにする、といっています(新谷『病気にならない生き方』サンマール出版、二〇〇五年)。つまり肉類の常食は、脂肪やコレステロールを多くして、腸相を悪くするとしています。

しかも、野菜や穀類の摂取と比較して、肉類を常食していると、少ない便の排出のために、腸の過剰な蠕動(=うごめき)によって腸壁が短く厚くなります。それにより腸にくぼみをつくり、そこにたまった便は毒素(=硫化水素やアンモニア)を発生させ、ポリープをつくってきます。腸の長い日本人は、肉類など未消化のたんぱく質が腸のくぼみにたまりやすく、異常腐敗を起こして、大腸がんも生んできます。なかでも牛肉は、多いと異常腐敗を起こしやすい。便の腐敗臭は、体に負担をかけ活性酸素を過剰に出している証拠です。

日本人の肉類の常食は健康を害することを、石塚左玄が一二〇年前に指摘しています。腸の乱れは、あらゆる病気を誘発してきます。腸相の悪い人は、ポリープや大腸がんだけでなく、乳がん、子宮筋腫、高血圧、動脈硬化、心臓病、糖尿病など、多くの生活習慣病ももたらしてきます。肉や揚げ物は、消化して排泄するのに多くの酵素を必要とし、お腹に負担をかけます。それらは、野菜や穀類と比べて酵素の無駄づかいを多くします。体内の酵素を無駄なくいかに上手にやりくりするかは、健康を保つうえで大変重要です。

そうですから、肉と油脂類の多い摂取はさけ、ミネラルに富み、抗酸化にも富み、酵素のつくりを豊かにする食材、および発酵食品を重視して摂って下さい。また農薬を使った農作物は、酵素の生みにマイナスに作用することも、知っておきましょう。

3　腸内環境を整える

(1) 常在菌と腸のあり方

人の腸のあり方は、健康に大きな影響を与えます。腸は主に小腸と大腸に分かれ、小腸は食物の消化・吸収を、大腸は水分を吸収し、食物繊維を排出しています。特に大腸は「健康や病気の発信源」といわれ、そのなかの常在菌のあり方が、健康も病気ももたらします。

大腸内の常在菌は一〇〇〇種類以上もあって、その重さは体重の三％もあります。それゆえに、私たちは常在菌と同居しています。常在菌は三つに分けられます。私たちが耳にすることもある乳酸菌やビフィズス菌などの「善玉菌」は約二割、腐敗を起こさせる「悪玉菌」は約一割です。そして残りの約七割は「中間菌」です。

しかし、中間菌は「日和見菌」ともいわれ、善玉菌と悪玉菌のどちらか強い方になびく性質を持っています。日和見菌は、善玉菌が優位な時は善玉菌になびき、悪玉菌が優位な時は悪玉菌になびきます。そうなので、善玉菌が優位な状態をつくっておくことが極めて大切です。

そして、善玉菌が優位な時に「発酵」が起き、悪玉菌が優位な時に「腐敗」が起きます。便秘は腸のなかに便がとどまって「腐敗」を起こし、体に悪い影響を与えてきます。くさいオナラやくさいウンチは、「腐敗」を起こしている証拠です。そうですから、食物から乳酸菌を摂ることは、善玉菌を維持し「発酵」を促進します。腸の中が「発酵」していると腐らないので、病気を招いてきません。常在菌は年齢によって変わり、成年期の後期から善玉菌が減少し、悪玉菌が増加してきます。それが病気を促してきます。悪玉菌は病気の原因をつくりますが、善玉菌は有害物質を中和し、毒素の発生をふせぎます。

こうした状況を考えると、腸内細菌のバランスの整えが、健康にとって大変重要です。腸内環境の整えには、〝腸年齢チェック〟で自分の「腸年齢」を確かめておきましょう。

なお小腸には、体の約七割の免疫が集中していますが、このことは第8部で話します。

（2）腸の状況と食物繊維

理化学研究所の辨野義己さんは、二十～六十歳代女性六〇〇人を対象に健康調査をしました（この調査は二〇〇七年）。それによって、つぎのことが明らかになりました。①若い人ほど腸年齢が実年齢より老化している、②肥満の人やストレスの多い人に腸の老化が進行している、③腸年齢が若いほど脳の老齢現象が顕在化しにくい、また④腸年齢が若いほど体・体力・気持・容姿なども若い傾向にある、⑤腸年齢が若いと肌の悩みも少なく・その衰えも少ない。このことは、みかけと体の老若が比例していることを意味します。健康には腸美人つくりが重要です。

つまり、腸年齢の若さを保つことが、外面的な老化も脳の老化も少なく、体力・気力・容姿も若いということです。しかしながら、今日、若い人ほど腸年齢は老化しています。これは、便秘なども招く腸内常在菌の状態と深い関係を持っています（辨野『腸内環境のすすめ』岩波書店、二〇〇八年を参照）。

若い人たちの肉類やコーヒーを中心にした食生活が、腸の善玉菌を少なくし、野菜が少ないこともあって、悪玉菌を多くしています。しかも悪玉菌が多くなると、摂取した動物のたんぱく質を腐敗させ、発がん物質も生みます。さらに腸内細菌のバランスのくずれは、動脈硬化や糖尿病ももたらします。くわえて、便の一部は古い細胞のカスですが、それが便秘で大腸内にとどまることは、強い毒性を持つたんぱく質として排出されず滞留することも意味します。人間の大腸は通常の五倍位まで膨らみます。便秘はそうした状況下で便がたまっています。

ここで重要なのは、善玉菌を優位にしておくための「食物繊維」の摂取です（肉には食物繊維がありません）。食物繊維のうち、「水溶性」のものは善玉菌のエサになり、高血圧を下げ、コレステロール値も低下させます。また「不溶性」のものは排便をよくし、腸内有害物質を排出し、肥満も防止します。水溶性の食物繊維は、野菜類・海藻類・果物などにありますし、不溶性の食物繊維は、インゲン豆・オカラ・タケノコなどにあります。食物繊維は未精製の穀物類にも十分あります。善玉菌を増やすものは、「食物繊維」「発酵食品」「オリゴ糖」です。

日本人は、一九四七年（昭和二二年）一人一日二七gの食物繊維を摂っていました。ところが食物繊維は、昭和三〇年代からの肉類、牛乳・乳製品、油脂類の増加によって減少し、今日一人一日一四gになっています。特に五十歳未満は一三g以下です。厚生労働省は、毎日二五g摂るように勧めていますが、摂取の高まりをみせていません（当面の目標は男二〇g、女一八g）。食物繊維が少ないと、免疫を担うT細胞もあまりできなくなり、病気にもつながってきます。

食物繊維摂取の低さは、野菜摂取量の低さとも関連しています。今日一人当たり野菜の摂取量は三五〇gが望ましいとされていますが、現在平均二九〇gで二割不足しています。それも、五十歳未満は二七〇gかそれ以下で、三割の不足です。近年野菜の栄養価が低下しているので、栄養面からも野菜を四〇〇g以上摂るようにしたいものです。食物繊維は「第六の栄養素」です。

（3）発酵食品と出す対応

私たちの体は、自身の細胞と細菌（＝微生物）が複雑に絡み合った生命体です。健康の保持には、腸内細菌と体が相互作用していることの理解が大切になります。それには、有用菌（善玉菌）を優位にした、腸内環境の整えが大事になります。

最近、オリゴ糖（＝単糖が数個結合した糖で、きな粉、ゴボウ、タマネギ、大豆、ニンニクなどに多い）が注目されています。これは熱や酸に強く、善玉菌であるビフィズス菌のエサになって、腸内環境を整えてくれるからです。そして腸内細菌は、アミノ酸やビタミンB群・ビタミンK（＝カルシウムの吸収を促進する）などもつくってくれます。

同時に重要視したいのは漬け物です。漬け物は、乳酸菌の働きによってアミノ酸を生み、ビタミン類も増加し、腸内の善玉菌を優位にしてくれます。その場合注意したいのは、ミネラルのある「自然塩」で漬けることと、購入する漬け物の多くに添加物と砂糖が入っているので、それらのないものです。それに、漬け物も含む食物繊維の多い摂取は、脳卒中・心筋梗塞の発症リスクを低下させるし、大腸がんも減少します。

特に食物繊維の多い摂取は、大腸がんを減少させるという世界的研究が、イギリスのトロウェルによってなされています（図3・5を参照）。日本における近年の大腸がんの大幅な増加は、漬け物など食物繊維摂取の減少との関連が大きいように思います。

発酵食品も腸内環境を良好にしてくれます。また発酵食品は、がん細胞などもやっつけるＮＫ細胞を活発化します。みそ汁の常食は体調を整え、腸内の腐敗菌や有害物質を排出してくれる、すぐれた機能を持っています。そうなので、みそは腸内環境の整えに欠かせません。それに納豆は血液をサラサラにして、有害菌の増殖をふせいでくれます。「甘酒」は〝飲む点滴〟ともいわれ、医薬用の点滴とほぼ同じ効果があります。

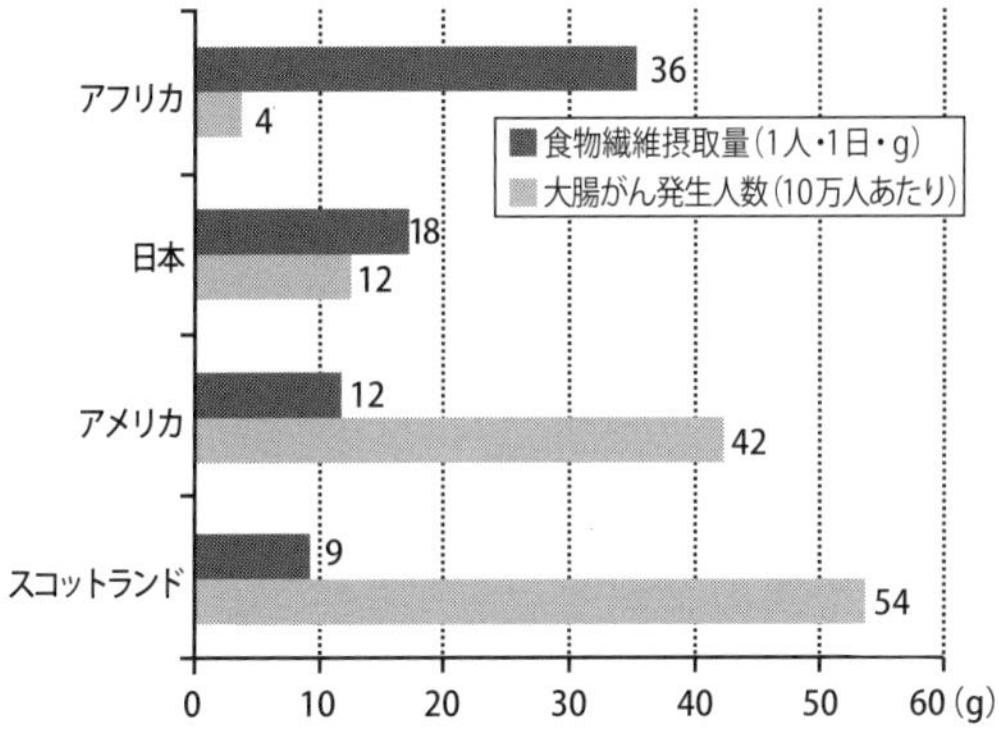

※食物繊維摂取量の多い国ほど、大腸がんが少ないことを示している

図３・５　食物繊維で大腸がんが減少

注）これは、1977年イギリスのトロウェルが発表したもので、鶴見隆夫『酵素が免疫力を上げる』永岡書房からの引用による

健康には「入れる」だけでなく、「出す」対応が重要で、それによって、細胞も腸もイキイキにしてきます。そのためには、食物繊維の摂取を重視しながら、玄米、自然塩、みそ、納豆、海藻類、キノコ類、コンニャク、サツマイモなどを意識して摂ることです。悪玉菌が多くなると、便秘や下痢を招き、多くの生活習慣病に作用します。肉を多く摂ることは、便の量が少なくなって不健康になってきます。

現在のウンチの量は、一人一日一五〇～二〇〇gです。戦後まもなくは三〇〇～

四〇〇gだったので、半減しています。トイレは体の〝お便り所〟です。体からのお便りを自分で観察し（その量、色、硬さ、長さ、太さ、においなど）、健康維持に役立てましょう。黒い、硬い、ころころ、におう、かなり柔らかいは、よくありません。

4 「塩」（＝自然塩）は健康に不可欠

(1) 減塩化の経緯と高血圧の関係

人間は、「塩」なしで生きられません。私たちの先祖（人になる前の生き物）は、海で生まれたことから、そのミネラルを摂り入れて生命を維持してきました。そうであるのに、昭和三〇年代に死因第一位を占めていた脳卒中の減少を図るために、秋田県が行った減塩運動で高血圧や脳卒中（＝そのなかの脳出血）が減ったことから、減塩運動が全国に広まりました。厚生省は一九七九年に当時の食塩摂取量一三gから〝一〇g以内が望ましい〟とし、減塩が国民に浸透しました。

高血圧の犯人を塩とするとらえ方が生まれたのは、つぎのことからでした。一つは、一九五三年ケーネリー（アメリカ）がネズミの実験で、通常の二〇倍の食塩を与え、飲み水にも一％の食塩を入れて六カ月間飲ませました（それは人間にすると、一日二〇〇gの食塩を四〇年間も与えたことになります）。その結果、一〇匹のうち四匹が高血圧になりました。しかしながら、残りの六匹には変化がありませんでした。これでは塩が高血圧に関係あるといい切れません。

二つは、一九六〇年ダール（アメリカ軍将校）が日本の東北と南日本を対象に、食塩摂取量と高血圧の発生率を調べ、一日平均二七～二八gの東北が一四gの南日本より高血圧が高いと発表しました。しかしこれには、A．当時塩の摂取量を正確に測る方法が確立していない、B．同じ量の塩でも高血圧の多い地域と少ない地域がある（その見逃しがあった）、C．人の体は寒い地域ほど血圧を上げて血流の循環を図ることの不考慮、などの問題がありました。

青木久三はメーネリーの実験を受け、ネズミを四つのグループに分け、A．塩が三分の一の低分量、B．通常の塩分量、C．一〇倍の高分量、D．一〇倍の高分量＋塩分一％の飲み水、を与えて三〇週間実験をしました。その結果、Dグループだけが血圧が上昇しました。ネズミの高血圧の原因は、食塩の排泄ができないための体液バランスの悪化にありました。この結果、高塩分であっても水を十分飲めば、尿から塩分を排泄し血圧が上がらないことを明らかにしました。

さらに一九八八年に、食塩摂取量と血圧の関係を明らかにする国際的な調査（インターソイル・スタディ）が、三二カ国の五二センター・一万人を対象に行われ、「食塩の摂取量と高血圧症の間には、直接的な関係がない」ことを明確にしました（村上譲顕『日本人には塩が足りない』東洋経済新報社、二〇〇九年を参照）。

生き物は海で誕生したので、われわれ人間も海の影響を受けています。胎児を守り・育てる母親の〝羊水〟や〝血液の組成〟は、海水の成分とよく似ています。人間の肝臓の乾燥組織と海水

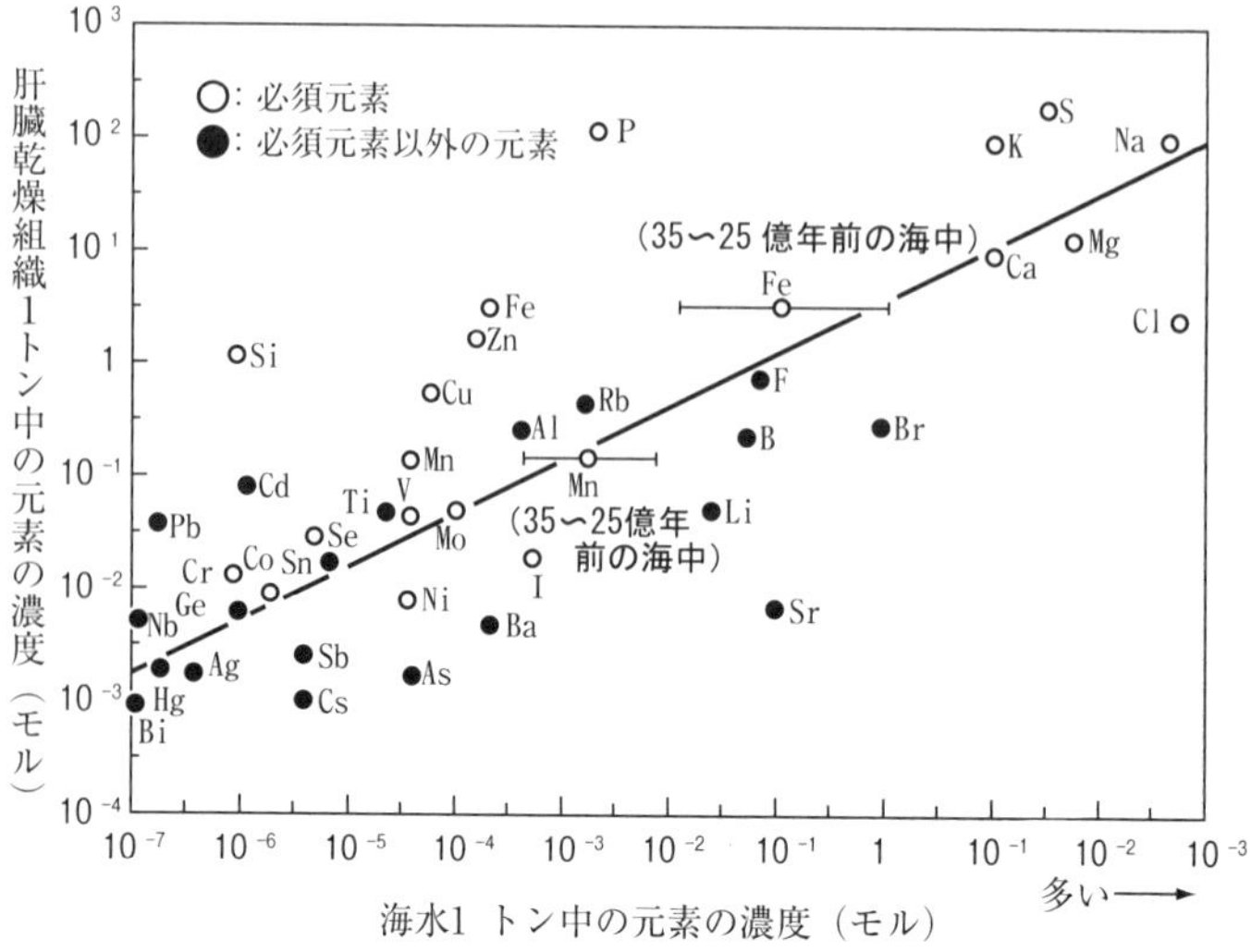

図３・６　肝臓の乾燥組織と海中の元素濃度の関係

注）落合栄一郎『生命と金属』共立出版よる。この図は、長崎浩『ＢＭＷ糞尿・廃水処理システム』農文協、1993 年より再引用

中の元素および濃度にも、実に〇・八の高い正の相関があります（図３・６を参照）。つまり「塩」は、生命の維持に必要な多くのミネラルが、バランスよく〝チーム〟で働いて健康に作用しています。私たちの体は、海水中の豊かなミネラルを摂り入れることにより、本来の生命力を高めてくれます。

（2）日本の精製塩化と再度「自然塩」へ

日本の精製塩化は、明治三八年の専売法にはじまっています。そのころの塩は、不純物が多かったので、不純物を少なくして塩化ナトリウム（＝塩辛い）分を六〇％以上にしたのです。それが明治四一年に七〇％以上に、昭和一三年に八〇％以上に、戦後は九〇％以上になり、その後並塩九五％以上を経て、昭和四六年〝イオン交換膜法〟という製法に一本化され、塩化ナトリウム九九％以上になったのです。これによって、ミネラルを含んだ「塩」がなくなりました。

そうなったのは、①塩は塩化ナトリウムというとらえ方があったし、②工業で使用されるのは純度が高い方がよいし、③イオン交換膜法は安く生産できたし、④輸入塩の価格変動にも対応できるからでした。問題は、これによって〝ミネラルを含まない塩〟（＝「食塩」）になりました。つまり精製塩化の過程は、健康との関係をみていなかったのです。

けれども、平成九年（一九九七年）に塩専売法が廃止され、新たに塩事業法が制定されて、国産の塩製造の自由化により、塩は届け出だけで製造・販売できるようになりました。これにより、再度健康維持に作用する本来の「塩」（＝「自然塩」）の摂りが、可能になりました。

ここで、「塩」と「食塩」の違いを知って下さい。「塩」は〝ミネラルあり〟ですが、「食塩」は〝ミネラルなし〟です。ミネラルを含まないものは「塩」でなく、「食塩」です。「食塩」（＝高純度の塩化ナトリウム）の摂取は、体の不健康に影響を与えてきます。

（3）塩の生理機能と大切さ

私たちが毎日摂らなければならない「必須ミネラル」は、二九種類です。その補給には「塩」＝「自然塩」が容易です。「塩」の生理機能は、①食物の消化と栄養の吸収、②体の水分調整、

③血圧の調整と血液の循環、④筋肉の収縮と弛緩、⑤有害物質の解毒、⑥神経の興奮と鎮静、⑦体液の浸透を一定に保つ、⑧体を温める、⑨気力と活力の生み、⑩体液を弱アルカリ性にする、⑪酵素の活性など、すこぶる多岐にわたります。特に「塩」の有するミネラルは、酵素の活性にも重要な役割を果たしています。それに「塩」には〝造血作用〟があります。このことは、放射能の被ばくの害もふせいでくれることを意味します。

「塩」が不足すると、A．元気がなくなり（無気力になる）、B．体がだるくなり、C．食欲が落ち、D．体温が低下する、E．解毒作用が不十分になる（むくみも生む）、F．腎臓の機能が低下する、G．血液の浄化がうまくいかない、H．筋力が弱くなる、I．各臓器の働きが悪くなる、ということが出てきます。さらに腰痛や肩こり、偏頭痛、めまい、不整脈、骨粗しょう症、熱中症、血圧などにも影響してきます。今日、高齢者を含む多くの人の骨がもろくなっていますが、この要因の一つにミネラル不足が考えられます。「塩」はカルシウムやマグネシウムなど、多くのミネラルを補給してくれます。「塩」は私たちの体に大切なもので、熱中症も予防します。

「塩」は陽性（＝温性）の代表です。その摂取は、低体温の人の体温を高めるように作用します。しかも体温が一℃下がると、代謝は一二％低下し、免疫力も三十数％低くなります（石原結實『「塩」は体を温め、免疫力を上げる！』経済界、二〇〇七年を参照）。さらに体温が下がると太りやすくなるし、病気にもかかりやすくなってきます。がん細胞は三五・〇℃で最も増殖するので、「塩」を摂って体温を三六・五℃くらいになるようにして下さい。それに「塩」は、細胞にとって余分なもの（＝毒素など）を排出し、細胞をイキイキさせます。

「塩」に含まれるマグネシウムは、細胞内のナトリウムを出すので、血圧を正常にします。マグネシウムが不足すると、①ナトリウムが細胞内に入り血圧を上げるし、②細胞内のカルシウムが増え過ぎて「毒」になり、遺伝子を正常に機能させず、がんになる可能性もあります。つまりマグネシウムは、血圧の上昇を防止し、がん遺伝子の発生を阻止します。だから、〝マグネシウムのある「塩」を摂る〟ことが大事です。しかし「食塩」にはマグネシウムがないので、多いと血圧を上げるように作用するし、がんの発症にも影響を与えます。

現在、問題なのは「塩」と「食塩」を区別していないことです。多くの医者も栄養士も。

（4）高血圧の要因

長野県は、都道府県別の平均寿命で男女とも第一位になりました。これは〝県民減塩運動〟の成果ともいわれています。しかし長野県の食塩消費量は、多い方から四番目です。むしろ長野県は、日本一野菜を食べる県であるし、信州ソバ・いなごの佃煮・野沢菜・すんき漬け・粉とうふなどの、優れた郷土食を守って摂っているところに、長寿の要因があるように考えます（この内容は、『うみのせい　81号』海の精クラブ、二〇一四を参考にしました）。

さきにふれた秋田県の脳卒中のなかの脳出血は減りましたが、脳梗塞は依然男女とも第一位です。「食塩」の摂取は、二二g（一九五二年）から一一g（二〇〇六年）に減っているのになぜでしょう。高血圧による動脈硬化や心筋梗塞などの要因は、食塩の摂取量より、肉類・油脂類・砂糖などの多い摂取と、食物繊維の少なさが大きく関連しているように思います。

今日、高血圧症を多くしているのは、つぎのことに要因があるように考えます。

A．純度の高いナトリウムの一定以上の摂取による。つまり、①肉類からのナトリウム摂取、②食品添加物からの種々のナトリウム摂取、③「食塩」からの塩化ナトリウム、など。

B．血流を悪くする食の摂取による。つまり、①脂肪やコレステロールが血管内部にたまって血流を悪化させる、②脂や糖でねばって赤血球がつながり、血液をドロドロにする、③砂糖の摂取で血液の酸性化と血流に影響を与える、かつ④加齢によって血管壁が硬くなる、など。

C．食物繊維が不足し、食後の血圧や血糖値を上げやすくしている。その点、食物繊維をちゃんと摂っていると、繊維があぶら分を吸収して血圧の上昇をおだやかにしてくれます。

D．一部で住宅機能が不十分で、冬の寒さが影響して高血圧になっている。つまり、寒さにより血管の弾力性が少なくなることによる血圧上昇など（冬外出時にはコートを着ることも大事）。

日本には、ギネスブック認定世界一のミネラル豊かな「塩」があります（＝「雪塩」〔商品名：宮古島産〕）。これはミネラルが一八種類あって、塩化ナトリウム七八％・ミネラル分一八％・水分四％の構成です（これは、にがりを抜いていないので、そのミネラルも含まれています）。

高血圧防止とかかわって、注意しなければならないのは、現在の人たちの塩分摂取量の七三％が加工食品から摂っていることです。この現実は、自宅でつくる料理の塩分（＝この場合は「食塩」）だけを減らしても、全体の塩分量はそれほど減らないことを意味します。

約八百人を対象にした全尿採取で測った一人一日の塩分量は（東大などによる最新調査結果）、男一四・〇g・女一一・八g、平均一三gです。健康推進当局は、これを男八g・女七gに下げることを目標にしていると聞きます。しかし、自家の料理でできるのはこの二七％分（つまり男は三・八g分、女は三・〇g分）だけなので、調理で塩分量をその半分にしたとしても目標に達しません。

このことを考えると、摂る「食塩」量を減らすより、適切な「塩」を摂取することが重要と考えます。「塩」には、マグネシウムがあるのでナトリウムを細胞に入れず、血圧を上げません。それに大切なミネラル類も十分確保できます。同時に私たちの健康を保持してくれます。

私は「雪塩」を摂って十数年になりますが、摂取量を全く気にせずに摂っているのに、血圧が六十歳代の時一二〇台、七十歳代になって一三〇台です。また雪塩のよい点は、料理が美味しくなることです。こうした「塩」を摂って健康を維持して下さい。

5　食物の中身と知力・情動・プラスの感情

（1）食の中身と知力・情動

食事の内容は、体だけでなく、知力や心の状態などメンタルなことにも影響を与えます。

この点は、アメリカで比較的早い時期から検討されています。その一つ、アメリカのニューヨーク市学区では、校内カフェテリアで食事をする児童が多かったので、その子供の食事内容をかえることで、学力などにどのような影響があるかを四年にわたって調査をしました。そこから、つぎの結果が得られました（以下のことは、森山晃嗣『アメリカはなぜガンが減少したか』現代書林、二〇〇二年を参考にしました）。

一九七九年にニューヨーク市は、市の子供約一〇〇万人を対象に、カフェテリアの食事内容がそれまでハンバーガー、フレンチフライ、ホットドック、フルーツポンチ、コカコーラなどだったのを、年次的につぎのようにかえました。

一年目は、肉の脂肪部分を減らし、食品中の砂糖を一一％除き、食物繊維の豊富なパンにかえました。その結果、学力テストの平均点が八点向上しました（三九点から四七点へ）。

二年目は、合成着色料と合成甘味料を使った食品を削除しました。その結果、子供の平均点は四点向上しました（五一点へ）。

三年目は、二年目の食事内容と同じにしました。平均点は二年目と同じ五一点で変わらず。

四年目は、合成保存料をカットしました。その結果、子供の平均点はさらに四点向上しました（五五点へ）。

この結果、子供のテストにおける学力が、四年間で三九点から五五点に一六点も向上したのです。これと併せて注目できるのは、カフェテリアでの食事を嫌い、市販のハンバーグやフライドポテトなどを弁当として食べる子供の平均点の向上は五点だけであり、カフェテリアで食事をしている子供より一一点も低かったことです（三九点から四四点へ）。

つまり、①肉の脂を減らし、砂糖も一部カットした、②食物繊維の多いパンにかえた、③合成着色料・合成甘味料・合成保存料をカットしたなどのことが、子供の学力向上をもたらしたのです。これによって食事の内容は、子供の知力に深く関係することが分かったのです。

アメリカには、もう一つの実験があります。すなわち、全米一二カ所の少年院の収容者八〇〇〇人を対象に、炭酸飲料水をフレッシュ（生）フルーツジュースに、また砂糖や添加物の多いデザートやスナック類を、果物・生野菜・チーズ・ナッツにかえたところ、ケンカ・脅迫・反抗・自殺するなどのトラブル発生回数が、四七％も減少しました。

この結果をもとに食事内容を分析したところ、少年院の食事には、ビタミン類（B1、B2、B3、B6）と葉酸の五つのビタミンと、カルシウム、マグネシウム、鉄、亜鉛の四つのミネラルが不足していました。野菜や果物などの摂取でそれらを補ったところ、トラブルの改善がみられたのです。同時にそれら九種類のうち、五つ不足している少年は暴れ者だったことも、明らかになりました。ビタミンとミネラルが大事です。

関連して、日本でも中学生を対象にした調査があります。一九八〇年代に広島県の中学生一〇二七人の、食生活と心身の健康状態を調べたところ、インスタント類や清涼飲料水を多く摂っていると、「すぐカッとなる」「根気がなく飽きっぽい」「イライラする」と感じる度合いを強くしている、という結果がでました（福山市立女子短大鈴木雅子の調査による）。

人間の学力・知力と情動（＝心の部分）を含む脳の健全化には、ビタミンやミネラルが極めて重要です。これには、酵素の正常な働きがかかわっていますので、酵素が十分発揮できるためのミネラルなどが欠かせません。これは、現代人の知能向上と、最近増加している「キレる」問題や肉親同士の犯罪、それに生起している日本少年の凶暴問題も、解くカギになると考えます。同時にミネラルに富む食は、優れた知力とおだやかな心にしてくれます。

（2）心の状態と免疫力の関係

人の感情に視点をおいた、心の状態と免疫機能の関係を明らかにする、精神神経免疫学というのがあります。それによると、人間は「プラスの感情」を持つか、「マイナスの感情」を持つかによって、免疫力が上がったり下がったりするようです。

この場合の「プラスの感情」は、安心、喜び、笑い、感謝、感動、楽しいなどで、そうした心境におかれた時に免疫力が上がって、病気も追い払ってくれるようです。それとは逆に「マイナスの感情」は、恐怖、不安、孤独、悲しみ、怒る、ストレス、生きがいの喪失などで、そうした心境におかれた時に免疫力が下がって、不健康と病気につながるようです。

そのプラスの感情の笑いは、白血球の食菌能力を高めて、人々を健康に導いてくれるようです。伊藤一輔は「笑い」と健康の関係を調べ、つぎのように整理しています（伊藤『よく笑う人はなぜ健康なのか』日本経済新聞社、二〇〇九年）。

一つは、笑うことによって「免疫効果」を高めてくれるということです。つまり笑うことは、NK細胞（ナチョナルキラー細胞）を増やして、がん化した細胞やウイルスに感染した細胞を破壊してくれるからです。

二つは、笑うとだ液のストレスホルモンに変化がみられ、それを下げて免疫力を高めるように作用してくれます。これは、四一七人に落語を見せた後の結果から明らかにしています。

三つは、アレルギー反応の実験です。楽しいコメディ映画を見る前にアレルゲンを塗り、見て笑った後にアレルギー反応の変化を調べたところ、かゆみなどが減少したようです。

四つは、笑った後に脳の血流量を測定したものです。落語などをみて笑った人の多くは、リラックス状態になって脳の血流量が増え、脳の活性化をみています。

これらは、楽しい気分で笑顔になり、感情も豊かになって、体によい影響を与える「笑いのフィードバック効果」と呼ばれています。笑顔になると表情筋が動き、脳が楽しさを感知したことによります。そうですから、〝つくり笑い〟でも脳がだまされて楽しい気分と感知し、プラスの効果をもたらしてくれるようです。心と身《からだ》は一体なので、人はプラスの感情をもつことで、健康が促進されることを自覚しましょう。

〔註〕「抗酸化」の理解と対応については、その開発者である曾田伸一さんの新刊初著書『抗酸化溶液で世界は変わる』(「本体」と「体験談」の二分冊)、アビッツ、二〇一五年三月、をご覧下さい。これは、多くの病気の生みに作用する酸化を防ぐ、抗酸化の方法を明確にした本です。

そこでは、今日私たちの体の菌のバランスがくずれているので、善玉菌優位の空気環境に変えることで、健康を取り戻すと！ それは認知症にも通じ、部屋を抗酸化にすることで酸化の鎖が外れて、善玉菌を多くし血流も改善され、生命を回復するとしています。

同様に抗酸化農法による米も、酸化の鎖が外されて(有害物質が分解されて)、アレルギーの人でも食べられるとしています。

第4部 高たんぱく・高脂肪は主要な病気を生む

1 腸内環境の悪化と病気の関係

（1）現在の食はいかに腸内を悪化させるか！

私たち人間は、腸内の細菌たちと一緒になった一つの生命体であり、その細菌に支えられて生命を維持しています。最近の科学で、腸内細菌（＝微生物）の出すさまざまな物質が、健康や美容に大きな影響を与えていることが分かってきました。それは、がんや糖尿病や肥満などにもかかわるようです。そうなので、腸内細菌たちが良好に活動できるように、彼らのエサである（エネルギーになる）食物繊維の常なる補給（摂取）が極めて大切です。

また同時に私たちの体は、腸内細菌を良好にする、適切な食を摂っていると健康になりますが、不適切な食を摂っていると不健康になります。特に人間の食性は、基本的に植食性＝植物食なので、それらから大きく外れた対応をすると、短命で不健康をもたらしてきます。

日本人の食は長い間「植物食主」でしたが、昭和三〇年代を境に「動物食主」に変わったことによって、多くの生活習慣病を生むようになりました。〝動物食主〟とは、肉類中心の高たんぱく質・高脂肪、そして低食物繊維の食であり、野菜や豆類の少ない食です。しかも、それと合わせて砂糖やインスタント食品の多い摂取が、腸内環境を乱して、悪玉菌優位の体にしてきています。

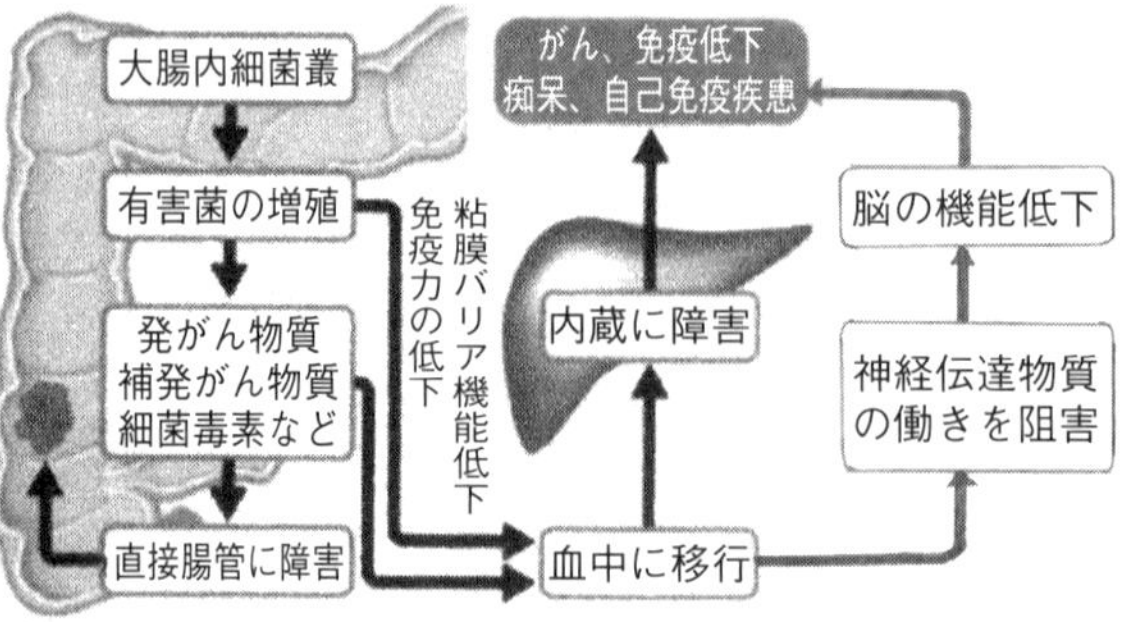

図4・1　腸内環境悪化による大腸疾患・がん・認知症の発生メカニズム

注）この図は、『理研ニュース』№272（2004）の、辨野義己「腸内細胞の全体像をつかみ、予防医学に役立てる」の図3に、同稿を踏まえて、筆者が右側の列を加えたもの

辨野義己らは、腸内細菌と病気の関係を探り、その状況が現代の病気と密接に関連していることを明らかにしました（辨野ら「腸内細菌の全体像をつかみ、予防医学に役立てる」『理研ニュース』№272、二〇〇四年による）。つまり、腸内悪玉菌が多くなると、アンモニアや硫化水素などの腐敗産物・細菌毒素・発がん物質を生んで、これらの有害物質が腸管に障害を与え、大腸がんやポリープを含むさまざまな大腸の病気を引き起こすとしました（図4・1）。またそ

の一部の有害物質は、吸収され血中に移行して全身を回り、各種の臓器に障害を与えます。

このようにして腸内細菌の悪玉菌優位は、発がんや老化、コレステロールによる動脈硬化・肝臓の病気、痴呆、免疫力の低下などの原因をつくるとしました。しかも、動脈硬化の引き起こしは、心臓病や脳卒中の原因にもなってきます。さらに腸内細菌の悪化は、発がん物質や二次胆汁酸をつくって、大腸がんなどのがんの発症を促進します。

他方、腸内環境悪化で悪玉菌のクロストリジウムが多くなると、この菌によって生み出される有害物質が全身に広がり、神経伝達の働きを阻害し、脳の機能を低下させ認知症を促します。そうであるから、今日の三大病（がん、心臓病、脳血管疾患）は、腸内環境の悪化によって起きていますし、増加を顕著にしている認知症の発症も、その悪化によっています。

その場合、人の腸内環境に悪い影響を与えているのが、肉の多食によるたんぱく質の過剰摂取です。というのも、肉のたんぱく質には窒素を含んでいるので、その代謝の過程（＝たんぱく質がアミノ酸などに分解される過程）で毒性の強いアンモニアを発生します。そして、その毒性を低くするために肝臓や腎臓にも大きな負担をかけます。またたんぱく質の代謝の産物として、硫黄や尿酸などの酸性物質をつくりだして血液も酸性にし、不健康を引き起こしてきます。しかも、病原菌は腐敗物（＝毒素）を栄養にして成長します。

それだけでありません。肉類のたんぱく質はそのままで利用されず、アミノ酸など小さな分子に分解されて、はじめて体の材料になります。その時、胃腸の健康状態が低下していると、たんぱく質は分解されないまま腸に達します。すると免疫細胞が活性化して、分解されていないたんぱく質を「異物」ととらえて、たんぱく質を攻撃して腸壁からの侵入を阻止しようとします。この〝異種たんぱく質〟の侵入に対する過剰反応が、全身に生じて食物アレルギーになってきます。

アレルギー症は、現代社会における肉・牛乳・卵などの動物性たんぱく質摂取の飛躍的な増加に対して、私たちの体がうまくコントロールできないために起きています。つまり肉類などによって、体がアレルギーを起こす体質に変化したからです。動物性たんぱく質を摂り過ぎると、十分に消化されないままで腸にとどき、腸内悪玉菌の作用で異常発酵（＝腐敗）を起こし、有害物質を発生させて、腸壁にダメージを与えてしまうなかで、異物を吸収しアレルギーは起きているのです（山田豊文『細胞から元気になる食事』新潮文庫、二〇〇九年を参照）。

（2）がん発症の経路

ここで悪玉菌との関係が大きい、がんの発症の仕方をみておくことにします。がんは、腸内環境の悪化とかかわって、二つの経路から発症をしています（図4・2を参照）。

その一つは、発がん物質である〝ニトロソアミン〟のつくりに、悪化で生んだ六種類のクロストリジウムが関与しています。すなわち、「高たんぱく質↓アミン酸の消化↓アミン類（ここにクロストリジウムが関与）↓二級アミン類に変換↓ニトロソアミンの生み」です。このニトロソアミンが〝発がん物質〟です。

その二つは、発がん促進物質である〝二次胆汁酸〟のつくりに、悪化による六種類のクロストリジウムの関与です。すなわち、「高脂肪→胆汁酸の分泌→胆汁酸の変換（ここにクロストリジウムが関与）→二次胆汁酸の生み」です。この二次胆汁酸が〝発がん促進物質〟です。

そして、発がん物質の「ニトロソアミン」と、発がん促進物質の「二次胆汁酸」によって、「発がん」になってきます。重要なのは、腸内環境悪化の下での高たんぱくと高脂肪の多い摂取が、がんの生みに作用しているということです。また小腸の役割の一つに、脂肪を消化するための胆汁酸の回収がありますが、脂肪の摂取が多くなると胆汁酸の分泌も多くなり、回収を不十分にして、発がん促進物質（＝二次胆汁酸）を生んでくるということです。

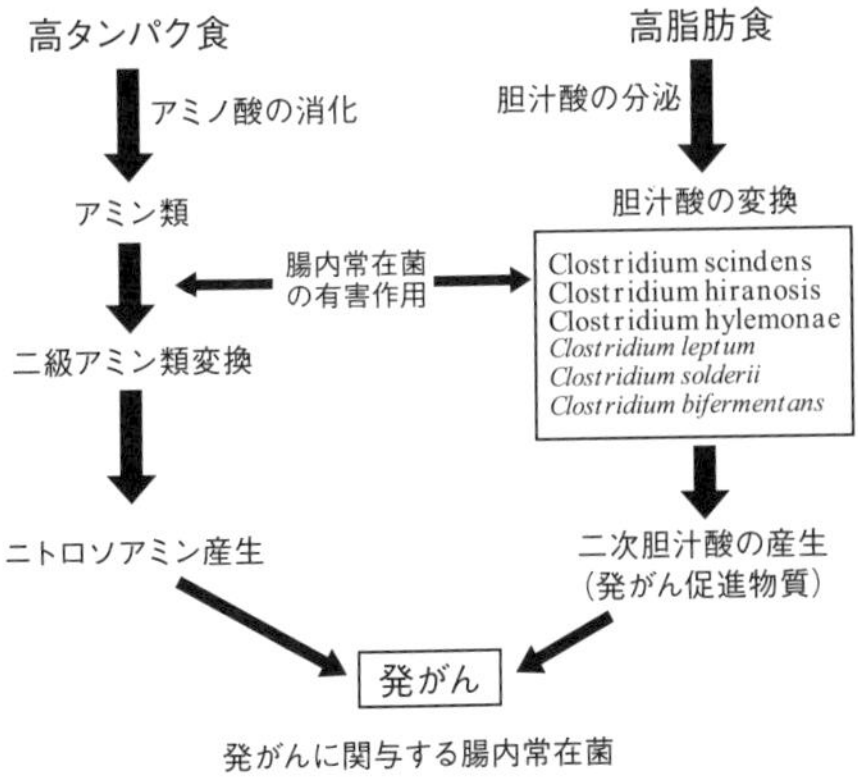

図４・２　発がんに関与する腸内常在菌

注）辨野義已『腸内環境学のすすめ』岩波書店、2008年による

もう一つ大切なのは、硝酸性窒素を多く含んだ野菜を摂っていると、この「発がん構図」にかかわってくることです（この点は第2部の3でも少々ふれました）。すなわち、硝酸性窒素の多い野菜を口に入ると、口の中の細菌で硝酸が亜硝酸になり、それが二級アミン類と反応してニトロソアミンを生むということです。さきの一つ目の経路におい

て、「二級アミン類に変換→ニトロソアミン」の間に、「亜硝酸の関与」があって発がん物質を生んでいます。つまり、「二級アミン類に変換→亜硝酸の関与→ニトロソアミン」ということです。

そうなので、発がんの防止には、高脂肪食・高たんぱく食をひかえるだけでなく、硝酸性窒素の少ない野菜を摂ることが極めて重要です。できれば、硝酸性窒素が三〇〇〇ppm以下の野菜を摂るようにして下さい。しかし日本の野菜では、硝酸性窒素の含有基準を設定していません。そうであるから、消費者はそれが多いか少ないか分かりません（ヨーロッパでは設定されています）。その点、自然栽培の野菜の硝酸性窒素は五〇〇ppmくらいですので、健康のためにはそうした野菜を摂ることを勧めます。有機野菜でも畜産の堆肥を使ったものは、硝酸性窒素が多い傾向にあります。

なお、硝酸性窒素を少なくする消費者の予防手段としては、①野菜をゆでる（それで硝酸性窒素が半減する）、②ビタミンCを摂る（それでニトロソアミンの生成が抑えられる）、③歯みがきを多くする（亜硝酸の生成にかかわる口の中の細菌を洗い流す）、などが大切です。

くわえておきたいのは、腸内や細胞内の不必要なものを「出す」対応を不十分にしていることが、毒素を蓄積させて多くの生活習慣病の生みにつながっている点です。したがって、体の問題になるようなものを「入れない」ことと、非栄養素などを速やかに「出す」ことの自覚と対応が、がんの予防などに欠かせません。

(3) 女性ホルモンと乳がん

乳がんは、基本的にはがんの一般とかなり共通していますが、しかし、女性ホルモン〝エストロゲン〟の代謝の活発化で増殖します。この点が他と異なるがんです。それには、高脂肪・高たんぱく質を多く摂ることが、エストロゲンをつくりだす腸内細菌の代謝を活発にし、乳がんの発症を促進することも知っておきましょう(辨野義巳『健腸生活のススメ』日本経済新聞社、二〇〇八年を参照)。しかも、便秘の多い人は乳がんの発症を多くしています。

このことと関連して、最近心配されているのが、アメリカやオーストラリアからの輸入牛肉にホルモン剤が使用されていて、それを食べていることによる乳がん促進の可能性です。牛へのホルモン剤は、体重増や赤身肉を増す効果、あるいは乳量増大のために使用されていました。しかしEU諸国では、自国の牛にその使用を禁じ、一九八九年以降アメリカなどからその輸入を禁止した結果、乳がん死亡率が大幅に減少しました(WHOのデータによる)。日本でも、かつて承認されていたホルモン剤は、一九九九年以降業者の自主的な判断で使用を取りやめました。けれども、アメリカやオーストラリア(あるいはカナダ)からの輸入牛肉は、安いので日本で食べられています。乳がんとホルモン剤の因果関係は十分明確になっていませんが、アメリカでも近年、ホルモン剤を投与しないオーガニック認証農場が大幅に増加しています(一九九四年の三千農場から、二〇〇七年には一万三千農場に増加。これ主に小規模農場です)。

日本の乳がんは、現在年間約六万人発症しています(ただし、二〇一四年に乳がんになる人は

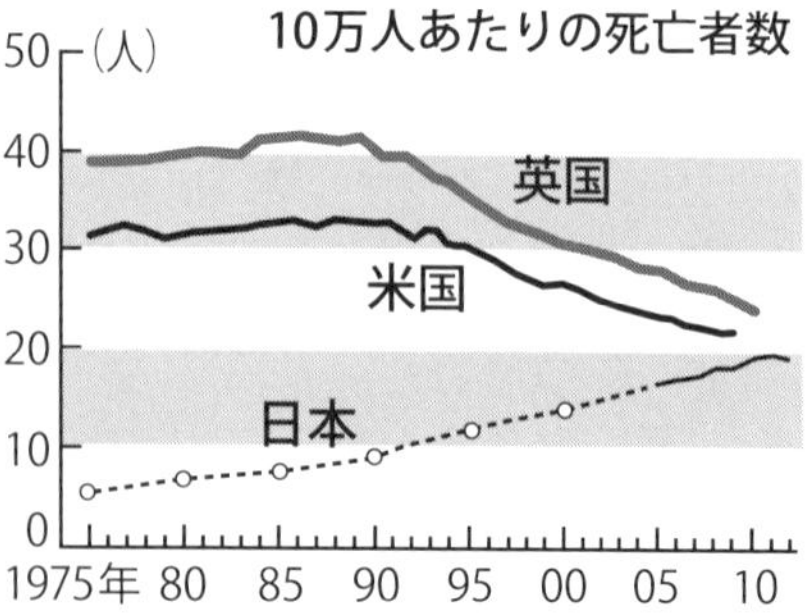

図４・３　日英米の乳がん死亡率の推移

注）この図は、厚生労働省の人口動態調査による

八・六万人と推計されています）。高脂肪・高たんぱく摂取の多い欧米では、日本よりはるかに乳がんの発症が多いのですが、その死亡率は一九九〇年以降減少しています。しかし日本における死亡率の低下は、それから二十数年遅れた二〇一二年からです（図４・３）。この違いは、マンモグラフィによる検診体制整備の早い遅いによるともいわれていますが、イギリスでは、ホルモン剤を投与した輸入肉の禁止と無関係でないともみられているようです。なお日本が欧米と比較して、しばらく前まで乳がんの発症が少なかったのは、大豆の摂取と関係していたようです。

乳がんを含めて、日本の中年女性（四五歳〜六四歳）ががんで亡くなる割合は、その年代全死亡者の五五％くらいになっています（男性のこの年代は二五〜四六％）。これは牛乳摂取とも無関係といえません。牛乳・乳製品は、性ホルモンと関係の深い組織に影響を与えるからです。だから牛乳を日常的に飲んでいると、乳がん・卵巣がん・前立腺がんの発症リスクを高めてきます。

　また飲酒と乳がん発症リスクには、関係があることを厚生労働省が発表しています。つまり、一週間に一五〇g以上のアルコールを飲んでいると、乳がんは、飲酒しない人の一・七五倍にな

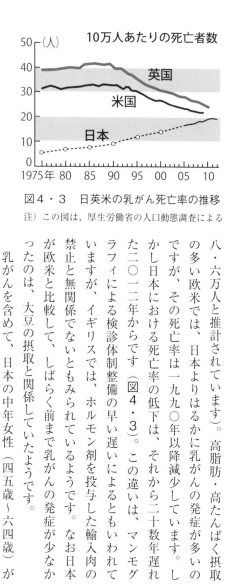

っています（一五〇g以下では一・〇六倍に。これは一三年間三回にわたる追跡調査による）。その場合、一五〇gのアルコールとは、日本酒七合、ワイン一四杯、ビール大ビン七本、ウイスキー七杯です。

乳がんの防止には、①高脂肪・高たんぱく質（肉類）をひかえる、②乳酸菌やビフェズス菌を摂ってNK細胞の活動を促進する、③大豆を摂る、④牛乳をひかえる、⑤禁煙、⑥森林浴などをすることです。このなかの大豆には、女性ホルモンのエストロゲンに似たイソフラボンがあり、女性ホルモンを調整し、乳がんの発症リスクを下げてくれます。中年女性の乳がん増加は、みそなど大豆製品摂取の減少とも関係しているようです。生きがいや張り合いある人は、乳がん発生率を四三％減少させることも、愛知がんセンターが三・五万人の調査で明らかにしています。

（4）主要な病気の元は共通している

腸内環境の悪化は、クロストリジウムという悪玉菌を多くして、その菌によって出された腐敗産物（＝毒素）や有害物質がやがて全身に広がり、コレステロールを沈着させてきます。その結果、つぎの病気を生んできます。

A．腐敗物質や有害物質は大腸に障害を与え、ポリープや種々の大腸の病気を生み、さらに大腸がんも誘発します。

B．腐敗物質や有害物質が血中に移行すると、血管に沈着して動脈硬化を引き起こし、心臓病や脳卒中の原因になります。

C．腐敗物質や有害物質が血中を通って各臓器に送られると、送られた臓器にがんの発症をもたらしてきます。

D．腐敗物質や有害物質で異常たんぱくを多くし、それが神経伝達物質を阻害し脳機能を低下させ認知症も生んできます。

つまり、今日の主要な病気であるがん、心臓病、脳疾患、認知症（あるいは糖尿病・肺炎）などは、肉類・油脂類の多い摂取による腸内環境の悪化と免疫力の低下によっています（図4・4を参照）。内臓（＝「腑」（は

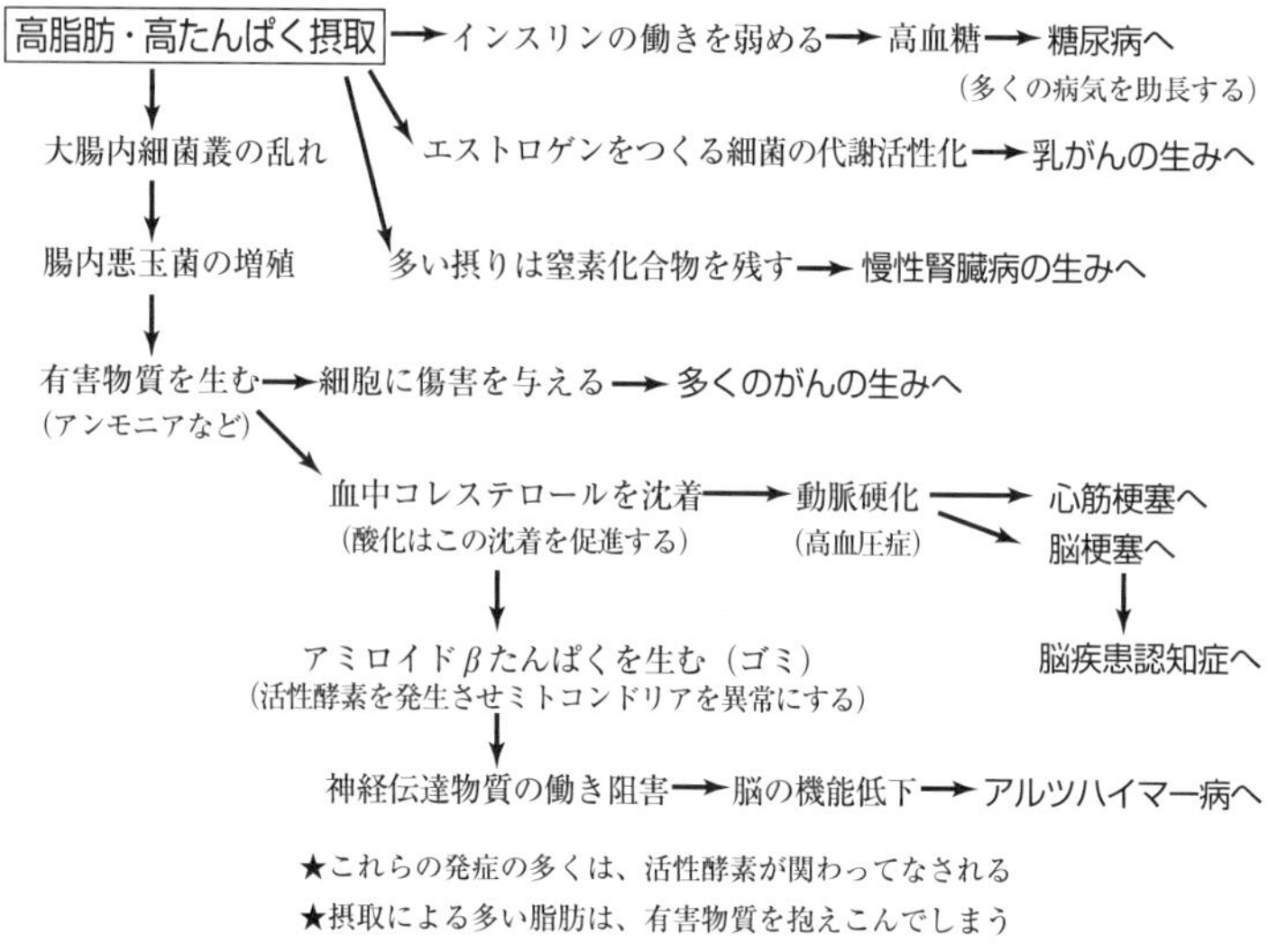

図4・4　高脂肪・高たんぱくの多い摂取と主要な病気発症の関係

注1）上記の高脂肪は主に肉類の飽和脂肪酸。高たんぱくも肉類が主である

2）肉のたんぱく質には窒素が含まれ、代謝の過程で毒素の強いアンモニアを発生する

3）植物性油（特にオメガ6の不飽和脂肪酸）の多い摂取は、これらの助長に作用する

らわた」）への「肉」の多い入れは、分解されていない未分解の肉が腸にたまり、腸を腐敗させる中で病気を起こしています。このことを簡潔にいいますと、①肉のカスが腸内にたまり腐敗する、②そして様々な毒素（アンモニアなど）が発生する、③その毒素が血液に入り沈着し・体を回る、④血管と各内臓に入って炎症を起こす、というなかで病気の発症を促しています。それゆえ、〝今日の主要な病気の出どころは共通している〟ととらえることができます。

しかも、高脂肪・高たんぱくの多い摂取は、これらの生活習慣病だけでなく、老廃物が排出されないで血液中にとどまり、たんぱく質が尿にもれだす、慢性腎臓病も生んできています。これは、二〇〇〇年代当初にアメリカで名づけられた病名で、日本でも今日推定約一三三〇万人にもなっています。

それゆえ健康上からは、①畜産振興による肉の多い摂取にかなり問題がありますし、②B級グルメなどによる油脂類を主とした食の推進にも問題があります。一〇年前と比較しても、国民の肉類の摂取量は、いずれの年齢層でも増加しています。それにつれて、脂肪の摂取量もいっそう増加しています。そして他方の魚介類は、いずれの年代も減少しています。

肉の推奨者たちは、肉には体のたんぱく質をつくる良質なたんぱくが豊富なので、その摂取で有益なたんぱく質を形成するし、高齢者においても、骨や筋肉の材料になるので重要としています。しかしながら、肉の多い摂取は、①その窒素による腐敗物質を生んで種々の病気を促進する、②鉄分過多でインスリンに影響し糖尿病も促進する、③硫黄などの酸を生んで、骨からカルシウムを溶かして骨粗しょう症をも促進する、など多くの問題があります。

同時に大事なのは、〝善玉菌優位は「発酵」を促進する（＝腸内環境を良好にする）〟が、〝悪玉菌優位は「腐敗」を促進する（＝有害物質を生む）〟という構図を知って、適切な対応をすることです。それに、肉の多い摂取は脂肪の摂りも多くして、その脂肪が有害物質を抱え込んで不健康をもたらすことです。また高脂肪の多い摂りは、ドーパミンという〝快い感情〟を生む物質を放出し、容易に満足感を得られないようになって、多く摂りがちになることにも注意をそそぎましょう。

2 現代の主要な病気の違いを生む要因

(1) 戦前と戦後の病気の違いと四大病

日本のこの百年余の死因別死亡率をみますと（図4・5）、第二次世界大戦後まもなくを境に、死因が大きく変わりました。戦前の死因で多いのは、肺炎、結核、胃腸炎で、いわゆる「感染症」でした。細菌やウイルスに対する治療が不十分であったために、死に至っていました。

しかし、戦後抗生物質によって感染症の多くは克服されたのに、がん（悪性新生物）、心臓病（心疾患）、脳梗塞（脳血管疾患）が増加し、死因はいわゆる「生活習慣病」で占められるようになりました。これにくわえて最近は、肺炎が再度増加しています。つまりこれらは、戦前の「植物

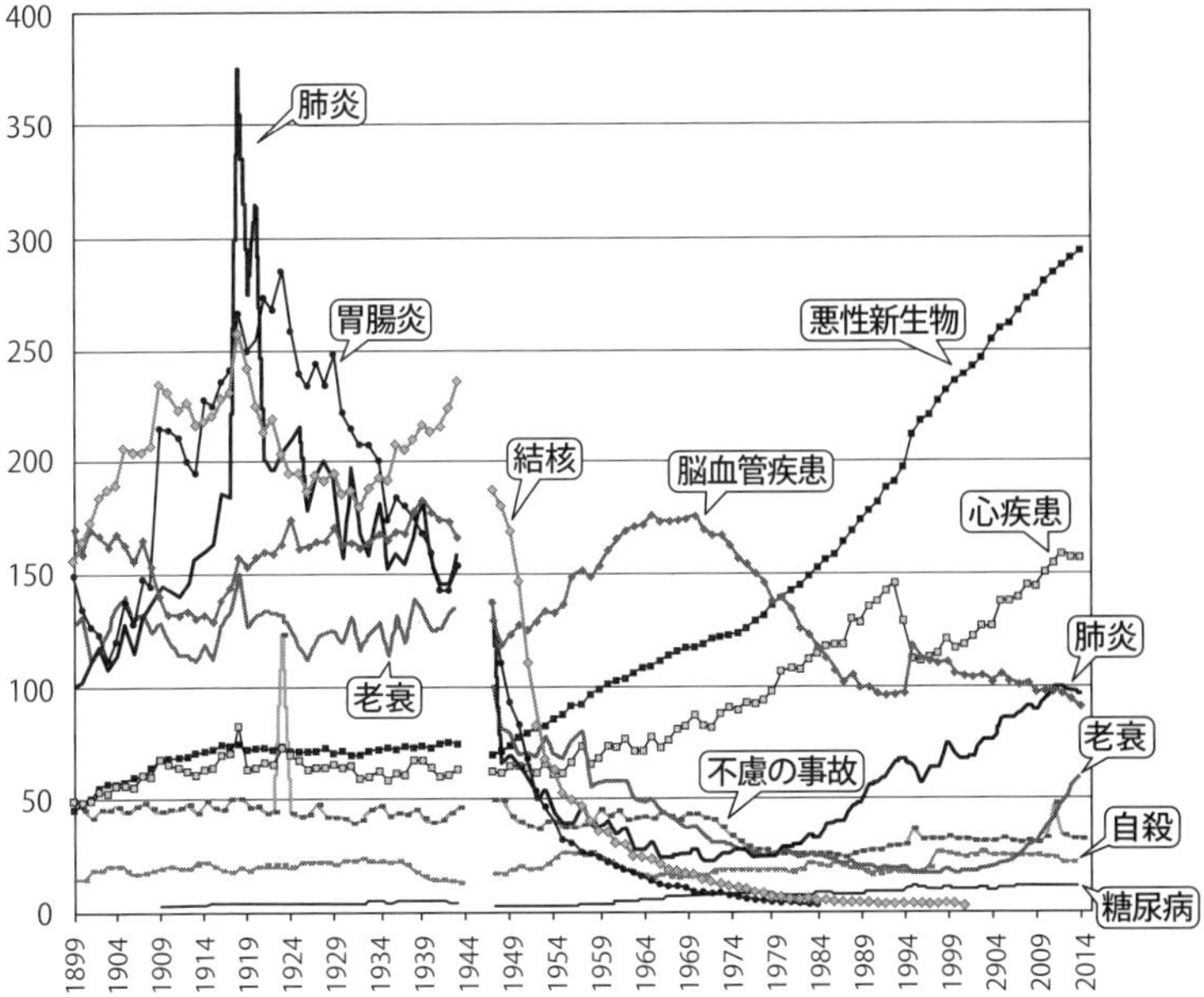

（注）1994年の心疾患の減少は、新しい死亡診断書（死体検案書）（1995年1月1日施行）における「死亡の原因欄には、疾患の終末期の状態としての心不全、呼吸不全等は書かないでください」という注意書きの事前周知の影響によるものと考えられる。

図4・5　主要死因別死亡率（人口10万人対）の長期推移（～2013年）

注）資料は、厚生労働省の人口動態統計による

食主」から、戦後特に昭和三〇年代を境に、肉類と油脂類を中心とする「動物食主」の飽食になったことが要因となり、生活習慣病を著しく増加させています。

このなかでも、死因第一位のがんの発症要因は、高たんぱく質と高脂肪食によって発がん物質と発がん促進物質を生み、その両者の作用で発がんに至っています。同時に細胞に乱雑さを起こす食の摂取が、がんを促進させています。これには、生命に対する食のあり方への関心の欠如が、化学

肥料・化学農薬・食品添加物、抗生物質などの化学合成物の使用を許し、消費者もそれの入ったものを購入して食べていることも、関係しています。

死因第二位の心筋梗塞などの心臓病の発症要因は、高血圧・高コレステロール・喫煙が主になっています。しかも、心臓病のリスクを高めているのは、①飽和脂肪酸の多い摂取（主に肉類の脂）、②トランス脂肪酸の摂り（マーガリンなどに多く、悪玉コレステロールを増やす）、③ナトリウムの大量摂取（肉類、食品添加物、「食塩」などから。また高血圧とも関連している）、④太りすぎ（肉類の摂取で心臓に負担をかけている）、⑤喫煙（血中コレステロールを増加させ、血液をドロドロにし動脈硬化を助長する）、⑥食物繊維の不足（血中コレステロールを上げている）、⑦過度なアルコールの摂取（心臓に負担をかけている）、などによっています。

また男の場合、頭がはげていると心臓病が三～四割多くなるようです（最近の研究から）。

心臓病をさけるには、A．喫煙しない、B．肉類や乳製品を減らす、C．トランス脂肪酸を摂らない、D．砂糖を減らす（血液のドロドロをさける）、E．アルコールの摂取は適度にする、などが重要になります。同時に、i．穀物や豆類（特に納豆）を重視して摂る、ii．魚や魚油を摂る、iii．野菜や果物を摂る、などのことも大切です。

心筋梗塞の発症は、米食圏が非米食圏と比較して、男性が五分の一、女性が三分の一です。世界的にみると、一番多い病気は心臓病です（がんでない）。お米を摂っている日本は、それを摂らない国と比較して、心筋梗塞の発症を低めています。くわえて最近の研究から、卵の摂取が血中のコレステロール値を下げて、心筋梗塞の発症リスクを低下させています。

最近、死因第三位になった肺炎の発症要因は、腸内環境悪化による免疫力の低下と関連しています。肺炎は、不適切な食の摂取による免疫力の低下で増えていて、その九割以上が高齢者です。肺炎による死亡は、昭和四〇年代に二万五〇〇〇人まで低下しましたが、食の不適切な摂取によって、最近その五倍の一二万五〇〇〇人まで増加しています。

いま死因第四位になった脳血管疾患（脳梗塞など）は、脳の血管がつまったり破れたりして起こる病気で、そこから先に酸素や栄養素が供給されず、組織を破壊してしまう病気です。これは、高血圧や糖尿病も関係しています。この発症は、①血液がドロドロになった、②血管壁に脂肪がたまって狭くなった、③加齢で血管の弾力がなくなった、などによっています。でもこれも、肉類や脂肪の多い食と砂糖・タバコなどに起因しています。

(2) アルツハイマー病の生み方

認知症は、アルツハイマー病を主に急速に増加し、二〇一二年四六二万人で高齢者七・五人に一人です（福岡県久山町住民の疫学研究からの割り出しでは五五〇万人）。それに加えて軽度認知症も約四〇〇万人になっています。認知症は、A．アルツハイマー型認知症（脳にβアミロイドという不要なたんぱくがたまる）、B．脳血管性認知症（脳卒中などが要因で起きる）、C．レビー小体型認知症（脳にαシヌクレインがたまる）の三つが主です（これらの複合でも起きています）。

このなかでも、認知症の三分の二を占めるアルツハイマー型は、アミロイドβたんぱくという異常たんぱく（＝ゴミ）が脳にたまり、神経細胞を変性させ、脳全体を萎縮させることで発症しています。脳の神経伝達物質であるアセチルコリンの欠乏もかかわっているようです。

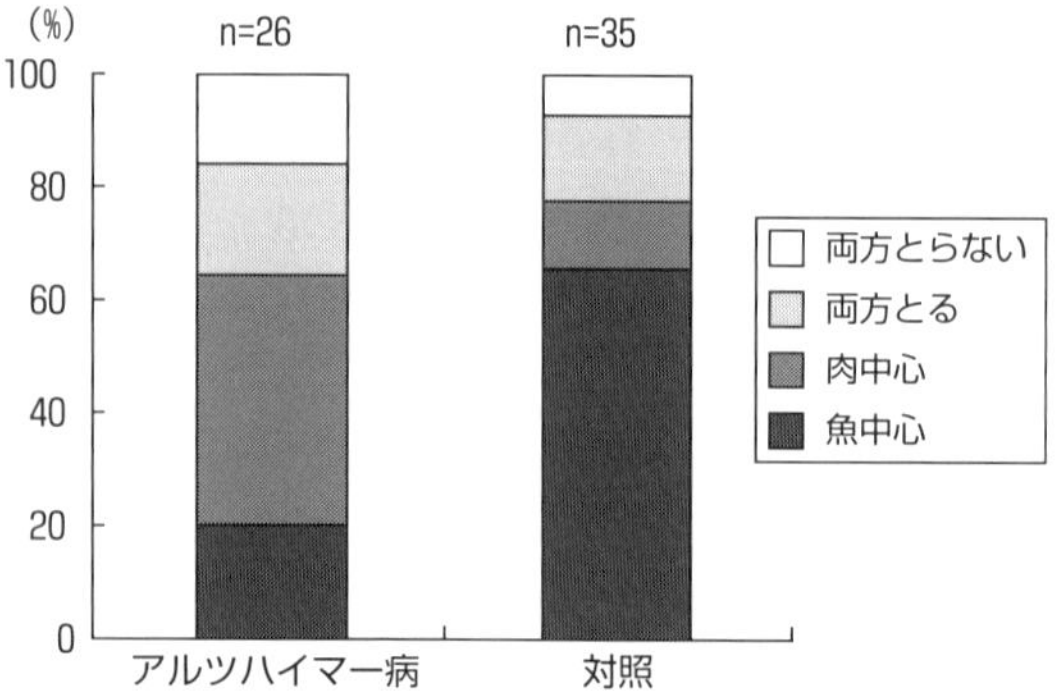

※日本での調査で、アルツハイマー病になった方は肉中心、ならなかった方は魚中心の食生活が多かった。（植木　1999）

図４・６　肉中心でアルツハイマー病に

注）図４・６と表４・１は、山口晴保『認知症予防』協同医書出版社、2008 年による

神経伝達物質の働きの阻害は、高脂肪や高コレステロール食（＝高たんぱく）などによる、腸内有害菌が出す毒素に起因しています。その有害物質（毒素）は、酸化もかかわって血中コレステロールの沈着を促し、不要なたんぱくβアミロイド（ゴミ）の蓄積を促進させます。そして、このゴミが活性酸素を発生させてミトコンドリアを異常にし（ミトコンドリアは細胞内にあってエネルギーをつくってくれる小器官〔微粒子〕です）、神経伝達物質の働きを阻害してしまいます。それによって、脳の機能を低下させて神経細胞死が起きます。結局、脳のエネルギ

表4・1　認知症リスクに関連する脂質のまとめ

リスク	分類	必須	油脂の名称	多く含む食品
低下（安心）	n-3系多価不飽和脂肪酸	●	DHA	魚
	n-3系多価不飽和脂肪酸	●	EPA	魚
	n-3系多価不飽和脂肪酸	●	リノレン酸	シソ油、エゴマ油
	一価不飽和脂肪酸		オレイン酸	オリーブ油
上昇	n-6系多価不飽和脂肪酸	●	リノール酸	コーン油、ベニバナ油、ヒマワリ油
	n-6系多価不飽和脂肪酸	●	アラキドン酸	牛肉、豚肉
	飽和脂肪酸		ステアリン酸	豚脂、牛脂、パーム油、ヤシ油
	コレステロール		コレステロール	獣肉、乳脂肪
	トランス脂肪酸		（総称）	マーガリン、ショートニング

ーをつくれないために（＝エネルギー代謝の低下）、脳機能を低下させて認知症になっています。

それゆえ、アルツハイマー病を生む大きな要因は、肉中心の食生活（肉の脂も関連）にあります（図4・6）。しかも、肉類による高血圧症、肥満、脂質異常症（血液中の脂質が過剰状態になる）は、アルツハイマー病の発症リスクをそれぞれ約二倍にしています。そして、その三つがそろった場合のリスクは、六倍強にもなります（山口晴保『認知症予防』協同医書出版、二〇〇八年を参照）。だから、高血圧症、肥満、脂質異常症にならない食の摂取が重要です。それに糖尿病もアルツハイマー病を促進します。

肉類の飽和脂肪酸やオメガ6系の多価不飽和脂肪酸（＝サラダ油など）は、いろいろな炎症を促進し、血栓のつくりも促進します。その点、魚類の油であるオメガ3系の多価不飽和脂肪酸（＝DHAやEPA）は、炎症や血栓を防止します（表4・1）。それだけでありません。水分を除いた脳は、主にDHAとEPAの脂肪酸からできており、その摂取がアミロイドβ（ゴミ）の沈着を抑制する作用をします。

そうですから、アルツハイマー型認知症のリスク軽減は、肉類とその脂およびリノール酸（大豆油やコーン油）などオメガ6系の油類もひかえて、魚を摂取したバランスある油脂類の摂りが大事になります。同時にアルツハイマー型認知症の防止には、大豆・野菜類・海藻類などの「日本の食」を中心にした食の摂取と、オリーブ油の摂りも大切です。

（3）糖尿病と肉摂取の関係

糖尿病は、細胞にブドウ糖を取り込めず、血液中のブドウ糖が慢性的に過剰になって、体のエネルギーをつくれなくなる病気です。炭水化物の代謝（＝エネルギーの取り込み作業）には、インスリンがかかわっていますが、そのインスリンが不足すると、ブドウ糖を筋肉や肝臓や細胞に取り込めなくなってしまいます。そのため血液中のブドウ糖の過剰が続き、取り込めなくなったブドウ糖を尿に排出してしまいます。牛肉や豚肉の多い摂取は、糖尿病の発症を四割以上高めます。

その第一の理由は、肉などからの脂肪が満ちあふれて、遊離脂肪酸として常に放出されるので、ブドウ糖を使えなくするからです。

第二の理由は、肉の分解に負担をかけるなかで出る活性酸素が、脂質を酸化させてインスリンの働きを邪魔し、ブドウ糖を取り込めなくするからです。

第三の理由は、三価クロム不足によって、インスリンとインスリンを受ける受け皿（受容体）が結合せず、細胞の扉が開かずブドウ糖を取り込めなくなるからです。これには、クロムのある未精製の穀物や豆類の摂取が大切になります（白米や精製パンには、クロムがありません）。

第四の理由は、肥満の強い人や高カロリー・高脂肪の食を摂っていると、インスリンを効きにくくする「ヘパトカイン」が肝臓から分泌するからです（この究明は金沢大学などで行われているようです。なお、ヘパトカインは動脈硬化やがんの要因にもなるようです）。

第五の理由は、肉を食べてこなかった日本人の体質にあり、インスリンの分泌能力が欧米人と比べて半分で、また肉の飽和脂肪酸がインスリンの働きを阻害して、血糖値を上げ、糖尿病を促進するからです（野田光彦『糖尿病』小学館、二〇一〇年を参照）。そうであるから、肉類をひかえた内臓脂肪の減らしがいっそう大事になります。それに肉に含まれる鉄分などが、インスリンの分泌に悪い影響もするようです（この鉄分によって、すい臓に炎症を起こすから）。

この第五の理由とかかわって、欧米人と日本人のインスリン分泌量の違いを知っておきましょう。欧米では、七千～八千年前から牧畜がはじまり、肉を多く摂ってエネルギー源にしてきたことから、体がインスリンをたくさん分泌して、血糖値を上げない体質が長い年月でできてきました。しかもそのインスリンは、体内のたんぱく質や脂肪の合成にも関与しています。

これに対して、総エネルギー摂取量の約七五％を炭水化物で摂ってきた日本人は、肉を食べる習慣がなかったので、大量のインスリンを必要とせず、少量で糖代謝をまかなってきました。このため、すい臓はインスリンを大量に分泌するように発達しませんでした。

そうした体質なので、近年の肉類の多い摂取が、糖尿病をこの五〇年間で約五〇倍にもしました（これは、糖尿病＋糖尿病予備軍で、その数は二二三九万人〔二〇一三年〕）。しかも、食生活の欧米化によって、ファーストフード、市販の弁当、調理した「中食」の増加が、高脂肪食を促進しインスリン分泌の不全を引き起こしています。それに血糖値を高めやすい砂糖・あんパン・食パンなどの多い摂取は、糖尿病を助長しています。糖尿病の増加は、正に〝飽食〟によってもたらされているのです。

この点魚の脂肪であるＤＨＡとＥＰＡは、インスリンの分泌を促進します（青魚はその作用が大きい）。また野菜など水溶性食物繊維は腸内細菌のエサになって、血糖値の低下に作用します。糖尿病は不適切な食の摂取によるので、食の改善で治せるという認識が大切です。

もう一つ重要なことは、マグネシウムがインスリンの正常な働きに必要なことです。それが不足すると、インスリンの分泌を低下させるからです。しかし日本人の食生活の変化は、マグネシウムを多く含む大麦や雑穀の摂取量を激減させ、肥満でない人でも糖尿病を発症しています。だから、大麦や雑穀（いまは「十六穀」なども）を混ぜた白米や、玄米の摂取が大事です。同時にマネシウムを含んでいる海藻類や豆類の摂取も大切です。マグネシウムのしっかりした摂りは、糖尿病の発症リスクを三〇〜四七％ほど低下させます（海外の研究や福岡県久山町の調査から）。

しかも糖尿病になった人は、ならない人と比較し、アルツハイマー病四・六倍、がん三・一倍、心筋梗塞二・一倍、脳梗塞一・九倍にしています（これも、久山町を対象とした五〇年以上の追跡調査から明らかに）。つまり糖尿病になることは、多くの主要な病気を誘発します。

（4）慢性腎臓病と肉摂取の関係

慢性腎臓病は、二〇〇〇年代に入ってまもなく、アメリカで名づけられた病名です。この病気は、腎臓が、①老廃物をろ過できなくなり、老廃物や毒素が血液中にとどまり、②血液中のたんぱく（＝栄養分）が尿に出てしまう病気です。そうしたことが、三カ月以上続いているものを慢性腎臓病としています。それにより、体が「だるい」「疲れる」「頭痛」「むくみ」などの症状を生んできます。

腎臓では、そのなかの糸球体がろ過を行っていますが、その機能低下によって、老廃物質（クロアチニンなど）が体にたまって、〝むくみ〟を生じるようです。また栄養であるたんぱく質が「たんぱく尿」となって排出するので、〝疲れ〟などを生みます。

この病気は、高たんぱく（＝肉類）の多い摂取などによって起きます。肉のたんぱく質は、血液中に窒素化合物などの老廃物を残してしまうからです。そうなので、肉の摂り過ぎには十分注意を払って下さい。なぜなら、いま日本の慢性腎臓病患者は、成人八人に一人（推定一三三〇万人）がなっているからです。したがって、魚などの良質なたんぱく質や（この時は必ず野菜も一緒に摂る）、豆腐などの低たんぱく質の食材の摂りが大切になります。

慢性腎臓病は、高血圧・糖尿病・肥満などによって促進されます。またこの病気になると、心臓病や脳卒中などにもなりやすく、やがて人口透析をしなければならない体になっていくので、十分注意して下さい。不適切な食は、体の不健康をつくってしまいます。

（5）肉の多い摂取が現代病を招いている

肉は高たんぱく質の食ですが、肉を摂る習慣のなかった日本人は、その分解・消化・吸収を容易にせず、部分消化の未分解物や食物残滓物（カス）を生んで、体に悪い影響を与えてきます。ここでは、肉の多い摂取が、現代病の生みにどのように作用しているのか、その要点を整理しておくことにします。以下は、これまで述べてきたことと少し重複します。

A.〈アンモニアが発生し、がんのリスクを高める〉肉には窒素が含まれているので、たんぱく質からアミノ酸に分解する過程で、毒性の強いアンモニアを発生します。この毒素が種々の健康障害を引き起こし、がんの発生にもつながってきます。

B.〈肝臓と腎臓に負担をかけ、慢性腎臓病にも〉アンモニアは肝臓で毒性の低い尿素になりますが、それが肝臓に大きな負担をかけます。またその尿素は腎臓に送られてろ過されますが、その作業で腎臓にも負担をかけます。それによって、肝臓と腎臓の機能を弱くして、慢性腎臓病の要因にもなってきます。

C．〈ゴミを蓄積し、アルツハイマー病の要因になる〉肉を多く食べることによって出る有害物質（毒素）は、コレステロールの沈着を促進して、βアミロイドというゴミを蓄積し、神経細胞死を起こして、脳の機能を低下させます。

D．〈糖尿病を促進する〉肉の飽和脂肪酸はインスリンの働きを阻害し、血糖値を上げて、糖尿病を促進します。肉の常食は、より多くのインスリンが必要になります。しかし、近年まで肉を摂ってこなかった日本人は、多くのインスリンを出せない体です。

E．〈脳梗塞・心筋梗塞のリスクを高める〉肉の脂肪は飽和脂肪酸なので、種々の炎症を起こしやすくして、脳梗塞や心筋梗塞のリスクを高めます。

F．〈アレルギーを引き起こす要因になる〉肉は消化されにくいので、部分消化された肉のカスが、腸から吸収されると、それを異物ととらえられてアレルギーを引き起こしてきます。

G．〈消化不良のカスは炎症を起こし、免疫系を弱らせ、病気にかかりやすくなる〉肉を多く食べると、不消化から出てくる有害物質を攻撃するために、白血球を多く出動させるので、白血球の製造が追いつかず、免疫系を弱らせて病気にかかりやすくします。

H．〈「脱灰」を生む〉肉は酸性なので、食べると血液が酸性に傾きます。それを中性にするために、骨や歯からカルシウム（アルカリ性）を溶け出させて、血液に送り出す「脱灰」が生じます。そのカルシウムは骨や歯に戻りますが、常に肉を食べていると戻らず、心筋梗塞などの引き金にもなってきます。

I．〈骨粗しょう症を促す〉肉には酸性の硫黄を含むので、肉の摂取が過剰になると、いっそう脱灰を大きくして、骨粗しょう症も促してきます。

J．〈関節炎を促す〉肉をたくさん食べていると、造血器官（骨髄など）が炎症を起こすために、血液不足ぎみになって、栄養を十分運べず、関節炎を引き起こします。

K．〈腸の腐敗を促進する〉肉は分解されにくく、分解されないまま腸にとどくと腐敗を起こして、いろいろな病気を促進してきます。またこの分解のために、多くの酵素を使います。

L．〈便秘の要因になる〉日本人は腸が長いので、未分解のままの肉が腸にとどまりやすく、便秘を生んできます。

このように、肉は現代病の生みに大きくかかわっています。しかし日本人は、肉の摂取を年々増加させています。二〇一二年は、年間一人約四七kgを摂っているので（これはＩＭＦのデータで、牛、豚、鶏の合計。しかし羊などは入っていない）、日本国民が一人当たり一日に約一三〇gも食べていることになります（一九八〇年ころと比較しても二倍近い）。テレビのコマーシャルでは、肉と油脂の摂りを宣伝しています。料理番組も多くは、肉が材料になっています。だが肉は、腸内「悪玉菌」のエサになるので、肉の摂取をひかえる自覚を持って下さい。

3　がんの現状を知る

（1）飽食と主ながん

「癌」という漢字は、品の山に病ダレ（やまいだれ）を書きます。これは、いろいろな品（もの）を山ほど食べるとがん（病）になるという意味です。人類が地球上に誕生してから約六〇〇万年、そして現代人が登場して約一五万年といわれていますが、人間はこのほとんどを飢餓の状態できました。人は、食物を容易に得られない場合が多かったので、飢餓状態でも一定期間対応できるように、体がつくられてきました。

しかし「植物食主」であった日本人は、この五十～六十年の間に、「動物食主」の〝飽食〟に変化したことにより、体がそれについていけなくなりました。したがって、がんの増加は、動物食主の飽食に偏重した産物でもあります。ここでは、しばらく前から日本の死因第一位にのし上がったがんに焦点を当て、主ながんの現状をみることにします。それによって、これからに向けたものが見えてきます。

〈肺がん〉

日本人のがんによる年間死亡者は、三六万人（二〇一三年）になっています。これを男女別でみると、男は二一・五万人、女は一四・五万人で、男性が多くなっています。この違いの大きな要因は、喫煙率の多少にあります（喫煙者は男性が多い）。たばこには、発がん物質〝ニトロソアミン〟があるので（そのほかにも、青酸やヒ素など約四百種類の有害物質があります）、たばこを吸うこと自体ががんを呼んでいることになります。それは、肉類の多い摂取と合わせて、増幅することになります。このため男性は、一九九五年ごろから肺がんががん死亡のトップになり、その急速な伸びはいまだに収まることを知りません。また女性の肺がん死亡者も伸び、二〇〇七年からがん死亡の第二位になっています。

〈胃がん〉

がんの中で日本人に多かったのは胃がんであり、男は一九九〇年ごろまでがん死亡のトップでした（現在第二位）。女も二〇〇〇年ごろまで死亡の首位を占めていましたが、現在は両者とも横ばい状態です。しかし、胃がんにかかる人の多いことには変わりありません。

というのも、二〇一四年中に新たにがんと診断されるであろう人の推計は八八万人ですが（国立がん研究センターの予測）、それを臓器別にみると、胃がんは一三・七万人でトップ、二位は肺がん一二・九万人、三位は大腸がん一二・八万人、それ以降は、乳がん八・六万人、前立腺がん七・五万人となっているからです。

胃がんが多い理由の一つが、発がん物質のニトロソアミンは強酸性下で生まれるからです。胃の中は強酸性です。高たんぱく食が有害菌の作用で二級アミンを生んで、それが亜硝酸と反応してニトロソアミンになりますが、これが強酸性下で生まれやすいからです。日本人は今後も高たんぱく食（＝肉類）を多く摂るなら、胃がんは高い発症水準を維持することでしょう。それに、硝酸性窒素を多く含んだ野菜を摂っていると、胃がんの高い発症水準が予想されます（ただし普通野菜の多い摂取は、男性胃下部のがんリスクを二割軽減する〔国立がん研究センター〕）。

またピロリ菌感染者は、胃がんを生みやすくしています。それゆえ、胃潰瘍になっている人などは、ピロリ菌の除菌を勧めます。ピロリ菌は、高血糖や喫煙とも重なり、細胞に傷をつけて、発がんを促進しているからです。胃がんのリスクは、「喫煙＋ピロリ菌あり」が、「喫煙なし・ピロリ菌なし」の一〇倍になっています。「ピロリ菌あり」だけでも、リスクは五倍高くなっています。それにピロリ菌は、胃に炎症を起こすことも知っておきましょう。

〈大腸がん〉

他方、男女に共通して伸びを大きくしているのが、大腸がんです。今日男性が第三位、女性がトップです。その要因は食との関係が大きくなっています。一つの事実があります。アメリカに移住した日本人の大腸がんは少なかったが、日系二世・三世になるにつれて、発症が三倍以上になりました。このことは、肉を主にした高カロリー食の摂取が糖尿病を促すとともに、大腸がんも誘発したということです。渡米による食の変化が大腸を乱し、がんを促進しました。

これは、今日の日本人にも当てはまります。高たんぱく食・高脂肪食、そして低食物繊維食が、大腸の有害菌を増加させ、その菌の作用で発がん物質を生み、大腸がんを発症させているとみられます。この面からも、肉と脂のひかえが重要です。

（2）がん発見後の五年生存率

四十年位前までは、がん＝死を意味する面があったので、がんであることを本人に告げないことが多かったが、今日がんを不治の病と思う人はだんだん減少し、早期発見など一定の努力があれば、なおるとみる人が徐々に増えてきました。その一つの目安に、がん発見後五年たった時点で何％の人が生存しているかというのがあります。今日全がんの平均的な五年生存率は、五五％以上になってきています。医療の進歩で、五年生存率は確かに伸びています。

そうですが、がんの五年生存率は臓器によってかなり違っています。乳房、子宮、前立腺、甲状腺などのがんは七〇％以上になっていますが、すい臓、胆のう、肺、肝臓などのがんは、三〇％以下です。それゆえ、がんにならない対応がいっそう必要です。

というのも、がんの一生はなんと二十〜三十年もあります。しかも、その前の方の四分の三の年数は、誰にも知られずに潜行しているからです。このことは、現在とこれからの食の摂り方が大事であるし、過去にどんな食を摂っていたかによって、本人に知られないままに、がん細胞の成長がなされているということです。そうであるから、今後可能な限り、体に負担をかけない食対応をして、がん細胞の生みを増加させない努力が必要です。

(3) たばことがんの関係

喫煙は、肺がんだけの要因でありません。元国立がんセンターの平山雄らの一六年間にわたる二六・五万人の追跡調査によると、喫煙した男性の危険度は、喉頭がん九六%、肺がん七二%、食道がん四九%、肝臓がん二八%、すい臓がん二八%、胃がん二五%になっているからです。また肺気腫の八〇%は喫煙者です。たばこの有害物質は、各臓器の細胞を痛めてがんを生んできています。

国立がんセンターの他の調査によると、現在たばこを吸っている男性一〇〇人のうちの三二人は、七五歳までがんになるとしています(吸った人の三分の一)。もっとも、たばこを吸わない人も一〇〇人中二〇人ががんになっているので、吸う人は一・六倍多くなることになります。しかし、たばこをやめることで、その時点から肺がんリスクの大きさは凍結されるので、喫煙者も禁煙に努力することが大切です。

また喫煙は、自分が吸わなくても同じ部屋にいると、間接的・半強制的に吸わされることになり、肺がんのリスクを高めてきます。そうなので、日本における受動喫煙死亡者は、年間六八〇〇人になっています。禁煙対策を徹底すると、日本人のがん死亡者は約二割減少するといわれています。

それに、たばこは死亡に最も関係が深く、たばこを吸うことによって、寿命を、男の場合は八年、女の場合は一〇年縮めるということが、最近の研究から明らかになっています。さらに、国内全死亡者の最も危険な因子は、〝喫煙〟となっています。喫煙と因果関係がある主な病気は、肺がん、食道がん、心筋梗塞、脳梗塞などです。喫煙が原因で死亡する人は、年間一二・九万人もいます（二〇〇七年に発表されたもの。東京大学と大阪大学などの分析による）。

（4）大腸がんができるまでの経緯

がんの一生は二十〜三十年もあると話しました。その主な経緯を、大腸がんができるまでの遺伝子の変異でみておくことにします。がん発症のことに詳しい黒木登志夫によれば（黒木『健康・老化・寿命』中公新書、二〇〇七年を参照）、大腸がんは、①大腸の「正常粘膜」が、〝APCがん抑制遺伝子〟の不活化などによって「ポリープ」ができ、②やがてポリープは、〝K-ラスがん遺伝子〟によって「早期がん」となり、③その早期がんは、〝P53がん抑制遺伝子〟の不活化によって「進行がん」になる、という経緯で発症するとしています（図4・7参照）。

この場合、〝P53がん抑制遺伝子〟は、常に危険物にさ

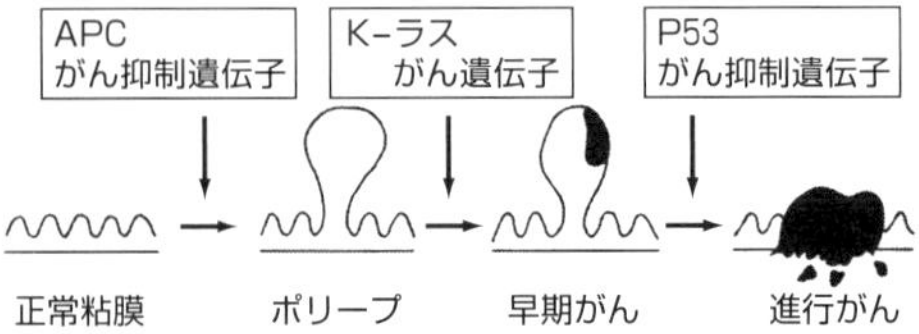

※大腸がんができるまでの遺伝子の変化：APCがん抑制遺伝子の変異によってできたポリープは、ラス遺伝子の変異により早期がんとなり、さらにP53がん抑制遺伝子の変異で進行性のがんへと進む。

図4・7　大腸がんができるまでの経緯

注）この図は、黒木登志夫『がん遺伝子の発見』中央公論新社、1996年による

らされています。というのも、正常細胞は、たばこの煙、食物中のいろいろな変異原物質（＝酸化物、化学合成物、毒素、有害物質、電磁波によって変化した食物など）、活性化した酸素、炎症、傷、糖尿病などで、常に傷害を受けるからです。そうであっても、傷害を受けた時に、傷を修復できれば問題が残りません。あるいは傷害などでその細胞が死んでしまえば、がんになりません。その細胞は、代わりの細胞で補うことができるからです。

しかし問題は、がんの抑制に働く〝P53がん抑制遺伝子〟も障害を受け、傷を受けた細胞をなおすか、死んでもらうかの判断ができなくなった場合、傷を持った細胞はそのまま生き残り、がんになる可能性を持ってきます。そして細胞は、遺伝子の変異が蓄積されてがんになっていきます（黒木登志夫『がん遺伝子の発見』中公新書、一九九六年を参照）。しかも、①〝がん遺伝子〟が活性化した時と、②〝がん抑制遺伝子〟が不活化した時に、「がん」になります。

このように、細胞の遺伝子が不安定状態になり、がん遺伝子とがん抑制遺伝子の変異の蓄積でがんになっていきます。特に、がん遺伝子の活性化と、がん抑制遺伝子の不活化は、さきの種々の危険物と大きな関連を持っています。そうですから、そうしたものを「入れない対応」、あるいは「生まない対応」が重要になります。つまり、個々人がいかに対応するかで、かなりコントロールできます。そうなので、ポリープを出さず、体細胞に変異や傷をつけない対応が最も大切になります。がんの発症には、人為的なものがいかに大きいかを知って下さい。

なお、がんは遺伝子の病気ですが、生殖細胞の遺伝子以外、遺伝しません。それは、体細胞遺伝子が変異を重ねたことによるものなので、生殖細胞でないからです。

4 がんを防止するには

(1) がんはどんな食で招くか

いま生涯でがんにかかる確率は、男が六〇%、女が四五%です（国立がん研究センターによる）。この男女の差は、主に①喫煙率の違いと、②活性酸素の消去機能の違い（女性が大きい）によると考えられます。だが重要なのは、普通の食生活をしていると、がんを招くということです。

それゆえ、がんを防止するには、どんな食を摂っていると、がんになりやすいかを知ることです。これまでも話してきたように、がんの多くは、肉類の多い摂取など、人為的なものがかかわって発症しています。それを主に食の面から整理すると、

A. がんになりやすいのは、高脂肪、高たんぱく、喫煙、加工肉、低食物繊維、ファーストフード、食品添加物の多い食品、化学物質を含んだ食品、酸化した食・水・空気など。

・これらは腸内環境を悪化させたり、細胞を傷つけたり、細胞内のたんぱく質の容易な流れを乱して、がんを誘発してきます。戦後便利になった食品も、その一端を担っています。

B. 有害な化学物質・重金属、化学肥料・化学農薬などの化学合成物の蓄積によっても、がんを誘発してきます。だから、化学合成物などを含まない食の摂取が重要です。

C．がんの味方になっているのは、アルコールの多飲、外食続き、砂糖の多い摂取（それは酸化を促進します）、インスタント食品（油脂類と化学添加物が多い）、薬（抗生物質が多いもの）、糖尿病、環境汚染、ウイルスによる傷、紫外線、電磁波（特にマイクロ波である電子レンジは、たんぱく質を変性させ、食材の発がん物質の形成にも作用します）、など。

D．アルコールは高カロリーですが、代謝に必要な栄養素を含んでいないので、細胞内のミネラルが失われて、食道がんや大腸がんになる割合を高めています。

E．飲み過ぎは、アルコールの分解のために大量の酵素を使い、体の修復に必要な酵素を一時的に不足させるので、生命力の低下に作用します。

F．がん患者の食歴を調べると、動物食（肉、牛乳、乳製品、卵など）をたくさん摂っています。肉は食物繊維がなく、脂肪やコレステロールを大量に含んで、腸相を確実に悪くしています。

G．大阪大学医学部で六九人を対象にした調査で、尿中に発がん物質の多い人は、睡眠不足、食事に無

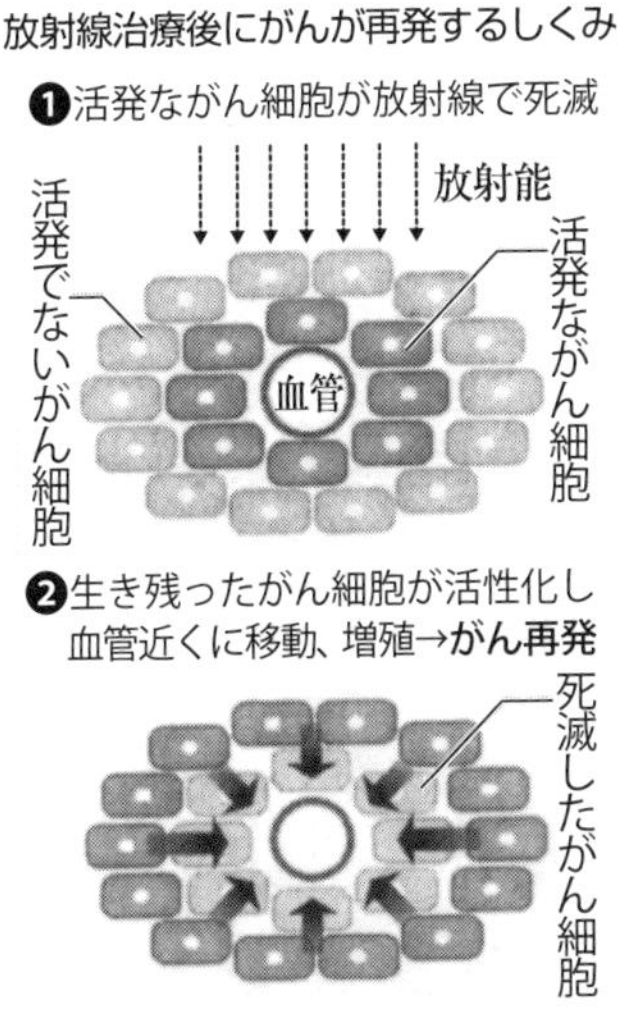

図4・8　放射線治療ががん再発を促すメカニズム

注）京都大学研究チームによる（朝日新聞24. 4. 17より引用）

頓着、喫煙、運動不足、働き過ぎ、ストレスをためる、朝食を摂らないでした。

・つまり、生活環境の乱れや不規則な生活などは、発がんに作用してきます。

H．放射線治療の受けは、活発ながん細胞が死滅しても、やがて近くの生き残った活発でないがん細胞が活性化して、血管近くに移動して増殖し、がんが再発してきます（京都大学研究チームによる〔図4・8参照〕）。これが放射線治療を行っても再発する仕組みです。

（2）がんの防ぎ方を知る

動物食を主とする食の摂取は、昭和三〇年代半ば以降、がん患者を大幅に増加させましたが、植物食を主にした食の摂取は、がんを防ぐように作用するのでしょうか!? その点については、琉球大学で研究していた伊藤悦男の素晴らしい成果があります。

伊藤は、先祖の知恵のいい伝えにある、「玄米は病気をなおしてくれる」ということにヒントを得て、玄米の抗がん作用の解明に取り組みました。その結果、米糠には二つの抗がん作用があることを見出しました。

その一つは、米糠の多糖類（ブドウ糖が多数結合した成分）のＲＢＡ（＝α－グルカン）が、免疫細胞を刺激し、免疫能力を向上させ強い抗がん作用を発揮して、がん成長の七〇％を阻止することを解明しました〔図4・9〕。

もう一つは、米糠のたんぱく質成分のＲＢＦ（スフィンゴ糖脂質とポリペクチドからなる成分）

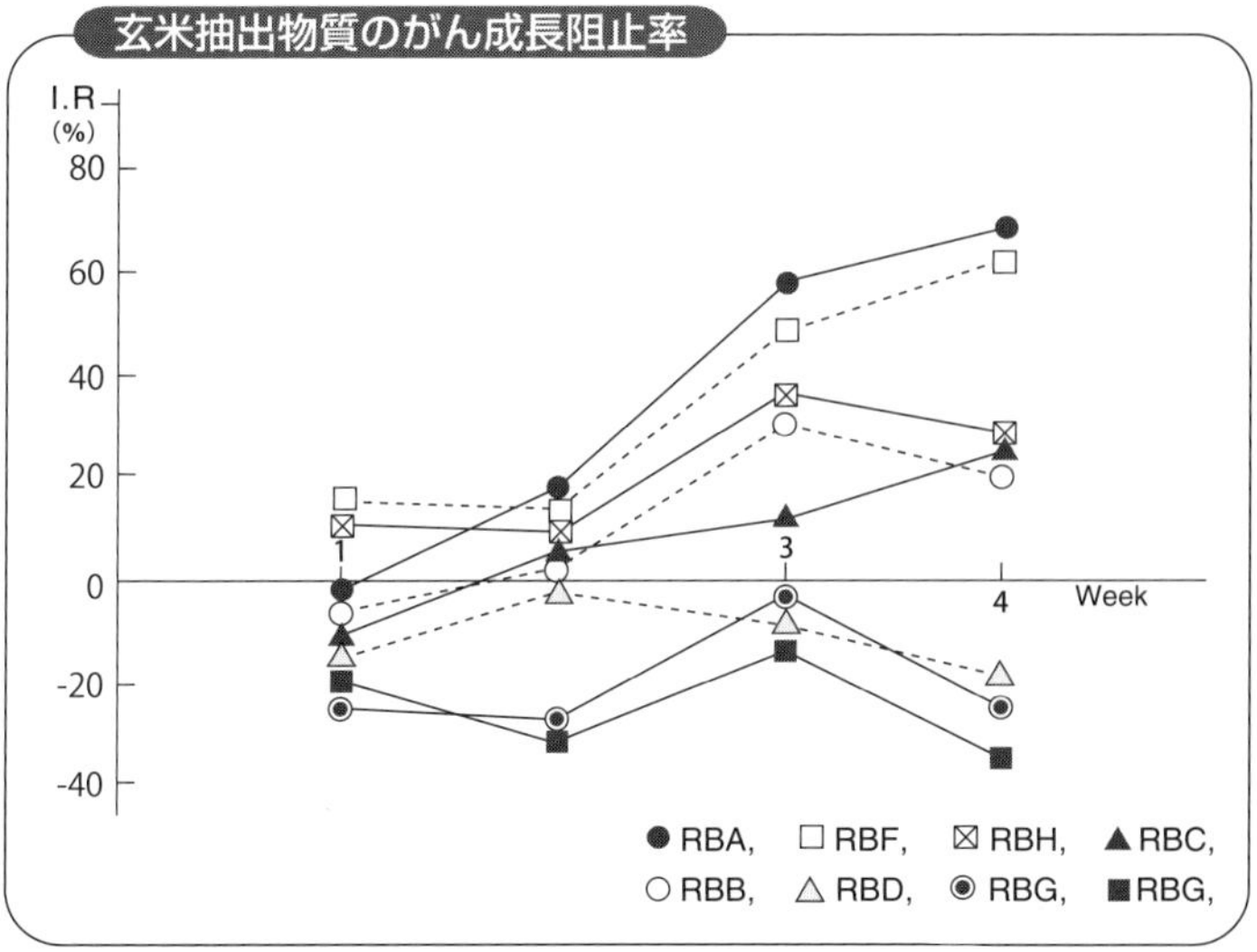

※RBA は、米糠の多糖類成分（ブドウ糖が多数結合したもの〔＝α －グルカン〕）
RBF は、米糠のたんぱく質成分（スフィンゴ糖質とポリペクチドからなるもの）

図４・９　玄米（＝米糠）の二つの抗がん成分と抗がん力

注）伊藤悦男『がん患者は玄米を食べなさい』現代書林、2009 年による

が、①がん細胞のなかのマクロファージ（＝病原菌などを食べてくれる白血球）を無数に増やし、がん細胞を消滅させて線維組織に置き換える、②それによって、がん細胞はエネルギー代謝の異常を起こして死んでしまう、③ＲＢＦは、Ｐ53（がん抑制遺伝子）などを多量に出現させて、がん細胞死を誘発させる、④その後マクロファージは、その死骸を食べる、⑤ＲＢＦはがん細胞だけを死滅させ、健康な細胞を維持する、ということを明らかにしました（伊藤悦男『がん患者は玄米を食べなさい』現代書林、二〇〇九年を参照）。くわえて伊藤は、キノコ（＝β－グルカン）とハト麦も抗がん性が大きいことを明らかにしました。

　がんになった人は、いい伝えで多くが

玄米を摂るようになるようですが、そこには、米糠の多糖類とたんぱく質の成分が、がん成長の阻止とがん細胞死を起こさせるという、明確な根拠があったんですね！　しばらく前まで日本人が摂っていた主食は、がんを予防する素晴らしいものでした。このことも踏まえがんの防ぎ方を整理すると、つぎのようになります。

〈その基軸〉

Ⅰ．玄米を摂る（米糠の多糖類の成分とたんぱく質の成分が大切。ここで説明した通り）

Ⅱ．空気と水の抗酸化対応をする（これは、第3部の1で話したように、活性酸素を削減させてがんを防ぎます〔がんを外していきます〕。「環境回復サロン」や「陶板浴」は有効です〔ただしＥＭ菌によるものは注意〕。それに抗酸化の部屋も有効です）。

Ⅲ．にんにくを摂る（にんにくは、アメリカの〝がん抑制効果のある食品〟のトップに位置づけられています。抗酸化作用が大きいので、がんの抑制効果があります。生にんにくをカプセルにして、世界特許を取った栄養補助食品「アホエン」〔めいらく製品〕も効果があります）

〈その基本〉

Ａ．高たんぱく食・高脂肪食を少なくする、Ｂ．腸内環境を発酵型にする、Ｃ．酸化したものを体に入れない、Ｄ．禁煙、Ｅ．化学合成物の入った食品は摂らない、Ｆ．食物繊維を積極的に摂

る、G．砂糖をひかえる、H．マグネシウムを摂る、I．規則的な生活をする

〈その基礎〉

①「日本の食」を重視し、豆類、青魚、きのこなどを常食にする

・大豆イソフラボンは、乳がん、前立腺がん、肺がんなどを抑制する（＝防止する）

・日本人や中国人に乳がんが少なかったのは、大豆を摂取していたため

②発酵食品（みそや納豆など）や乳酸菌を摂り、腸内善玉菌を多くし便秘を防ぎ、細胞の正常化に努める。納豆は解毒作用があるし、みそは胃がん・乳がん・肝臓がんを防止する

③飽和脂肪酸の脂とリノール酸の油（オメガ6系でサラダ油など）はがんを招きやすいので、青魚などオメガ3系の油を重視し、がんを防止する。特にサラダ油で揚げたものは酸化しやすいので、時間がたった揚げ物は口にしない（それは過酸化脂肪酸の塊になっている）

④農作物は可能な限り自然栽培のものを摂取する。有機農産物のものでも、硝酸性窒素を多く含んでいない野菜を摂る。抗酸化農法の農作物も有効

⑤アミノ酸、ミネラル、ビタミンなどを摂って、抗酸化酵素を多くし、体の酸化も防ぐ

・ミネラルが不足すると、がんの発症を容易にするので、自然栽培食材などで補給する

⑥亜鉛（小豆）、銅（海藻）、マンガン（ゴマ）を摂って、SODの抗酸化酵素を活性化させる。四〇歳ころからSOD酵素が減少するのを、これらで防ぐ

⑦抗酸化物質の多い食を摂る（山菜・ゴマ・大豆など）
⑧がんをやっつけるナチュナルキラー（ＮＫ）細胞活性のために、笑うことや森林浴を行う
⑨植物性の良質たんぱく質やビタミンＡなどを十分に摂り、消化器官の粘膜壁を潤す
⑩マグネシウム（種実類に多い）を摂る。脂肪を燃焼させ、細胞の機能を正常にしてくれる
⑪亜鉛、ビタミンＢ群、葉酸を摂って、傷ついたＤＮＡの修復に努める
⑫高齢者は一日四〇分体を動かす。それによってがん（や認知症）が二割減少する
・体を動かすことは、がん細胞をできにくくし、血流もよくなる
⑬生きがいや張り合いのある生活は、乳がんの発生率四三％減に（愛知県がんセンターによる）
これらの食材や対応でみるように、がんの防止に対しても、植物食による体に優しい食の摂取が、より大事なことが分かります。

（3）重視したいフィトケミカル

フィトケミカルとは、「植物」を表す「フィト」（ギリシャ語）と、「化学」を表す「ケミカル」（英語）を組み合わせた造語であり、〝植物性化学物質〟のことをいいます。フィトケミカルは、主に植物に含まれる色素や香りや苦みなどの成分で、病気を予防し、健康の維持に作用をしてくれます。これには、がん細胞の増殖も抑え、傷ついた細胞を修復してくれるすぐれた抗酸化作用があります。それにアレルギー症も緩和してくれます。

しかもフィトケミカルには、植物の液胞内にポリフェノールなどの多くの抗酸化成分を含んでいるので、免疫力を高めて感染症も防止する作用があります。それゆえフィトケミカルは、最近「第七の栄養素」として注目されています（食物の五大栄養素は、炭水化物、たんぱく質、脂質、ビタミン、ミネラルであり、第六の栄養素が食物繊維、そして第八の栄養素が水です）。

こうした機能のあるフィトケミカルは、植物が自然界で生き抜くために自らつくりだした成分であり、つぎの作用があります。A.「抗酸化作用」、B.「抗がん作用」、C.「抗炎症作用」、D.「免疫力向上作用」、などです。そうですが、工業的に加工された食品には、分解されて失われるか、わずかなフィトケミカルしか残っていません。

自然界には、一万種類以上のフィトケミカルがあるといわれています。そのかなでも名の知れたものがポリフェノールで、ブドウやブルーベリーなどの色素成分であるアントシアニン、大豆のイソフラボン、茶のカテキン、ゴマのセサミノールなどです。また一般的なものとしては、カロチノイドの仲間に入る、ニンジンやカボチャに含まれるβ-カロテン、赤いスイカやトマトのリコペン、黄色いトウモロコシやホウレンソウのルティンなどがあります。

それに、海藻に含まれているネバネバ成分のフコイダン、きのこのβ-グルカン、リンゴやグレープフルーツに含まれるペクチンなども、多糖類系のフィトケミカルです。有機硫黄化合物に分類されるにんにくのアリシンは、免疫力向上や抗酸化作用などにすぐれた効果を発揮してくれます。なおブロッコリーには、約二百種類のフィトケミカルがあり、老化も防止してくれるようです。

このようにフィトケミカルは、植物自ら酸化を防止するたくましい生命力対応なので、私たちが摂り入れる意味が極めて大きい。私たちの先祖は、自然と深くかかわり、その恵みを上手く活用して、生命を維持してきました。だから、今日の生活習慣病というのも少なかった。しかし、経済に偏重した価値観への変化と、体験を通して得られ蓄積されたものを軽んじる対応は、自然との調和や交わりを遠ざけ、人為的なものの多くを導入したことで、がんなどの生活習慣病にむしばまれています。そうなので、いま再度、自然との調和が必要になっていると考えます。

私たちは、植物の持つ偉力を尊重した対応がより大切です。健康には、植物の恩恵を受ける日常的な取り組みや対応がより重要です。同時に大事なことは、できるだけ肥料や農薬を使わない農作物の摂取です。あるいはまた、加工されていないものの摂取です。自然から遠ざかったもの（加工されたもの）は生のものに比べて、健康への恩恵が少ないからです。

ただ、トマトに含まれるリコペンは、生のものよりケチャップで摂った方がよいようです。それは、加工によって繊維が切り離されて活性化するためです。一日二〇mg摂った方がよいといわれるリコペンは、生のものだと一kg、ジュースだと二五〇cc、ケチャップだと五〇gでよいからです。

5　歯みがき・かむ・出す対応が重要

（1）アセトアルデヒドと食道がん

世界保健機関（WHO）は、二〇〇七年にアルコールを飲んで「顔が赤くなる人」は、食道がんや喉頭がんになる割合が大きいことを明らかにしました。これを受けて、日本でも追跡調査が行われ、二〇〇九年に同様のことが確認されました。お酒を常に飲む人は、このことを踏まえ、十分注意を払った対応をして下さい。

その理由は、日本酒一・五合以上飲むと、発がんにアセトアルデヒドが作用するからです。つまりお酒を飲むと、アルコールがアルコール脱水酵素の働きで、アセトアルデヒドに変化し、さらにアセトアルデヒドはアセトアルデヒド脱水酵素の働きで、酢酸になります。

アルコール→アセトアルデヒド→酢酸
　　　　→　アルコール脱水酵素（A）　　→　アセトアルデヒド脱水酵素（B）

ところが、「顔が赤くなる人」はアセトアルデヒド脱水酵素（B）の出が不十分で、酢酸になかなか分解されません。日本人の四割は、この酵素（B）がないか、少ないために〝顔が赤くなる人〟です。アセトアルデヒドは体に悪く（二日酔いもアセトアルデヒドの影響）、アセトアルデヒド脱水酵素（B）が不十分だと、食道がん・喉頭がん・肝臓がんなどになりやすくなります。アセトアルデヒドは、こうしたがんの発症を促すからです。

それに、当初顔が赤くなって、まもなく赤くならなくなった人は、食道がんの危険性はより大きいということも、発表されました。それは、徐々にアセトアルデヒドを生んで、体に長い間悪い影響を与えてしまうからです。この対策の一つが、飲む前に歯みがきをして、口の中の菌を少なくしておくことです。というのも、口内細菌がアセトアルデヒドの増加に作用するので、歯みがきでそれを少なくしておくことが大切だからです。

(2) 病気防止に欠かせない歯みがき

歯みがきは、心筋梗塞や脳卒中など心臓病および血管にかかわる病気の防止に、大変重要です。なぜなら、心血管疾患（心臓病）リスクは、①一日二回の歯みがきを一とした場合、②歯みがき一回だと一・三倍に、③歯みがき一回未満だと一・七倍になるからです。つまり、歯みがきをする回数が少ないと、体の炎症作用を大きくしてきます（これは、英国人三五歳以上の調査で明らかになりました）。

歯みがきの回数が少ないと、動脈硬化や脳卒中になる割合も高めます。そのメカニズムは、「歯みがきの回数が少ない→歯周病になりやすく歯肉に炎症を起こす→それによって細菌が出血したところから血管に入る→菌が全身の血管をめぐり血管に炎症を起こす→それにより動脈硬化・心血管疾患・脳卒中などを生んでくる」ということです。私たちの口内には、約五百種類の菌がいます。

それゆえ、歯みがきは大変大切です。歯みがきの効果を要約すると、①虫歯予防、②歯周病予防、③亜硝酸を少なくする（=がんを防ぐ）、④口内のアセトアルデヒドを生みにくくする、⑤心筋梗塞・糖尿病・動脈硬化・認知症・肺炎なども生みにくい、ととらえられます。

ただし酸性飲食物は、歯のエナメル質を溶かすので（酸蝕歯になる）、それを防ぐために、摂取してから三〇分以後に歯みがきをして下さい。酸性飲料は、コーラ飲料、栄養ドリンク、黒酢飲料、梅酒、乳酸飲料、白ワイン、赤ワイン、サイダー、スポーツドリンク、などです。それにグレープフルーツも酸性が強いものです。PH五・五以下がエナメル質を溶かします。

（3）だ液は虫歯や歯周病を予防し活性酸素を消去

だ液には、いろいろな効果があることを知って下さい。

A．だ液には、つぎの作用があります。ア．消化作用（でんぷんを糖に分解する）、イ．中和作用（口の中の酸を中和する）、ウ．湿潤作用（湿っていないと話がうまくできない）、エ．歯を保護し虫歯を修復する、オ．洗浄作用（歯の汚れを流す）、カ．抗菌作用（口の傷を感染症から防ぐ）、キ．活性酸素の消去、ク．認知症の予防、ケ．老化の防止（だ液腺ホルモン「パロチン」は、老化の防止〔若返り・美肌〕に役立つ）、などです。

B．このキの活性酸素の消去は、かむ回数を多くすることで、だ液からSOD酵素やCAT（カタラーゼ）酵素などが出て、発がん物質の抑えや過酸化水素の消しに作用してくれます。またこのクの認知症の予防は、多くかむことで脳の前頭前野や海馬を刺激し、認知機能を高めてくれます。またかむことは、脳を活性化させますし、だ液の抗酸化作用でがんを抑制します。

C．さらにエの歯の保護とオの洗浄作用は、虫歯の予防に作用してくれます。だ液のたんぱく質は歯の表面にくっついて薄い膜をつくり、カルシウムやリン酸が溶け出すのをふせいで歯を保護してくれるからです。またカルシウムらは、虫歯になりかけた歯を修復してくれます（だ液の成分は、アミラーゼやムチン〔＝たんぱく質〕です）。

D．だ液は、日本人の場合、一日に一・〇～一・五ℓ分泌しています。しかし、かむ回数が少ないと、だ液の量が少なくなり、歯を保護してくれなくなります。そうですから、よくかんで、だ液を多く出すようにすることが大切です。

だ液の量が減少すると、食べかすが口に中に残りやすく、汚れも落ちにくくなって、口臭も生じてきます。そして、虫歯や歯周病・歯肉炎の発生を促進します。そうなので、硬いものを摂りかむことが大事です。歯はかむためにあります。

E．間食が多いと、口の中が酸性になっている時間が長くなり、虫歯になりやすくなります。だから、間食はできるだけひかえましょう。

F．だ液の量は、三〇歳位が最も多く、加齢と共に減少していきます。歳を取るほど、よくかむことが大事です。かむためには、料理の材料を大きく切って下さい。

G．それに近年、かまないことで児童の視力低下が大きくなっていることも、明らかになっています。このことから、子供もかむことが大切です。かまないと、目の水晶体の厚みをコントロールする毛様体筋がきたえられないからです。特に子供には、プリンなどのように、柔らかいもののひかえが大事です。子供には、かめる素焼きの木の実などを食べさせて下さい。

再度、かむということは、A．活性酸素の消去と抗酸化作用、B．免疫力の向上、C．消化の促進、D．認知症の予防、E．老化の防止、F．視力の向上、G．体を温める、などの重要な効果があることを自覚しましょう。

神奈川歯科大学の研究によると、人が一日の食事でかむ回数は、弥生時代三九九〇回、鎌倉時代二六四五回、江戸時代一四六五回、現代六二〇回、ということです。いかに現代のわれわれのかむ回数が少ないかが分かります。このかむ回数の大幅な減少が、今日のいろいろな病気を生む要因にもなっているし、機能の低下に結びついています。

（4）老廃物を「出す」ことは健康の原点

私たちが生きているということは、常に細胞や身体の代謝が行われているし、エネルギーもつくっているので、それらの過程で老廃物が出ます。不用になった体の老廃物は、早く体外に出した方がよい。また人のウンチの約三分の一は、不用になった細胞です。しかし、何らかの理由でそれらが体内にたまると、大腸内細菌層の乱れ（悪玉菌の増殖）を起こして、有害物質を生んできます。それが血液や細胞に取り込まれると、生活習慣病の招きにつながってきます。そして時には、がんの生みにも作用してきます。

老廃物や体のなかで生じた有害物質などを「出す」ことは、健康の原点であり、食べること以上に大切なことです。また栄養があっても消化・吸収されないと、その残りカスで内臓に負担をかけ、たまってくると害にもなってきます。そうしたことをさけるには、つぎのことがらが大事になります。

A．人は善玉菌を優位にし腸内環境を良好にして、「出す」ことを良くすることです。肉類は悪玉菌を優位にするので腸内環境を悪化させ、「出し」も悪くします。良好な「出し」には、玄米、食物繊維、発酵食品、野菜類、みそ汁、梅干しなどを、重視して摂って下さい。

B．トイレで自己診断をし、ウンチが太く・長く・重く・黒くなく・においの少ないのを出せるように、食対応をすることです。便秘はよくないし、黒っぽいコロコロの便は、主に肉類が多いことによっています。それゆえ、そのひかえが大事になります。

トイレ＝便所は、お便り所（おたよりどころ）です。体からのメッセージを知って下さい。

C．腸の蠕動運動（うごめき）の促しが大切です。それには、歩くこと（散歩も含む）も一定の効果があります。あるいは三〇秒走って一～二分歩くことを、三〇分位行うことでも「出し」

がよくなります。またストレスや心配事が多くなると、便の状態が悪化してきます。それゆえ、そうしたことが少なくなるように、努力して下さい。

D．有害な重金属は、尿より汗から多く排出されます。しかしエアコンの普及や運動不足で汗をうまく出せないと、体に毒素がたまってきます。汗腺がよく機能するように、クーラーを多く使わないようにしましょう。クーラーを常に使っていると、汗腺が開きにくくなります。

E．油脂類の摂取が多く内臓脂肪型になると（女性も閉経時以降、皮下脂肪型から内臓脂肪型に変わります）、その脂肪が毒素を抱えこみます。それが病気の引き金になります。そうであるから、内臓脂肪を解消できるように、食の摂り方の改善が重要です。

E．四一℃の風呂に二〇分位入って汗をかくことは、毒素を出す面からも有効です（それに風呂は、体の温めにもよい）。また運動によって汗をかくと、老廃物なども出してくれます。

6　自然との交わりも重要

私たち日本人の先祖は、自然の一員であるという認識があって、自然と交わった生活をしてきました。それは、食材を得るためにもありましたが、多様な自然の恵みをうまく活用するためでもありました。具体的には、森林浴や海水浴などであり、また山や森での仕事・散策・採取・戯れ、あるいは海での仕事や海辺の散策・釣り・戯れなどでした。

最近、先人だけでなく、現代人も体感しているそうしたことの効用が、科学的に明らかにされつつあります。ここでは、森林浴や海辺にいることによる健康への効果を知って、がんなど主要な病気の防止につながることを話します。

(1) 森林・森林浴

山村などで森林と交わって暮らしている人は、健康な人が多いといわれています。そのことは、身近なところに森林があって、日常的に接している人にもいえます。それを最近の科学では、〝癒しの効果〟ととらえています。

森林総合研究所が、男子学生を対象に全国二四カ所の森林と都市で、歩行と座観〔座って景観を眺める〕をした後に、ストレス度合いの指標となるだ液中のコレステロール濃度を測ったところ、森林の方が都市と比べて一三・四％低くなっていました。また緊張すると心拍数が上がる交感神経は、都市の方が一八％高くなっていました。逆にリラックスした状態で高まる副交感神経は、森林の方が五六％高くなっていました。現代社会ではストレスを生む場合が多いが、森林浴には、脳と心の活動をおだやかにする〝癒しの効果〟があります。

また日本医科大学の李らと森林総合研究所との共同で、女性看護師らに森林の散策路二・五㎞を、午前と午後に二時間づつ二日間歩いてもらいました。その結果、がんの増殖も抑えるＮＫ細胞の活性度が、一日目三三％、二日目三八％増えました。しかも、それから七日後も三三％、さらに三〇日後においても、一〇％増を保持していました。そうなので、森の持つ癒しの効果は、今日「森林セラピー」として注目されています。

このことは、樹木から放散される「フィトンチッド」（抗菌力や防虫力を持つ揮発物質）が、人の健康にも効力をもたらしているととらえることができます（「フィトン」は植物、「チッド」は殺す、を意味します。それは、植物が自らを外敵から守るために備えた機能です）。

人は、散策することでフィトンチッドを吸収し、NK細胞を活性化させ、抗がん能力も高められるようです。その点、森林の少ない都市部での散策は、NK細胞の活性がみられませんでした。森林浴は、人の免疫力を高めてくれることを立証したのです。

またこれらの共同研究において、各都道府県の森林率と乳がんおよび前立腺がんの死亡率の関係を解析したところ、森林割合の高い県に死亡率が低くなっていました。それを森林率六一％以上と、六〇％以下で分けてみたところ、森林率ががんの死亡率の低下に及ぼす影響度は、乳がん三〇％、前立腺がん三四％となりました。森林が多いと、三割低下に作用するととらえられました。健康には、森林浴をしたり、森林を散策することが大事です。

(2) 海辺・海水浴

海にも不思議な力があります。以前、〝春先に裸足で波打ち際を歩くとカゼを引かない〟、あるいは〝夏に海で泳ぐと病気にならない〟という、いい伝えがありました。また白い砂浜で寝ころんで波の音を聞いていると、心身が落ち着いて軽やかになったりもします。さらに疲れたり、精神的なショックを受けた時などは、海辺でいることで癒されることが少なくありません。

しかも、日本の長寿の村は海辺にも多々見られます。私も講演などで話をしていると、海にかかわっている人たちは、健康な顔をしているなぁと思わされます。長寿と短命を研究した近藤正二の著書『日本の長寿村・短命村』（サンロード出版）の〝全国地図〟においても、海岸部で長寿村がかなり多くなっています。

こうした海や海辺の効果は、今日「海洋療法」（タラソセラピー）ととらえられています。海の空気、潮風、波の音、海水、海藻、海の魚などは、ストレスの解消、免疫力の向上、老化の防止、健康の増進、美容と若返り、などに役立っています。海水浴をした後に爽快感《そうかいかん》に浸ることもありますが、これは、海水に含まれる種々のミネラルが血行をよくし、ヒフ細胞の新陳代謝をしてくれるからです。

同時に、ミネラルが体表にあるケラチサイトを刺激し、全身の免疫力を高めてくれます。また海風に含まれるエアロゾル（＝海水微粒子）が、海水と同様な効果（ミネラル効果）を果たしてくれます。それに波の音は、リラックスしたときに出てくるα波（脳波）を出させて、快感ホルモンを分泌し心を落ち着かせ、ＮＫ細胞も活性化させて、免疫力の向上に作用してくれます。

このように海水浴や海洋療法は、インターフェロン（＝ウイルスの増殖阻止や炎症を調節してくれるたんぱく質）やＮＫ細胞の活性化度合いを高めて、心身を落ち着かせ病気を遠ざけてくれます。海の持つ力は、自然塩・魚介類と合わせて「生命力」を高め、健康の維持・向上に作用してくれます。人間の元々ふるさとは海であることを含め、自然の持つすごさを改めて教えられます。

自然の偉力は、活性酸素を消すポリフェノールなどを豊かにし、自然の山菜を採って食べていた山村の人たちに、健康な長寿者を多くしたことと重なります。ただしこれは、彼らが食べていける経済条件を伴っていた場合です。現在人のわれわれも、自然との交わりを再度自覚する時期です。

第5部 「日本の食」は健康をもたらす

1 「日本の食」は生命力が高い

あらゆる動物が、行動できる身近なところから食材を得ているように、人間もまた行動できる身近な地域から食を得てきました。その身近なところから得た食材が、それぞれの身体構造をつくり上げてきました。地球上の人間は基本的に穀食動物ですが、地帯や地域の気候の違いと、行動できる身近な範囲で得られたものの違いによって、時に肉食にも、果物食にも、あるいは家畜からの乳食にも、部分部分で適用できる身体ができてきました。しかし、日本人の場合中緯度に属し、四季もあって雨にも恵まれた気候であることから、種実類・穀物類が比較的容易に得られたので、主に穀食に依存した食生活をしてきました。とりわけ、弥生時代以降はそうでした。

しかも、「身土不二」ともいわれるように、私たちの体は地域の土と合わさったものになっています。前にも話したように、長い間一定の範囲から食材を摂っていると、体が地域の土地の性質と合わさり、地域で採れた食物に適応して形成されてきます。同時に、そこの微生物の働きで得られた農作物などを通して、私たちの腸内環境が整えられ、健康に作用を与えてきます。だから、それから外れる急激な食の変化は、体に大きなマイナスの影響を与えてきます。そうであるから、私たちの先祖は、地域の持つ自然と調和し、体験を通して得た健康対応の蓄積を重んじ、「生」を営んできました。それによって私たちは、「生命力」を維持し・高めてきたのです。

（1）「日本の食」の生命力を知る事実

ここに、そのような対応で築いてきた、「日本の食」の生命力の大きさを知れる事実があります。それは、食を重視している人たちの間には、知れわたっていることですが、「日本の食」の重要さを知り・共有する意味で、その要点を掲げておくことにします。

時代は明治の初期です。その当時来日したドイツの医師ベルツは（この方は、日本の近代医学の確立に大きく貢献した人です）、彼の日記に興味深いつぎのことを書いています。それは、ベルツが東京から一〇〇㎞以上離れた日光に旅行した時のことです。

彼は、日光に着くまでに馬を六回乗り換え、一四時間かかって目的地に着きました。しかし、人力車を利用した同行者は、車夫を一度も交代することなく、そのわずか三〇分遅れで到着したのです。

そのことに驚いたベルッは、人力車夫の食事を調べたところ、「玄米のおにぎりに梅干し」「味噌大根の千切り」「たくあん」という内容でした。また車夫の日常の食においても、「米」「大麦」「アワ」「じゃがいも」「百合根」などであり、動物性食品はほとんど摂っていませんでした。

ベルツはドイツにおいて、当時最新のドイツ栄養学を学んでいたので、「肉を食べたらさらに力を出せるのではないか」と考え、二十歳代の車夫を二人雇って、つぎの実験をしました。

A. 一人には従来の玄米おにぎり中心の食事

B. もう一人には肉料理（牛肉）を取り入れた食事

そして、その二人に八〇kgの荷物を積んで人力車を引いて、四〇km走ってもらいました。その結果、Aの車夫は三週間走り続けましたが、Bの車夫は三日でダウンしたのです。これは、「日本の食」にパワーがあることを示す一つの事実でした。

このことは、「日本の食」にすばらしさのある一つの立証ですが、同時に「肉を食べるとスタミナがつく」というのは、根拠にもとづいていないことを表しています。

（2）「日本の食」はパワーがあり消化もよい

この話は、日本人が玄米とみそ・梅干し・たくあんを主にした食によって、身体構造をつくり上げてきたことを物語り、それが生命力とパワーを生んできたことを意味します。しかも、長い間慣れ親しんできたものに、体が適応する食摂取の大事さが示されています。さらにいえば、中緯度に住んでいる日本人は、穀物（主に玄米）に依拠することによって力を高める、典型的な穀食動物であるということも示しています。

この場合、「玄米ご飯＋みそ」という組み合わせは、単独で十分でないものを確保する点も優れています。すなわち、玄米は完全食品といわれるくらい優れていますが（玄米は必須アミノ酸の一つリシン以外のほとんどのアミノ酸を含んでいる）、細胞内でたんぱく質をつくり出す必須アミノ酸の確保という面で、みそがあった方がよい。なぜなら、みそには必須アミノ酸（＝体外から得なければならないアミノ酸）九種類のうち八種類含んでいるので、みその補給によってそれを十分得ることができるからです。そして、「日本の食」の多くの場合、これに雑穀・野菜・イモ類・キノコ・海藻などを加えることによって、ミネラルやビタミンの補給ができたのです。

それに「日本の食」は〝和食〟ともいわれますが、これは禾（＝稲が主の穀物）を口に入れる食文化であり、そこからの糠の摂取が体に和（なごむ）食になります。また「日本の食」の原形は、「玄米」＋「一汁一菜」ですが、その〝一汁〟（主にみそ汁を意味する）に入れる〝具〟（山菜・野菜・イモ類・海藻）は、種々の栄養分を補給してくれます。さらに〝一菜〟は基本的に漬け物であり、それによって、風土でつちかわれ日本人に合った植物性の乳酸菌が得られ、腸内環境を整えてくれます。しかも、前に話した同行者を搬送した車夫が摂っていた〝梅干し〟は、玄米おにぎりの酸性を中性にして、消化・吸収をよくしてくれます。くわえてみそ・たくあん・梅干しは発酵食品であり、体の健康に大きな作用を与えてくれます。つまるところ、日本の風土と体に合った植物食にこそ、日本人の生命力を高めてくれる要因がありました（なお「和食」は「一汁三菜」で、だしやもてなしの重視もあり、「日本の食」とはやや異なります）。

（3）種実類と「日本の食」と全粒の意義

種実類は、それ自体のなかに生命を宿していますので、ここで取り上げた米（＝玄米）以外にもすばらしいものがあります。たとえば、東日本の山間部の人たちが摂っていたヒエは、体を温めて冷えを改善し、体質優秀で強固な骨格をつくる面で、米より優れていたようだし、ソバはルチンを含んでいるので、血糖値の上昇を抑える作用をして、高血圧や脳卒中を予防してくれます。また大豆は、準穀物としてたんぱく質や脂肪の供給源であるし、体の酸化を防止して、多くの病気にかからないようにしてくれます。そうであったから日本人は、米に麦、ヒエ、アワやソバ・豆類なども入れた雑穀食を基本にすえ、健康を保持してきました。

それに種実類（玄米、全粒小麦、大豆、豆類、ソバ、雑穀類、ゴマ、落花生など）には、〝ミネラルの中のミネラル〟でもあるマグネシウムも豊富に含んでいます。そして、低カロリーの「日本の食」は、活動のエネルギーを出す働きをするミトコンドリアを多くしてくれます。

これらのこととかかわって、私がＮＨＫの大河ドラマを見ながら時々思わされるのは、一六〇〇年前後天下統一に向け戦いのために移動した、武将らの体力と気力の源です。その武将らの食は、さきに取り上げた車夫らの玄米やみそなどが主であったと考えられます。彼らの武装し武器や食糧も伴って、一〇〇～数百㎞も移動できる体力と気力は、主にそれらによって賄われていたことを考えると、玄米やみその威力の大きさを知らされます。そしてまた、日本人はそうしたものに適合した体を形成してきたといえるように思います。逆にいうなら、それ以外のものを日本人の食の基本にすえるなら、体力も気力も出がたいように思わされます。

戦場を駆けめぐり七五歳まで生きた徳川家康も、基本的に玄米とみそに依拠していたとみられます。ただ彼の場合、みそ汁の具に「五菜三根」（葉菜が五種類、根菜が三種類）の野菜や山菜を入れていたところに、当時の平均寿命三八歳の時代において、健康で長生きできた要因があったと考えられます。これは、現代の栄養価からみても、一〇〇点満点ともいえる内容です。つまり、玄米とみそで炭水化物・たんぱく質・脂肪を摂取していたし、みそ汁に入れた〝五菜三根〟で、でんぷん・ビタミン・ミネラル・食物繊維・フィトケミカルを摂っていたと解されるからです。しかもその野菜や山菜は、化学合成物などが入らない健全な土壌（あるいは自然の土壌）からの産物なので、ミネラルも豊富だったととらえられます。

しかも、葉菜や根菜（小松菜・白菜・高菜やダイコン・カブ・レンコンなど）は、人間の体内でつくれないビタミンCに富んでいます。それらの摂取は、コラーゲン生成による衝撃時の骨折抑制や免疫力を高めてくれます。家康は、これらのことを（ビタミンCというものは知らないが）、先人の教え・あるいは多くの戦いに出た経験を通して、知っていたのかもしれません。

〝五菜三根〟のみそ汁という場合、私は山梨県の〝ほうとう〟をイメージします。ほうとうは、うどんと似たものに多くの野菜を入れたみそ味のものですが、その雑多な野菜・山菜を入れることが、栄養的に大きな意味を持つからです。それに、ほうとう自体がかつては未精製（全粒）の麦を粉にしてつくっていたことを考えるなら、一つのなべでもってほとんどの栄養を満たしていたと、とらえることもできます。

「日本の食」の原形（平安末期に端を発し、鎌倉武士の基本食事になり、室町時代に庶民に広がり、江戸時代に定着したととらえられています）とかかわり、注目してよいのは、戦後のアメリカで成人病・特にがんや心臓病が多くなり、それを少なくするために取った方策の基本（後述するマクバガンレポート）が、日本の元禄時代（江戸の中期）までの食でした。それは、アメリカ人の脂肪の摂り過ぎから、炭水化物重視の食に転換を勧めたものですが、その場合、日本の元禄時代までに摂っていた玄米にヒントを得て、全粒小麦を取り入れました。玄米にしても、全粒小麦にしても、あるいはソバにしても、胚芽と皮の部分（あるいは糠の部分）に大切な栄養素があるからです。そこには（＝全粒には）、人間を健康にしてくれるものがたくさん詰まっています。しかも糠は、病気を遠ざけ体に優しい対応をしてくれます。

2　健全な食の変貌と課題

玄米とみそに依拠した「日本の食」は、生命力が大きかった。そうであったから、江戸末期に開国した日本は、西洋との遅れをずば抜けた早さで取り戻し、ほぼ追いつくことができました。このことから判断すると、人間の物事に対する対応能力と目標に向けた行動力は、根底に食にもとづく体力と気力があって、可能にするととらえられます。

(1) 戦前の食の変化

しかしながら、優れていた「日本の食」は、①欧米化による新たな食の取り入れと、②日本人自身の食の扱い方の変化により、明治の後期から徐々に異なる方向に歩むようになりました。

その前者(①)の一つは、当時まだ少なかったものの、肉類や油脂類の摂取が進行したことです。そのころのことを、石塚左玄は『食物養生法』現代語版で、つぎのようにのべています。「肉類は……わが海国都会人が、美食品あるいはもてなしの品として、たまに食べるのは差し支えないが、毎日毎食やたらに食べるものでない。料理屋などに集まって飲食するようになったのは、……特に明治以降、日清戦争のあと盛んになった」としています。つまり、明治三〇年代から都市部の日本人は、料理屋などで肉を食べる機会を多くするようになりました(日本人に肉を食べる習慣がなかったのは、七世紀から肉の摂取が禁じられたからです)。

その後者(②)の一つは、玄米を白米にして食べる習慣を多くしたことです。白米は、江戸時代の末期に都市部の富裕層や町民によって取り入れられるようになっていましたが、明治政府が軍隊に導入し、やがて農村部にも拡大しました。その過程で脚気《かっけ》が広がり(当時これを〝江戸患い〟と呼んでいた）、陸軍では大きな問題になりました。なぜなら、陸軍は多くの脚気患者を出し、それで死亡する者が多くしたからです。その点、海軍は麦飯を導入したので、脚気の被害は少なかった。陸軍は脚気の原因を病原菌説を取っていたので（当時の軍医総監は森林太郎〔＝森鷗外〕）、麦飯を導入しなかった（なお脚気がビタミンB1欠乏であることが分かったのは、昭和に入ってからです）。

米における糠の重要性は、日本の栄養学をつくった佐伯矩《ただす》によっても指摘され、彼は「七分搗きの米」を標準とすべしとしましたが、白米が一般的になっていきました。白米の栄養不足分は、副食で摂るようになったからです。

後者（②）のもう一つは、明治の末から「塩」（＝自然塩）が、「食塩」（＝化学塩）に変化したことです。「塩」は不純物や混ざり物を少なくすることから、明治三八年に専売法によって施行されました。その当初は、塩化ナトリウムを六〇％以上としましたが、やがて七〇％以上になり、そして昭和になって何回か改正され、戦後九〇％以上とされました。それは、ミネラルの量をより少なくされたことを意味し、昭和四六年からは塩化ナトリウムが九九％以上になったのです。最初は不純物を除くことが目的でしたが、〝工場に使用する塩〟や〝効率的に生産する塩〟などの面から、健康に必要なミネラルが奪われてきました。そして、平成九年塩専売法の廃止まで、健康に大きなマイナスの影響を与えることになったのです。

こうした変化がありましたが、戦前の食の変化は、それほど大きくなかったように思います。

（2）戦後の食の変化

戦後「日本の食」は、大きな変化をもたらしました。

その変化の一つは、農と食の生産・製造対応が化学的に変化したことです。具体的には、①化学肥料使用の増加：これは戦前からあったが昭和二〇年代後半から特に増加した、②化学農薬使用の増加：昭和三〇年ごろから多くなった、③除草剤の使用：同三〇年代後半から多くなった、④化学添加物使用の増加：同三〇年代後半から多くなった、⑤化学甘味料の増加：同二〇年代から使用され同四〇年ごろから増えた、⑥化学溶剤処理による油の使用：特に精製油と「トランス脂肪酸」の油が増加した、などです。このような農対応の変化と加工した食品の増加は、化学合成物の使用を多くさせて、人々の健康をむしばむようになりました。

しかも、農業における化学合成物使用の増加は、土を劣化させ、農作物の生命力の低下を促しています。また、食品加工やレストランなどにおける化学的食品添加物の使用は、細胞の負担も大きくしています。

変化の二つは、アメリカの余剰農産物処理のために、政策的に小麦を取り入れ、米から小麦粉製品にかえられた点です。そこでは、「日米相互防衛援助協定」（昭和二九年）で余剰小麦の買い付けを決め、昭和三〇年代に日本国内を〝キッチンカー〟（＝栄養指導車）を走らせ、パンやスパゲティなどの小麦粉製品を強く奨励しました。またそれと合わせて、昭和二九年制定の「学校給食法」で余剰小麦を入れて、〝パンとミルクとおかず〟を「完全給食」と決め、それにもとづきパン給食を実施したことです。

変化の三つは、これらにもよって、日本人は米食から小麦粉製品食にかえられ、食事内容もそれに合わせられ、いつの間にか「日本の食」が人々の意識と対応から取り去られ、スミに追いやられるようになったことです。そこでは、特に肉類、牛乳・乳製品、油脂類が著しく増加し、大人も子供も生活習慣病を生む基盤をつくることになりました。このことは、日本人の食が「植物食」主から「動物食」主にかえられたことを意味します。

変化の四つは、i．所得水準向上でグルメ嗜好の浸透、ii．学校・病院の給食と職場の食堂で多彩なパン食や洋食の浸透、iii．栄養学で一日三〇品目摂取の推進、iv．外国から新たな農産物および加工食品の輸入進行など、多様化・バラエティさが進み、これらとかかわって健康の基本を欠く食摂取になったことです。しかし、そうした雑多で急激な食の変化に体は対応できず、それが肉類・油脂類の増加と合わさって、がん、アトピー、花粉症、糖尿病、骨粗しょう症、心臓病など、多くの生活習慣病の生みと増加に作用を与えました。

(3) 農作物の中身の劣化

ところで、さきの一つ、化学肥料・化学農薬など使用による〝土の劣化〟によって、農作物の中身がどのように変わったのか、少々ふれておきます。すでに第2部で話したように、化学肥料や化学農薬を用いた野菜は、ビタミンやミネラルが大幅に減少しています。またモチ米を八年間貯蔵した場合、化学肥料や化学農薬を使用した一般栽培の「慣行法」のものは、アミノ酸類のアスパラギン酸、セレン、アラニン、グリシンなどがなくなっています。けれども、「健全な土壌」のものはそれらがあり、グルタミン酸も多くしています。さらに細胞組織のくずれは、「健全な土壌」の米にみられませんが、「慣行法」の米にみられます。土の劣化は、農作物の劣化ももたらしています（中村好男『土の生きものと農業』創森社、二〇〇五年を参照）。

つまり「健全な土壌」からの農作物は、栄養価が高く、細胞のくずれも少なく、生命力を保持しています。かつ美味しい。そのような自然循環から得られた農作物は、人の健康に作用してくれます。しかし「劣化した土」からの農作物は、その逆で不健康に作用します。

そうなので、私たちが健康を取り戻すには、劣化していない健全な土からの農作物の摂取がより大事です。そのためには、農業者にも「健康によい農作物づくり」が重要になります。

いま日本で、化学肥料や化学農薬を使用しない有機栽培・循環栽培・自然栽培の農作物は、全農産物の一％もありません。それらが伸びないのは、消費者にそうした農作物を購入しようとする意識が少ないということがあります。しかし、消費者は自らの健康のために、健全な土からの農作物をもっと摂ることが重要です。健康の基本はそこにあるからです。

また季節のもの・旬のものは、栄養価が高く、生命力にも優れています。そうなので、できるだけ季節のものを食べることが重要です。暖房したハウスでつくった農作物は、栄養価が低くかつかたよっているので、生産者も消費者も、それから一歩も二歩も脱却してほしいと思います。現在は貯蔵技術が発達しているので、その活用で、旬に取れた栄養価の高いものの摂取割合を、高めることができます。季節を外したハウスものは、栄養価が三分の一あるいは五分の一に低下することを知っておきましょう。生命を担う農作物や食品は、経済性（主に儲け）にかたよった行き方から出る必要があります。

3　優れている「日本の食」（1）

いろいろな食を摂る機会が多くなり、「日本の食」は高度経済成長以降、スミに追いやられてきました。だがそのことが、話してきた食の変貌と重なって、人々の不健康さを促進させています。

そうであったので、二〇〇五年からの食育推進に当たり、「日本の食」を見直す動きもなされ、食事バランスガイドで主菜と副菜の比重を、逆転させるなどの改善がされてきました（ただし、「日本の食」の構成は主食と副食であって、主菜と副菜という分け方でなかった）。けれどもそれは、今日の栄養学の基本を若干修正した程度であって、「日本の食」を根本から見直し・とらえなおそうという取り組みに至りませんでした。それゆえ、ここでは「日本の食」の優れた点は何かをみながら、食と健康の関係を話すことにします。

（1）玄米―健康な体質をつくる基本―

玄米には「命」があり、「生命力」豊かな完全食品に近いともいえます。しかも、食物繊維が豊かで善玉菌の活動を活発にして、腸内環境を整えてくれます。また玄米には解毒作用があるので、腎臓の機能も高めてくれます。それに玄米の糠は、体を康（やすらか）にして「自然治癒力」を高めてくれます。

今日、がんになり手術した人たちの約八割が、口コミで玄米を食べるようになると聞きます。自身に降りかかった病を、食摂取の面から見直し・改善することは、結構なことです。それでは、なぜ玄米が健康の維持と改善に優れた食なのでしょうか⁉

玄米は、炭水化物、たんぱく質、脂質が豊かな食であり、ミネラル、ビタミン、食物繊維も豊富な健康食品だからです。昭和初期の医師二木謙三は、玄米を「完全食」と呼び（玄米はリシン以外の多くの栄養素を含んでいる）、戦前の伝染病研究所によって、玄米を食べると下痢が減り、仕事の耐久力も上がり、医療費が減るという報告がされています。また糠に含まれるフィチンは、がんの予防に効果があることも明らかになっています。しかも、玄米は酸化を少なくします（米を白くすると、一カ月で酸化脂肪酸が一・七倍になります）。

けれども玄米を精白すると、内容が大幅に変わります。図5・1は、玄米を一〇〇とした場合の白米との栄養比率を比較したものです。これから明らかなように、白米は炭水化物によるエネ

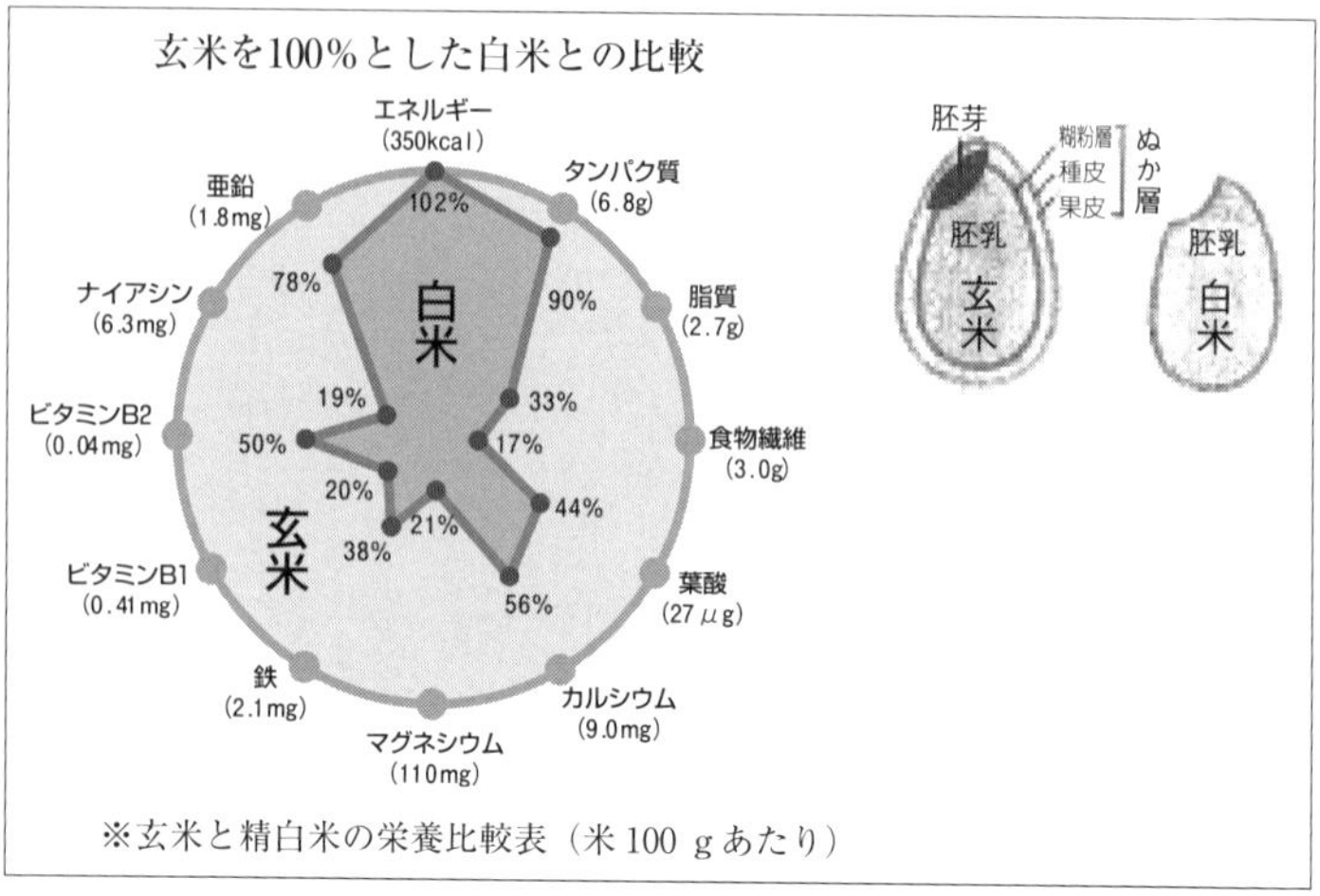

図5・1　玄米と白米の比較

資料）科学技術庁資源調査会編「五訂増補　日本食品標準成分表」より

ルギーに優れていますが、それ以外いずれの栄養価は大幅に低下しています。米を白くした字を「粕《かす》」と読みますが、白米は正に「カス」になっています。だから白米はカロリーがあるものの、健康の面から大きな問題を抱えています。

その一つは、腸内環境を整えるのに重要な食物繊維が、白米にすると一七%になってしまいます。そうであるから、白米は腸内環境を整える機能が大幅に低下します。また白米にすると、がん遺伝子の発生を阻止するマグネシウムが二一%に低下します。さらにビタミンＢ１も二〇%になってしまいます（白米を食べた明治期の陸軍が、ビタミンＢ１不足で脚気になった理由もうなずけられます）。その外にも、脂質がかなり低くなりますし、鉄やカルシウム、ビタミンＢ２、ナイアシン（＝ビタミンＢ３）の減少も大きくしてしまいます。

玄米は「完全食」といわれているのに（ただし、玄米にビタミンCはない）、精白すると「不完全食」の代表に変貌してしまいます。優れた栄養価が削り落とされた（「不自然」な）米になります。玄米には記憶力を高めるナイアシンがあるので、認知症の予防機能もあります。

しかも玄米のフィチン（ＩＰ6ともいう）には、抗がん効果や再発予防・細胞の正常化、心臓疾患の予防効果があります。それだけでなく、第４部でも話したように、玄米の糠には、抗がん作用をする〝αグルカン〟と〝スフィンゴ糖〟などがあり、がんの増殖を抑えて、がん細胞の成長を阻止します。また玄米は、放射性物質などの汚染物質を体外に排泄してくれます。

一部の人たちは、玄米はフィチン酸の作用でミネラルが排出され、体調を悪くするので長期間食べないようにと指摘しています。だが玄米のフィチン酸は、イオンと結合した「フィチン」の形です。フィチンはすでに複数のミネラルと結合しているため、体内ミネラルの排出はない。

さらに玄米は、解毒あるいは毒素の排泄作用があり、腎臓の機能も高めてくれるし、多くの病気の治癒力を高めてくれます。それに玄米には、抗酸化作用の高いガンマーオリザノール（ポリフェノール）があります。これは、細胞の酸化を防ぎ、関節炎や神経痛を抑えてくれる、自律神経の整え作用があります。これらの痛みや炎症は、加齢による活性酸素の増加が要因の一つですので、玄米の摂取は、これらを和らげてくれます。また脳のエネルギーは、炭水化物しか利用できないことも知っておきましょう。炭水化物が不足すると、イライラ、疲労、思考低下にもなってきます。

くわえて玄米は、血糖値の上昇をおだやかにしてくれます。ブドウ糖を一〇〇とした場合の血糖値の上昇を示すGI値は、白米が八三なのに、玄米は五五と低い。GI値六〇未満が望ましいとされているので、玄米は血糖値を上げない面でも有効です。それに玄米はお通じをよくし、毎日食べると便秘も解消します（便秘は、大腸がん、腸閉塞、高血圧、アレルギーにもなる）。

ただし、皮の部分の残留農薬の心配を考えるならば、自然栽培による玄米を摂った方がよい。

それに、玄米（＝種もの）には、発芽抑制ホルモン（アブシシン酸〔＝発芽毒〕）があります。これは、種が発芽に適した季節に芽を出すために、動物などから身を守る機能なので、多くの種が持っています。しかし、玄米を炊くときに十分水に浸すことによって（夏一二時間位、冬二四時間位）、その毒素成分は他に変化し・消滅するので、この問題はなくなります。

玄米を炊くときは、四〇年ぶりに復活した小粒黒大豆の「黒千石」（その中の「黒ちゃんドン」）を好みの量を入れて炊くと、美味しくふんわりとでき上がります（北海道北竜町で販売）。また市販されている十六の雑穀が入った「十六穀」や「モチキビ」などを入れても、もちもち感で美味しい。もちろん小豆でも美味しい。

日本では、玄米を摂る意識がまだごく一部にしかありませんが、アメリカでは、ミシェル・オバマ大統領夫人がプレゼンターとなって、二〇一一年農務省発表の「食事ガイドライン」一〇項目の一つに、玄米の摂取を明確に位置づけて奨励しています（日本の政府にはまだない）。

なお米食圏（日本など）は、非米食圏に比べ心筋梗塞で死亡する人が、男五分の一、女三分の一です。これは米を摂っているおかげです。

玄米の摂取は、自然栽培米を推奨します。これは、より生命力が高く、粒がそろい、美味しくて、安全だからです。

（2）大豆―健康の維持に大切なもの―

日本人は、たんぱく質を植物食の豆類から主に摂ってきました。特に豆類の代表である大豆は、健康の維持・向上に重要な役割を果たしてくれます。大豆はにたり・いったりして直接食べる場合もありますが、多くは豆腐、高野豆腐、納豆、ゆば、おから、豆乳、きな粉、それにみそなどに加工したもので摂ってきました。大豆には、つぎの優れた点があります。

〝畑の肉〟ともいわれる大豆は、たんぱく質の補給に重要ですし、脂質や炭水化物、および各種のビタミン・ミネラル・食物繊維・フィトケミカル（イソフラボンやサポニン）も豊富に含んでいます。なかでも大豆は、体内でつくられない必須アミノ酸九種類のうち八種類を含んでいる、良質なたんぱく質源です。それに大豆には、脂質の一種の「レシチン」を含み、脳細胞を活性化させ、細胞と細胞の間を情報伝達する〝アセチルコリン〟をつくってくれます（これが不足すると、認知症になりやすいといわれています）。またレシチンは、コレステロールを低下させ動脈硬化も予防してくれます。

大豆成分のなかには、がんを予防する「サポニン」があって、普通の細胞が変質してがん細胞に変わるのをふせぐ働きがあります。それにサポニンは、過酸化脂質を分解する役割も果たしてくれます。さらに大豆は、カルシウムとマグネシウムが豊かです。

また一般的に知られている大豆の「イソフラボン」は、酸化防止、骨の形成、骨粗しょう症の予防、乳がんの防止、前立腺がんの防止、動脈硬化や心筋梗塞の予防などに、大きな役割をしてくれます。しかもイソフラボンは、がん細胞が新しく血管をつくるのを邪魔する働きもあります。女性には、大豆イソフラボンが女性ホルモン様として作用し、脳梗塞、心筋梗塞も予防してくれます（大豆食品を週五回以上食べると、その効果が大きいようです）。それにカルシウムと結びついて骨の健康を保ち、血圧やコレステロール値の改善、肥満の改善などもしてくれます。けれども、現代日本人のイソフラボン摂取量は、必要量の半分以下です。特に若い女性に不足していますので、大豆を摂るようにしましょう（イソフラボンは高野豆腐に特に多い）。

なおイソフラボンは、腸内細菌によって「エクオール」というものに変わり、女性ホルモンのエストロゲンと似た作用をしてくれます。イソフラボンからエクオールをつくれる女性の割合は、国によってことなりますが、日本人は五〇％です（東洋人が高く、西洋人は低い。日本人でも大豆の摂取量が少ない若い世代は二〇〜三〇％）。こうしたこともあって、フランスの薬局では、大豆を若い肌をつくる「食べる化粧品」として販売しています。

大豆はビタミン群も豊かで、ビタミンB１が炭水化物を効率よくエネルギーに変えてくれるし、ビタミンB２が脂質やたんぱく質の代謝に役割を果たしてくれます。また大豆は、抗酸化作用の大きいビタミンEが豊富で、過酸化脂質の生成防止、老化の防止（血行をよくし、美しい肌を保つ）、肩こりや冷え性の解消に一役を担ってくれます（ただし豆乳は陰の作用が強い）。

発酵食品の「納豆」はビタミンKを生み、カルシウムを骨に蓄える働きをしてくれます。同時に納豆は、ナットウキナーゼの働きで血栓を溶かし、血液をサラサラにして血管も丈夫にし、さらに有毒菌の繁殖もふせいでくれます。善玉菌を増やす効果もあります。ナットウキナーゼが血栓を溶かすということは（図5・2を参照）、心筋梗塞、脳梗塞、血栓症の認知症など、生活習慣病を予防してくれることを意味します。その効果は、薬の血栓溶解剤（＝ウロキナーゼ）よりはるかに優れているようです。なお、血管内にできた血栓を溶かせる食品は、いまのところ納豆だけです（須見洋行『納豆は効く』ダイナミックスセラーズ、二〇一〇年）。

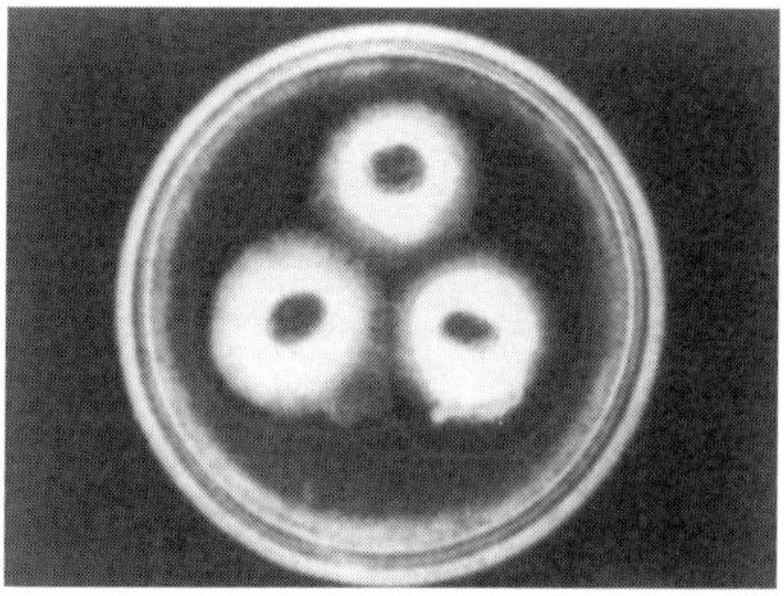

納豆による血栓溶解

人口血栓を入れたシャーレに納豆を直接のせたもの。納豆の周囲が溶けているのがわかる。

図5・2　納豆の血栓溶解の画像

注）この図は、須見洋行『納豆は効く』ダイナミック出版、2010年による

日本人は、いろいろに加工した大豆を摂取するなかで、経験的に食としてその優れた機能を知ってきました。だから、主食と組み合わせながら、健康の維持に常に大豆を取り入れてきました。そうした面で「ゆば」は、脳の働きを活

性化するアミノ酸が特に豊富に含まれているし、ミネラルも豊かです。「おから」は、イソフラボンとカルシウムが多く、しかも食物繊維が体内の水分を吸収してふくれ、腸の働きを高めてよい環境を整え、大腸がんも予防してくれます。おからの分も組み込まれた〝まるごと豆腐〟（大豆を粉にしてからつくる）は、食物繊維、イソフラボン、カルシウムが、普通の豆腐の三〜一〇倍もあります。〝飲む大豆〟の「豆乳」の消化吸収率は九五％で、大豆加工品のなかで群を抜いています（おから入りの豆乳「のむ大豆」もある）。高野豆腐は沸騰したお湯で戻すと美味しい。

なお、玄米のところの最後の方でふれた小粒黒大豆の〝黒千石〟は、アントシアニンが普通の黒大豆の二倍あり、それをご飯や卵焼きに入れたり煮豆・きな粉などで摂ることによって、血管の老化を抑制して高い血圧を改善し、内臓脂肪も減らし、免疫力も高める効果があるようです。日本の伝統的食材には、健康を高めてくれるすぐれたものがあります。

このように大豆は、健康に極めて優れた作用をしてくれるので、二〇〇六年アメリカの健康専門雑誌『ヘルス』が、世界の五大健康食品として日本の大豆を第一位に位置付けました（第一位はスペインのオリーブ油）。少し前まで、アメリカにおける大豆は家畜のエサでした。でも最近、その認識が〝偉大な食〟に変化してきています。

（3）漬け物と梅干し―体を整える―

「日本の食」の原形「玄米＋一汁一菜」という場合の一菜は、基本的に漬け物であることを話しました。漬け物の食としての機能は、①乳酸菌の摂取、②酵素の摂取、③善玉菌の働きを助けて、腸内環境を整えることです。もちろん、食材自体からの栄養価の確保もあります。

その場合、漬け物からの乳酸菌摂取は、ヨーグルトなどと比較し、日本の風土と日本人に合った乳酸菌として、腸内環境を正常に保ってくれます。というのも、植物性の乳酸菌は動物性の乳酸菌と比較し、生きて腸にとどく生存率が一〇倍もあるからです。植物性乳酸菌は、漬け物などの葉や茎の浸出液をエサにして、漬け物おけなどの過酷な環境に生息するので、胃の強い酸性にも耐えられて腸にとどくからです。ただし、体内での乳酸菌の寿命は二～三日ですので、毎日摂ることが重要です（「たくあん」なら一日二切れでよい）。

また漬け物は、酵素の摂取や善玉菌の働きを助けて、腸内環境を整えてくれます。それゆえ、漬け物は「日本の食」に欠かせない重要な役割を果たしています。

しかし、しばらく前から、漬け物を摂ると塩（この場合は「食塩」を意味する）が多くなり、高血圧になるということから、摂取をひかえる傾向が浸透しました。けれども、「塩」（＝「自然塩」）で漬けることにより、その問題は解消され、健康を保持してくれます。

ただ漬け物という場合、一夜漬けでなく、できるだけちゃんと漬けた方が乳酸菌を多くします。けれども、スーパーなどから購入する「たくあん」などは添加物が多く、砂糖も多い。漬け物の着色料もよくない。添加物や砂糖は健康によくないので、できるだけそれらのないもので摂るようにして下さい。そうしたことを考えると、ぬか漬けなど自分で漬けた方がよい。

他方、日本人に親しまれてきた梅干しは、細胞の解毒を促進します。また梅干しは、ご飯などの酸性を中和してくれる面でも重要な食品です。梅干しはクエン酸なので、体内をアルカリ性にしてくれるからです。私たちの胃袋は、睡眠中に胃酸（胃液）が蓄積されて、朝に最も酸性の大きい状態になります。この状態の時にアルカリ性の強い梅干しを摂ると、胃の酸性過剰が中和されて、バランスのある状態になってきます。それによって、摂取した食の消化・吸収がよくなります。しかも、梅干しはクエン酸の働きで、酸性食品から生じた酸化物を減少させ、体調を整えます。一日一個の梅干しの摂取が大切です。

江戸時代に〝梅は三毒を断つ〟といわれ、食べ物の毒、血の毒、水の毒を断つ薬効があるとされていました。このため庶民は、常備薬として梅干しを備えていました。こうした梅干しの機能は、今日も変わりありません。ただし最近の梅干し（＝購入品）は、砂糖入りで添加物もわんさと入っています。それらは体によくないので、それらがないもので、「自然塩」のものを選ぶようにしましょう。梅干しも自分でつくった方が健康によい。

さらに梅干しは、クエン酸がレモンの二倍もあり、発酵食品として酵素もあります。この酵素がミネラルと結びついて、他の栄養素を吸収してくれますし、体内の余分な水分や毒素を排泄し、腎臓の働きもよくしてくれます。体のなかではクエン酸回路によって、血液をアルカリ性に変え、カルシウムの含有率も多くしてくれます。体の疲れは乳酸の増加によりますが、クエン酸は乳酸の発生をふせぎ、肩のこり、足腰の痛み、動脈硬化なども防止してくれます。

梅干しの機能を要約しておきます。

A．消化の促進：梅干しの酸はだ液の分泌を盛んにし、消化を促進してくれます。胃がんの原因の一つピロリ菌を抑制する成分もあります。

B．健胃・健腸：梅干しの酸と塩分は胃腸の働きを助け、腸内環境を整えてくれます。特に梅干しのクエン酸は、代謝を活発にして効率よくエネルギーにしてくれます。

C．血液の浄化：アルカリ性の強い梅干しは、動物性食品や砂糖で酸性化したドロドロの血液を、サラサラの弱アルカリ性にしてくれます。

D．中毒の防止：梅干しには強い殺菌作用があり、食中毒の原因となるO－157などを防止し、食べ物の腐敗を抑えます。

E．疲労の回復：梅干しのクエン酸は、疲労物質の乳酸を完全燃焼させ、疲労を取ってくれます。日本人は胃酸の分泌量が少ないので、その分泌を補うためにも酸っぱい梅干しは有効です。

F．毒物を断つ：梅干しは、食べ物の毒、血の毒、水の毒を断つ解毒作用があり、細胞内の変異物質も「出し」てくれます。

4　優れている「日本の食」（2）

しばらく前まで、多くの人たちが摂ってきた「日本の食」には、健康の維持に優れたものがたくさんあります。ここではそのなかの副食に視点をおいて、主なものを話します。

（1）日本的な野菜

戦後多くの洋野菜が導入され、野菜類は豊富になりましたが、その主なものは、サラダ用の果菜類、生で食べられるもの、簡単に食べられるものです。それらは、ビタミンの確保などに大事ですが、果物と同様に、生で多く摂ると体を冷やし体温も下げる要因になります。しかし、日本で古くから食べられてきた野菜に、健康維持に作用してくれるものがたくさんあります。特に根菜類は、加熱しても細胞がこわれにくいので、ここでは主にそれを取り上げてみます。根には力があり、硬いところに現代人に不足しているミネラルやビタミンが多くあります（以下は、三浦理代監修『からだによく効く食べもの事典』池田書店、一九九八年などを参考にしました）。

「ゴボウ」を（千数百年前に中国から薬草として入った）、現在食用にしている国は、日本と韓国と聞きます。けれどもゴボウは、セルロースやリグニンなどの食物繊維が多く、整腸作用を促し、コレステロールを抑えて動脈硬化をふせいでくれます。しかも、その食物繊維は腸内の発がん物質を吸着して大腸がんを防止します。さらに腎臓の機能を高め、血糖値の降下に作用して糖尿病の抑えにも有効です。それに体を温めてくれます。ゴボウの皮は若い細胞で、栄養価が高いのでむかない方がよい。その方が味も豊かです。

それに、ポリフェノールによる抗酸化作用が野菜のなかで最も大きく、傷を癒す「創傷治癒作用」もあります。ゴボウは健康に優れた野菜です。

「ダイコン」は（奈良時代に中国から伝わり、室町時代に普及した）、その根の部分に、でんぷん分解酵素のアミラーゼが多く、消化を促進して、胃酸過多・胃もたれ・二日酔いなども改善してくれます。しかも、皮には毛細血管を強くするビタミンPや酵素も含まれているので、脳卒中の予防効果があります。また葉の部分に、ビタミンAの働きを持つカロテン、ビタミンC、ビタミンE、カルシウムが極めて多いので、ぜひ積極的に活用して下さい。

ダイコンの辛みの成分には、抗がん作用があります。切干ダイコンは、生より栄養価が高い。

「レンコン」は（鎌倉時代に中国〔もしくはエジプト〕から入った）、ビタミンCが多く、レモンの三分の二に匹敵し、コラーゲンの生成を促し、がんの予防にも効果があります。レンコンの糸はムチンという糖たんぱく質の一種で、滋養強壮作用が大きい。しかも、不溶性の食物繊維も豊富なので、血圧を正常に保ち、便通をよくし、整腸作用もあります。レンコンのアク成分はタンニンで、消炎や胃潰瘍にも有効です。最近の研究から、タンニンやムチンと乳酸菌が合わさって、スギ花粉症などアレルギーの改善効果があるようです。だから、植物性乳酸菌のある漬け物と一緒に摂るのも一つの方法です。

「サトイモ」は（縄文中期に渡来した）、そのぬめりの素が血圧を下げ、血中のコレステロールを取り除いてくれます。またぬめりにもムチンが含まれ、体内に入るとグルクロン酸という成分に変わって、胃や腸壁の潰瘍を予防し肝臓も強くしてくれます。それに動物性の毒素を吸出します。なおぬめりを残して皮を取るには、一五分位蒸すか煮て、手で皮だけをむきます。その方が味もよく、栄養にもよい。

「ヤマイモ・ナガイモ」は（日本で古くから栽培されていた）、でんぷん分解酵素のアミラーゼがダイコンの三倍もあるので、でんぷんの消化に大変よい。ぬめりの素はミューミンと呼ばれ、食物繊維と同じ働きがあります。それに滋養強壮効果も大です。だから続けて食べることによって、虚弱体質の改善や病後の回復によい。これらには、下痢の改善や整腸の効果もあります。最近の研究で、インフルエンザを防ぐ効果があることが明らかになっています。

「ニンジン」は（西洋種が江戸時代の後期に入る）、緑黄野菜の代表としてカロテンが豊富で、すい臓がんや肺がんなどの予防効果が大きい。それにビタミンAが豊富で、食物繊維やカルシウムも豊かで、動脈硬化も抑えます。ニンジンは、気管支の粘膜に炎症を起こした時や、セキどめにも効果があるといわれています（ただし、ニンジンにはアルコルビナーゼというビタミンC破壊酵素があるので、ダイコンおろしとまぜないようにしましょう）。

「カボチャ」は（四五〇年ほど前にカンボジアから導入された）、カロテンが豊富で、粘膜を丈夫にするため、カゼに抵抗力をつける効果があります。私は幼少のころ、冬至にカボチャを食べるとカゼを引かないといわれました。カロテンには抗酸化作用があり、活性酸素を除去して、マクロファージ（＝細菌やウイルスを捕食）の活性を促し、免疫力を高めてくれます。また発がん物質のつくりをふせぐビタミンCも含んでいるので、優れたがん予防食材です。

「ネギ」は（日本書記に記載があり、古くからつくられていた）、緑黄部分にビタミンCとビタミンAが多く、カゼ予防に効果があります。また白い部分の辛味のアリジンが、血行をよくして、体を温めます。疲労回復効果のあるビタミンB1があるので、カゼで弱まった体を回復させてくれます。

〝日本的な野菜〟は根菜類を中心に話ましたが、この他にもたくさんあります。千五百年前に入った「シュンギク」は、カロテン・ビタミンCが多く、抗酸化によるがん予防や血圧を下げてもくれます。スーパーでみかけることが少なくなった「セリ」は、鉄や食物繊維に富み、解毒作用や血圧降下作用があります。種類の豊富な「カブ」は、カルシウム、カロテン、ビタミンC、鉄に富んで、がん予防効果があります（カブはすって食べると風味があって美味しい。なお野菜などの〝すりおろし〟は、酵素の働きを何十倍にもするようです）。

東京都江戸川区の小松川が原産地とされる「小松菜」は、栄養価の高い冬の菜っ葉の代表で、カルシウム、カロテン、ビタミンCに富み、これもがん予防に優れています。小松菜は血栓を溶かす面でも、確認の研究が進められているようです。

古くから親しまれてきた〝日本的な野菜〟は、旬に合わせて摂ることによって、血圧を上げず、免疫機能を高め、がんを予防し、健康を維持してくれます。これらを上手に摂ることは、生命力も高めます。それも根菜類の多くは、皮に栄養価が多いので、できるだけ皮をむかない方がよい。また野菜をいためる時は、硬い野菜も油も最初から全部入れて、七〇℃位の低温でフタをせず一二〜一五分行うと、栄養も味もみかけもよくなります。こうした野菜の摂取が重要です。それに野菜を調理する場合、「いのちのうつしかえ」に気をくばって下さい（佐藤初女『いのちを養う食』講談社、二〇一一年）。たとえばホウレンソウをゆでるには、なべに寄り添い、栄養価・美味しさ・見た目をそこなわない、一瞬輝く透明感のある緑の時に引き上げて下さい。「いのち」を失わないように。なお根菜類は、栄養価の損失を招く冷蔵庫保管をひかえましょう。

（2）キノコと山菜

日本人はキノコを好む民族ですが、最近キノコの摂取が減っているように思います。しかしキノコには、その多くにβグルカンの抗がん成分など、優れた機能があります。

「シイタケ」は（室町時代から食べられるようになった）、エリタデニンが豊富で血圧や血中コレステロールを下げ、高血圧や動脈硬化を予防し改善する効果があります。またシイタケに含まれるレンチナンは、抗がん作用がありますし、エルゴステロールという成分は、紫外線に当たるとビタミンDに変わります。ビタミンDはカルシウムの吸収を助け、骨や歯を丈夫にしてくれます。さらに食物繊維が豊かなので、高血圧・動脈硬化・糖尿病なども予防します。

なかでも干しシイタケは、食物繊維とミネラルがより豊かです。

「シメジ」は、ビタミンDやビタミンB2あるいはナイアシン（ビタミンB3）が豊かな上に、食物繊維にも富んでいます。このため、便秘の解消に役立ち、血中や肝臓のコレステロールを下げる働きもあって、動脈硬化を抑制します。しかも、他のキノコ同様にカロリーが低く、過酸化脂質の生成を抑えるビタミンB2も含むので、肥満防止にも効果的です。

「マイタケ」は、大きなブナの木の根元などにしか自生しなかったので、入手が困難でしたが、一九七〇年代半ばに人工栽培に成功し、一般家庭の食卓にも容易に登場するようになりました。マイタケは、グルカンという免疫機能を回復させる成分がありますし、がん細胞の増殖をくい止める働きも大きい。また腸を刺激し老廃物などの排出を促し、大腸がんの予防にも効果が高い。さらにマイタケには、他のキノコ同様にビタミンD、ビタミンB1、ビタミンB2が豊富なので、脂質や炭水化物のエネルギー化を促して、肥満防止にも効果的です。なおグルカンに抗エイズ作用もあるようです。

このようにキノコ類の多くは、食物繊維・ビタミン・ミネラルに富み、腸の健康状態をよくして、免疫力を高め、がん細胞の増殖をくい止めてくれます。ただしキノコ類も、自然のもの・原木のものがよい。培養されたものは、化学合成物を用いている場合もあり問題もあります。

他方、山菜の苦みの部分には、ポリフェノール（＝活性酸素を消す）が豊かで、コゴミ、ノアザミ、ゼンマイなどに多く含まれています。これらには、キャベツの二〜三倍のポリフェノールがあります。それに脳へ刺激作用もあります。だから以前の日本人は、山菜を採取し、貯蔵しながら食べて、がんを防止し、健康を保持してきました。山菜摂取の減少は、がんの多発につながっているかもしれません。

山菜のポリフェノールは、日に当てないウドなどで半減し、抗酸化作用が大幅に低下します。このことから、山菜は自然のものの摂取が望ましい。なおポリフェノールは水に溶けやすいので、極力アク（＝ミネラル）を抜かない食べ方がよい。さらに山菜の多くは、血圧上昇のホルモンをつくる酵素の働きを阻害するので、血圧を上げない作用があります。くわえて、老廃物や余分な脂肪を排出し、やる気を起こさせてくれます。自然を尊重した食の摂取が大事です。

（3）海藻類と魚介類

日本人が慣れ親しんできた海藻類は、食物繊維による整腸作用とともに、コレステロール・脂肪・糖・発がん物質などの余剰物や有害物を除去し、排泄してくれます。それに海藻類は、代謝を高めて若さを保ってくれます。多くの海藻類は、カルシウムやマグネシウムが極めて豊富なので、その栄養効果は野菜を大きく超えます。

そのなかでも「コンブ」は、繊維も多くコレステロールや糖分を吸収し、高血圧・動脈硬化・糖尿病などをふせいでくれます（トロロコンブはその効果が大きい）。またコンブのなかにあるフコイダンは、抗血栓・抗がん・免疫力向上にも作用します。それにコンブのラミニンは血圧降下を促し、高血圧の防止に作用します。さらにコンブのぬめりは、食物繊維のアラギン酸で善玉菌のエサになり、コレステロールを低下させます。カルシウム、ビタミンＢ１、ビタミンＢ２などにも富むので、正にコンブは健康をつくってくれる海の代表的な野菜です。

沖縄の人たちの長寿要因の一つは、コンブをよく食べていたことにあったようです。「ワカメ」もカルシウムが豊かで、骨を丈夫にしてくれるし、ぬめりのアルギン酸も持っているので、高血圧の防止に寄与してくれます。また腸内の余分なコレステロールを体外に出して、高脂血症や動脈硬化もふせぎます。これもコンブと同様に、以前から若返りの薬といわれてきました。

「ヒジキ」は、カルシウム、鉄、リン、ヨウ素、カリウムなどのミネラルが多く、食物繊維も豊富なので、血液をきれいにして、高血圧や動脈硬化の予防に有効です。特にカルシウムはコンブの二倍もあります。また鉄分を多く含んでいるので、貧血防止にも効果があります。ただし、ヒジキは鉄分の吸収がよくないので、ビタミンCを含んだ野菜と一緒に食べることによって、鉄の吸収をよくします。

こうした効果もあって、日本では、海の近くで暮らしている人々に長寿を多くしてきました。彼らは、健康をもたらす魚介類と野菜を合わせて食べていたからです。それも、魚には飽和脂肪酸のＤＨＡ（ドコサヘキサエン酸）とＥＰＡ（エイコサペンタエン酸）があり、その摂取は、①血液をサラサラにし、②血中コレステロールを下げ、③中性脂肪も減らし、④血栓の発生を抑え、⑤インスリンの分泌も促進します。同時に魚には、アミノ酸の一種のタウリンというのがあって、心臓の働きをおだやかにしてくれます。これらの成分は、青魚（サバ、サンマ、アジ、イワシ、ニシン、サケなど）とマグロ・タラなどに多い。

また魚の不飽和脂肪酸は、腸に「くぼみ」をつくらず、血流の流れをよくしてくれます。それにＤＨＡは、脳の神経細胞の活性化を促し、アルツハイマー型認知症になりにくくします。さらにＤＨＡとＥＰＡは、血液中の中性脂肪や悪玉コレステロールを減らし、動脈硬化、糖尿病、狭心症、心筋梗塞、脳卒中、高血圧、免疫性の病気、アレルギー症など、生活習慣病の予防と改善に効果が大きい。

魚を個別にみると、「イワシ」は血栓や梗塞をふせいでくれるＥＰＡとＤＨＡが豊かで、ビタミンＤとカルシウムも多く、まるごと食べるのが望ましい。「サバ」は特にＥＰＡ・ＤＨＡが多く、酸化をふせぐビタミンＥも含んで、がんの予防も期待できます（なかでも水煮のサバ缶詰は有効です）。「サンマ」は貧血に効果があるビタミンＢ12があり、ビタミンＡも眼精疲労をふせいでくれますし、ビタミン類が極めて多い。

「サケ」はビタミン類が豊富で、ビタミンＤが多く、カルシウムの吸収を促進して、血液の循環をよくします。「イカ」はタウリンが豊富で、血中コレステロールの低下と中性脂肪を減らして血圧を正常にし、糖尿病も予防します。「アジ」は他の魚と同様にＤＨＡ・ＥＰＡの働きで、心筋梗塞や脳梗塞など血栓症をふせいでくれるし、肩こりにも有効です。マスの頭は特にＤＨＡが多い。

貝類において、「アサリ」は良質なたんぱく質を含み、タウリンも豊かで動脈硬化を予防します。「シジミ」はビタミンＢ12が豊富で貧血を防ぎ、過酸化脂質ができるのをふせぎます。

脳細胞の活性化や記憶力低下の防止には、コンブ・ワカメの外に、アワビ、エビ、シラス干し、タコ、イカ、カレー、ワカメ、ノリなども効果があるようです。

このように、私たちが食べてきた魚介類は、健康を維持する栄養を含んでいます。けれども、しばらく前から魚を食べる量が減少し、不健康化の要因をつくっています。それに注意したいのは、たらこやイクラなどに、多くの食品添加物がくわわっていることです。特に色をよくする亜硝酸ナトリウムは発がん性があるので、健康のためにそれの入った摂取のひかえを望みます。それにいまのネギトロは、トロでないので注意をして下さい（クズのまぐろにショートニングを注入したものです）。養殖魚も抗生物質・ホルモン剤が多いので、ひかえて下さい。

魚を食べる時に油脂で揚げると、DHAとEPAが効かなくなります。それらの脂肪酸を細胞まで運ぶリン脂質が、油脂類で埋めつくされて、DHAやEPAが入る「空き」がなくなるからです（カナダ・ニューファンドランド島の人は、魚を油脂で揚げた食べ方で短命でした）。

〈干物には注意を！〉

日本の伝統的食品〝干物〟は、干す過程で人体に有害な過酸化脂質が生成します。干物の油は乾燥のために、A．空気に長くさらされ、B．日光に当てられ、C．加熱をすることなどで、過酸化脂質が生じます。過酸化脂質は、細胞のDNAを損傷させ、発がんや動脈硬化、体内の炎症、骨粗しょう症、老化の原因になります。

干物は、A.原材料が新鮮なもの、B.短期の乾燥のもの、C.「一夜干し」のもの、D.真空パックのものを選ぶようにして下さい。購入後早くたべて下さい。原材料の鮮度が落ちたものや、冷凍貯蔵をしたもの、美味しさを感じないものなどは、さけるようにして下さい。

また干物は強酸性の食品なので、A.質の悪いたんぱく質になったり、B.腐った油になっていることもあるので、注意をして下さい。

にぼしも過酸化脂質を生みます。それを防ぐために酸化防止剤の「BHA」などが使われていますが、これには発がん性があります。買うならビタミンEの酸化防止剤のがよいでしょう。

〝かつおのけずりぶし〟も、「かつお・けずりぶし」でなく、発酵した「かつおぶし(本枯れ節)・けずりぶし」を摂って下さい。「本枯れ節」のものを食べる時にけずった方がよりよい。

(4) 注目できる食材

「日本の食」には、健康を促進してくれる食材はたくさんあります。そのなかで、日本人が慣れ親しんで食べてきた食材の数点を、ひろい出してみます。

「ゴマ」は(約三千年前の埼玉県の遺跡に炭化ゴマが出土しているが、日本での伝播は仏教伝来と共に)、ポリフェノールの一種ゴマリグナンという抗酸化力の大きい成分があり、炎症を軽減してくれます。それに植物エストロゲンの効果で、心筋梗塞・動脈硬化・骨粗しょう症を改善してくれます。また血中コレステロールを下げる不飽和脂肪酸と、抗酸化作用のあるビタミンE

にも富んでいます。ゴマはそうしたことにくわえ、カルシウム、マグネシウム、亜鉛、リン、鉄、ビタミンB群、食物繊維なども豊富で、老化を防止する効果もあります。それに肝機能も増強してくれます。さらにゴマは、ストレスやイライラをしずめるのにも有効です。

「コンニャク」は、九七％が水分でノーカロリーであることから、注目されるようになりました。このなかのグルコマンナンという水溶性の食物繊維は、消化されずに腸までとどくので、善玉菌を多くして腸の働きを活発にし、老廃物や毒素を体外に出して、腸内環境を整えます。しかも、コレステロールを吸収して血糖値も下げる作用があり、糖尿病も予防します。

「ソバ」は（奈良時代に朝鮮を経由して日本に入った）、消化がよく、良質なたんぱく質が豊富で、アミノ酸のバランスもよい栄養価の高い穀物です。なかでも、ソバに含まれるルチンというビタミンPの一種は、毛細血管を丈夫にして、高血圧や脳卒中を予防し、疲労回復機能も果たしてくれます。

なおソバもアレルギーが問題になっていますが、その要因は化学合成物（化学肥料や化学農薬など）です。化学合成物の入らない栽培で、肉の摂取をひかえると、この問題は解決します。

「小豆」は（八世紀ごろまでに中国から入ったといわれている）、糖質が筋肉内に蓄積して疲労物質に変わるのをふせぐ作用を持っているので、疲労回復、筋肉痛、肩こり、だるさ、夏バテなどに効果があります。それにサポニンを含んでいるので、コレステロールや中性脂肪を低下させ、高血圧も防止します。また強い解毒作用があるので、体内の有害物質やアルコールも速やかに排泄してくれます。ただし小豆は、砂糖と一緒に食べることが多いので、極力砂糖をひかえる摂り方をして下さい（砂糖は体によくありません）。

「緑茶」は、カテキン（一般にはタンニンと呼ばれている）があるので、がんを予防し、花粉症などのアレルギー性皮膚炎にも効果があります。それに緑茶は、血管の柔軟性を保ち、血圧を下げ、ビタミンCも豊富なので、カゼの予防、動脈硬化の予防にもよい。また最近の研究で、緑茶にも進行性前立腺がんとインフルエンザに抑制作用のあることが明らかにされました。

それに認知症の予防にも、一定の効果があるようです。

しかし、茶に含まれるカフェインは毒性があるので、多く飲むと腸内環境を乱します。また茶の栽培に用いる化学農薬の散布は一五〜一六回にもなっているので、摂取に注意を払いましょう。その点、番茶はカフェインが少ないので、健康のためには〝有機番茶〟が有効です。

「ミカン」は、だいだい色素のβ-クリプトキサンチンが骨密度を高めて、骨粗しょう症を予防してくれます（最近の疫学研究から）。毎日四個食べると効果が大きいが、冬期間食べていると夏まで蓄積されているようです。またこれは、発がん物質や活性酸素で細胞が傷つくのをふせいでくれます。それに糖尿病を抑制し、免疫力を高め、美肌の効果もあります。

「干しもの」（＝乾物）の多くは、健康を促進してくれます。これに入るのは、「切干ダイコン」「干しいも」「干し柿」、それに「干しゴボウ」などいろいろあります。なかでも干し柿は、カロテンや食物繊維を大幅に増加します（図５・３）。最近干しゴボウも注目されています。

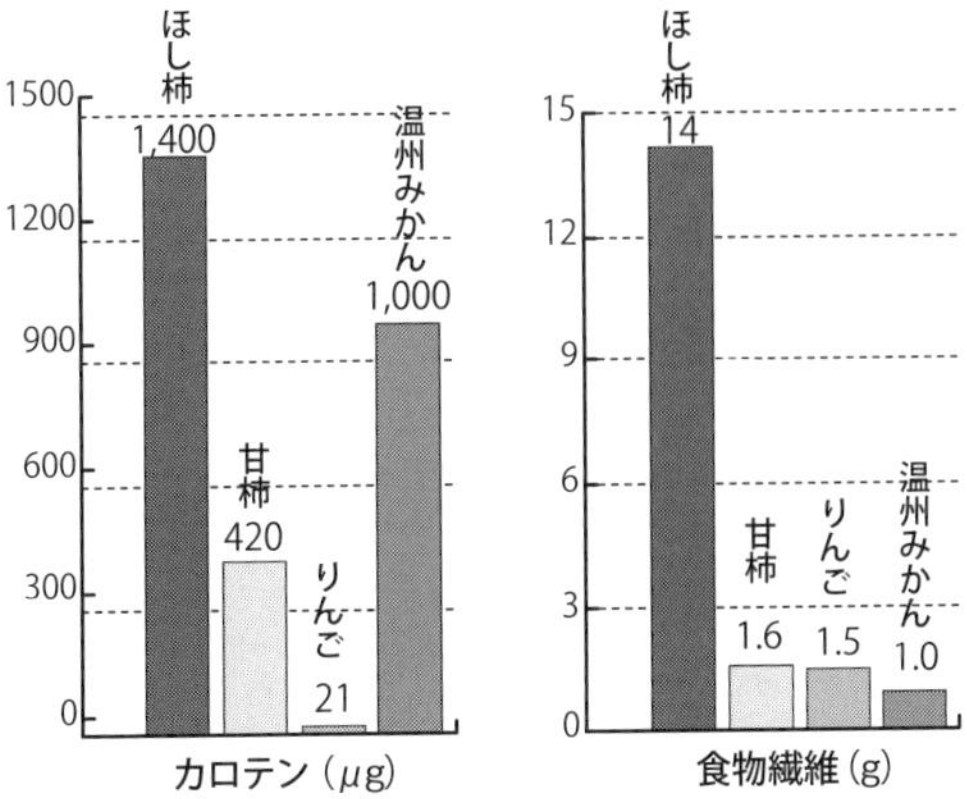

図5・3　干すことの栄養効果（干し柿）

資料）五訂日本食品標準成分表より（100g 当たり）

それに〝乾物〟は、干されたことによってマグネシウムが豊かになります。マグネシウムはカルシウムの吸収をよくして、骨を丈夫にしてくれます。そのマグネシウムは、豆腐から高野豆腐で三倍に、シイタケから干しシイタケで八倍に、ダイコンから切干ダイコンで一七倍になります。乾物になったあおさ・あおのり・ワカメなどのマグネシウムも、極めて豊富です。

食品は優れた機能をたくさん持っていますが、調理の面倒さや時間がかかることから、加工食品を摂る傾向が強まっています。しかし、ことは自分と家族の健康維持です。そのためには、添加物による、きれいで・簡単・便利で・安いから脱し、何が重要かを理解して、食を摂るようにしましょう。

こうしたこととかかわって、梅崎和子は、母親がなにを食べているかによって、授乳期間の乳児の元気さに影響を与えるとしています（梅崎『図解 よくわかる陰陽調和料理』農文協、二〇〇六年を参照)。母親が穀物や野菜中心の食事をしていれば(=みそ汁・根菜類・おひたし、豆ごはんなど)、母乳もさらっとして赤ちゃんは元気になります。しかし、母親が油たっぷりの野菜不足気味の食事をしていれば(=トンカツ・コロッケ・スープ、パンなど)、母乳がドロドロになり、乳腺炎などになって赤ちゃんに影響し、下痢や湿疹やアトピーになり不機嫌になります。こうしたことにも、「日本の食」の大切さが示されています。

それに仁川アジア大会で、日本代表の食を支えた管理栄養士の柴崎真木さんは、「選手たちはヒジキや切干ダイコンを好んでたべる。……日本食には力がある」と話しています(二〇一四年一〇月四日朝日新聞の夕刊)。しかも彼女は、たのまれて水泳教室の栄養指導をするようになってから、〝人の体は食べ物で変わる〟ことを実感するようになったとしています。このことでも、食によって体が変わるし、「日本の食」に力があることを知れます。

もっとも「酢」は、①血糖値上昇の抑制や、②血圧の低下に作用し、③疲労を取るとされていいます。しかし酢は極陰の代表の一つです。しかも「溶血作用」(赤血球を破壊する作用)が大きい。だから多く摂らないで下さい。多い摂取は、貧血、冷え、低体温、尿失禁、骨粗しょう症、不整脈などを起こします。酢は楽しむ程度にして下さい。

5　みその機能と効用ー欠かせない健康食材ー

「日本の食」で〝一汁一菜〟という場合の一汁は、常にみそ汁でした。しかし、そのみそ汁は、洋食特にパン食の浸透による米食の半減と重なって減少し、みその一人一年間の摂取量は、昭和三五年の八・八kgから平成一八年三・九kgになり、その四六年間で四四％に低下しました。けれどもみそ摂取量の減少は、イソフラボンの必要量の減少も促し、生活習慣病の増加にも作用するようになりました。

「みそ」は、日本人の工夫によって生まれました。そしてみそ汁は、鎌倉時代武士の「一汁一菜」の基本食事になり、室町時代に一般化し、江戸時代に入って現在とあまり変わらない必需食品になり、最近まで受け継がれてきました。

(1) みその機能

江戸時代の食の解説書『本朝食鑑』の「味噌」の項には、つぎのように書かれています。味噌は、「腹中をくつろげ、血を活かし、百薬の毒を排出する。胃に入って消化を助け、元気を運び、血の巡りを良くする」と。当時みそは、「医者要《い》らず」ともいわれました。

○みそ汁一杯三里の力　○みそ汁は不老長寿の薬

○みそ汁は朝の毒消し　○みそ汁はたばこのずをおろす（ずは毒や害）

○みそ汁は医者殺し　　○みそで飲む一杯、酒に毒はなし

ここで注目してよいのは、みその「出す」力の重視です。当時の人たちは、経験的にみその持つそうした力を体得していました。またみそには、ジピコリン酸という物質があり、放射性物質も吸着して排出してくれます。

みそは大豆を蒸すか煮たものに、麹（あるいは種麹）と塩をくわえて発酵させたものです。みそは発酵によって大豆の持つ力を強化し、優れた「機能性食品」になり、継続して食べることで威力を発揮します。つまりみそは、発酵の過程で大豆に少量あるアミノ酸やビタミンを多量に生成します。そして大豆の約三〇％がアミノ酸になっています。

しかも、そのアミノ酸は、必須アミノ酸九種類のうちの八種類を豊かに含んでいます。その他にも、炭水化物、脂質、ミネラル、ビタミン、マグネシウム、食物繊維、フィトケミカルなど、多くのたくさんの栄養素を含んでいます。それは、他の食品に例をみないものです。

みその中の有効成分とその効用を示したのが、図5・4です。みそは、大豆に含まれるビタミンE、サポニン、イソフラボン、レシチンなどにくわえ、発酵過程でビタミンB2を増強し、ビタミンB12、種々の酵素、プロスタグランディンE（＝血流をよくし血圧を下げる物質）などを生み、優れた機能を発揮してくれます。特にビタミンB12は、赤血球をつくり貧血を防止します（造血作用がある）。

また豊かになったビタミンB2は、たんぱく質の代謝と脂肪の分解・合成にかかわり、細胞の

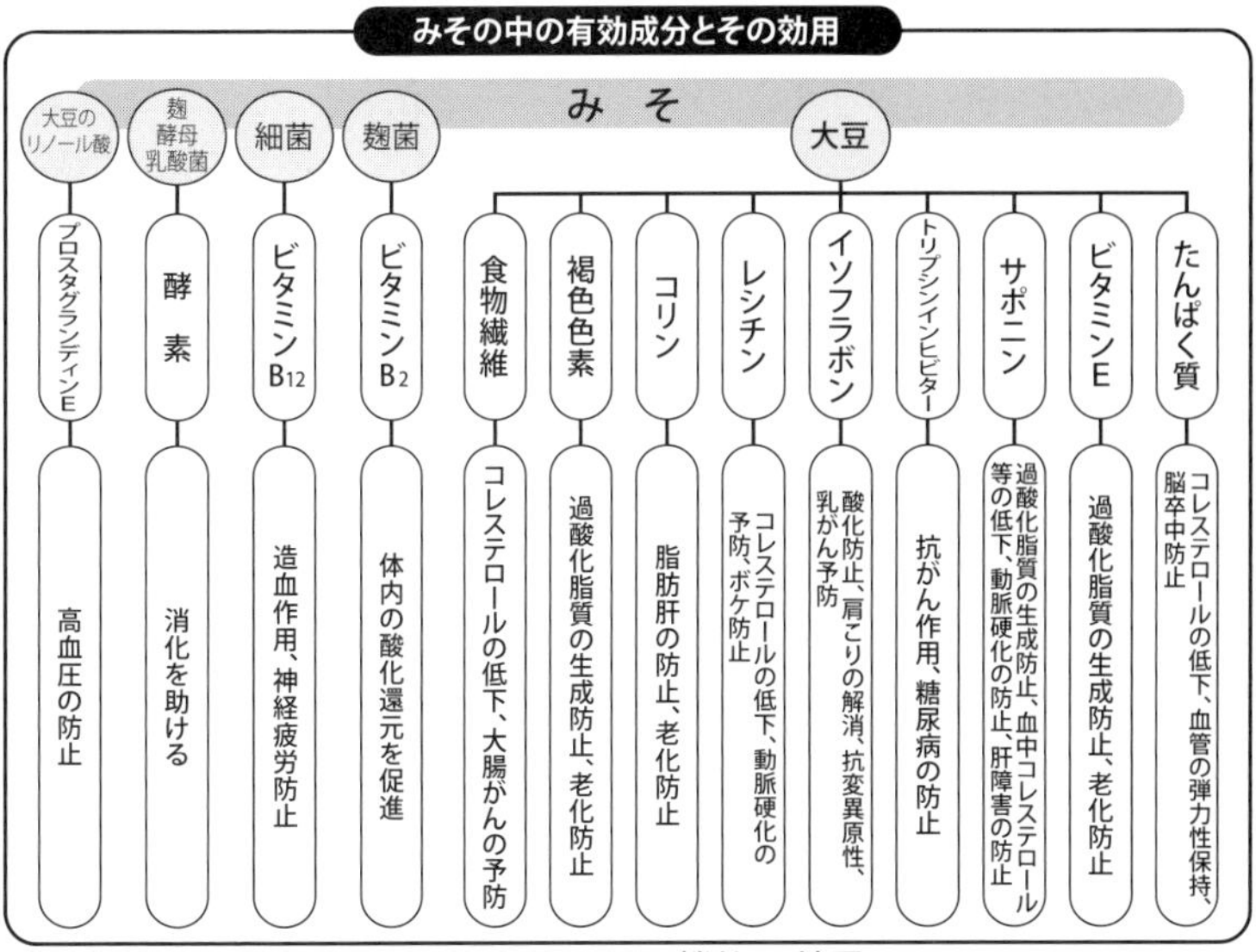

図5・4　みその機能と効用

注）この図は、『みそを知る』中央味噌研究所、1999年による

働きを正常にし、余分な脂肪もつけにくくしてくれます。それに種々の酵素は、消化と吸収などを促進してくれます。さらにサポニンが強化されたことにより、動脈を若く保ち、脳卒中から守ってくれます。

みそにおけるサポニンやイソフラボンは、多くのがんも予防してくれます。特にイソフラボンは、乳がんの防止に有効です。みそのフィト・エストロゲンは、女性ホルモンのエストロゲンに作用して、乳がんを防止してくれるからです。またみそ汁の摂取頻度の違いにおいて、男性の場合、みそ汁を全く飲まない人の胃がん死亡率は、毎日飲む人と比べ約五〇％高くなります。このことは、心筋梗塞・肝硬変なども同じ傾向です。

それに、みそ汁を毎日か時々飲んでいる人は、全く飲まない人と比べて、胃潰瘍、十二指腸潰瘍、胃炎などの病気が少なくなっています。それは、二十～五十歳代の間で大きな差がありませんが、六〇歳を超えると、みそ汁を飲んでいる人が、胃の病気になりにくくなっています。

（2）みその効能

老化は、全身の組織や機能の衰えにより、血管や体細胞あるいは脳細胞などが劣化して起きます。その主たる原因には、細胞脂質の酸化がかかわり、特に過酸化脂質が老化を促進すると考えられています。その点みそは、ビタミンEなど抗酸化物質を含む食品なので、老化を防止してくれます。そうですが、よくない食塩・よくない食材（＝化学合成物が入っているなど）でつくったみそは、細胞の衰えを早くします。

それに、たんぱく質は体に欠くことのできない栄養素ですが、消化吸収に時間がかかります。その点、みそのたんぱく質の約三〇％が分解されてアミノ酸になっているので、消化吸収が極めてよい。それもみそには、活性度の高い消化酵素が含まれているので、一緒に食べた他の食品の消化吸収もよくします。さらに、大豆の繊維質が腸をきれいにして、みそのなかの微生物が腸内の腐敗菌や有害物を体外に排出してくれます。

みそには、レシチンのなかに豊富に含まれているコリンがあります。これは、脳内の神経伝達を促進して、健脳の維持・向上に寄与します。その他にも、ビタミンB12の働きで、造血に加えて神経疲労をふせぐ働きがあるし、みそに含まれている遊離リノール酸は、シミやソバカスの発生をふせいでくれます。

このようにみそには、がんの予防、胃潰瘍の防止、コレステロールの抑制、老化の防止、消化の促進、整腸作用、毒素の排出、脳の新陳代謝促進、造血作用、美肌の保持などの働きがあり、極めて優れた機能性食品です。今日がんや心臓病や認知症の増加は、みそ摂取の減少あるいはみそ汁を飲まなくなったことと無関係でないと考えます。

酵母や乳酸菌は、生きていた方がよいので、非加熱のみそがよい。いまの市販のみそは、殺菌のため加熱されています（ただし、乳酸菌の一つ〝ラクトコッカス菌〟は、死んでもコレステロールや血糖値の下げに役立ちます。菌の成分が役立つ）。だからみそは自家製がよい。

みそ汁を摂ると、塩分が多くなることを心配する人も少なくありません。その意味では、みそを「自然塩」でつくることが大事です。同時に、一杯のみそ汁の塩分量は、決して多くないことを知っておきましょう。塩分量は、みそ汁一杯一・四gに過ぎません。それは、カップラーメン一杯の塩分量四・八gの三分の一以下です。

また、みその塩分は〝塩であって塩でない〟という実験があります。広島大学の渡辺敦光が行った、発がん物質を投与したラットに「食塩添加エサ」と同じ塩分量の「みそエサ」を与えた実験によると、「みそエサ」の方は胃潰瘍の発生がずっと少なく、潰瘍も小さかったとのことです。そこには、発酵食品のみそに不思議な力があることを知るとともに、改めて「日本の食」のすばらしさを知らされます。

6 「日本の食」の諸特質

(1) 出す機能にすぐれた「日本の食」

老廃物や体のなかに生じた有害物質などを「出す」ことは、食べること以上に大切なことです。老廃物が体内にとどまると、内臓に負担をかけ、体の不調を起こし、いろいろな病気の生みにつながってくるからです。そこでは、大腸細菌叢を乱し、悪玉菌の増殖や有害物質なども生んで、種々の生活習慣病ももたらしてきます。しかし、幸いにも「日本の食」は出す機能が優れています。それを整理して示しますと、

A. 玄米は、食物繊維が多く老廃物や汚染物質などを出すほか、放射性物質も排出します。また玄米を食べていると、便秘はありません。

B. みそは、毒消しともいわれ排出作用が大です。特にみそには、放射性物質も排出するジピコリン酸があることも、知っておきましょう。

C. 梅干しは、三毒（食べ物の毒、水の毒、血の毒）を断つ作用があります。それに細胞内の解毒作用も評価できます。

D. ゴマは、ＩＰ6があり、がん細胞などの有害物質を排出してくれます（ＩＰ6は玄米にもあ

ります）。

E．コンニャク・サツマイモ・寒天などの食物繊維は、有害物を排出します。さらに食物繊維に富んでいるものは、がんにもなりにくくします。

F．「塩」（＝「自然塩」）の解毒作用は、すこぶる大です。この面からも、「塩」はちゃんと摂ることが大事です。

その点肉は、食物繊維がないので出す作用を欠いています。その常なる摂取はひかえましょう。

また「出す」には、未精製の穀物を摂ることも重要です。

（2）「旬」の意味と「淡」の意味

昭和四〇年過ぎから、「旬」が人々の意識から消えるようになりました。それは、ビニール栽培やガラスハウス栽培によって、野菜の作期の拡大が可能になったことと、スーパーによる作期を広げた年間販売の要請が強まったことからです。消費者もそれを歓迎しました。

けれども、人間の健康を考えた場合、「旬」はないがしろにできません。むしろ、一億総半病人を生んでいる一つの要因は、旬を考えない生命力の弱い食材を摂っていることにもあるように、私は考えます。そうですから、「日本の食」と深く結びついていた旬を見直して、摂取することが大事と思います。なぜなら、旬のものはミネラルやビタミンに富んで、生命力の向上に寄与してくれるからです。一口にいいますと、旬のものは栄養価が高く、細胞をイキイキさせて、健康をもたらしてくれます。

旬を大切にする意識が消えてから、不健康化が増大したように思います。ホウレンソウは冬期の産物ですので、冬期に高い栄養価を示しますが、夏期の栄養価はその三分の一～五分の一に低下します。夏のホウレンソウは形がありますが、中身が伴わず、健康に寄与してくれません。逆にハウスで栽培した冬のキュウリやトマトは、栄養価が大きく落ちます。冬は根菜類を摂った方がよく、そうすることによって、栄養も摂取され、体も温めてくれます。

昔は旬とかかわって、「走り」「旬」「名残《なごり》」「時知らず」という食べ方がありました。「走り」は初もの、「旬」は出盛りのもの、「名残」は旬以降のもの、「時知らず」は一年を通して食べられるもの、でした。そのなかの旬は、地域の自然のエネルギーを無理なく十分に吸収してできたものだからこそ、栄養成分が最高の状態になっていました。日本人はそれを基本にして、野菜、山菜、キノコ、魚類のすべてを旬に合わせて摂ってきたことで、生命力を保持してきました。

それは、日々のくらしにおける食生活のリズムでもありました。しかし現在の日本人は、食生活のリズムを失った生き方になっています。メリハリのない生き方は、健康上からもよい生き方といえません。自身の健康づくりからも、旬を意識した食の摂取を望んでやみません。

それに、素材の味を忘れつつある日本人も増えたように思います。日本の料理（ここでは和食を意味する）は、本来「淡」＝まじらざるそのものの味です。精進料理でいう「精」は、まじらざるものという意味のようです。味には、五味（甘、酸、辛、苦、鹹《かん》〈＝塩辛い〉）があります。

そして日本料理（和食）は、これに「淡」が加わった「六味」からなっています。

季節感のある素材そのものの味は、料理において引き出すことで、淡い味の美味しさを感じることができます。いわばそれが、自然のもつ・素材のもつ本来の味であり、豊かなうまみがあります。油や砂糖や添加物を加えた料理は、それらで強められた味であり、本来の味といえません。豊かなうまみを引き出す調理は、素材の栄養分もそこねません。

最近の日本人は、アメリカ食や添加物の影響で、濃い味にならされています。淡い味の美味しさを知る舌の回復が大事です。淡い味には優しさがあります。

（3）穀菜食の優れはアメリカなどでも実証

「日本の食」は植物食を主にしたものです。それが昭和三〇年代を境に動物食を主にする食に変わり、その傾向はいっそう強まっています。しかし、動物食を主にした食が、今日の生活習慣病を生んできています。その点アメリカでも動物食に偏重した食の摂取が、心臓病やがんなどの増加をみました。アメリカではそうした病気を克服するために、政府内に委員会をつくり改善策を出し（マクバガン・レポートなど）、植物食に比重を移す歩みもされつつあります。

そのなかで、肉・牛乳・卵などの動物食を食べない穀菜食の人の健康はどうなのか、アメリカとカナダの栄養士が合同研究を行い、二〇〇三年につぎのことを明らかにしました。

①肉や牛乳や卵などを摂取しない完全菜食（＝穀菜食）でも、栄養は摂れる

②菜食（＝穀菜食）は、がん、糖尿病、肥満、高血圧、心臓病の死因にかかわる生活習慣病のリスクが減る
③認知症のリスクも減る
④二〇年以上の菜食者（＝穀菜食者）は、一般の人より平均余命が三・六年長い

このように、「日本の食」に似た対応が生活習慣病のリスクを減らし、余命を長くするという結果が出ています。

病理学者の家森幸男は、ＷＨＯの協力を得て世界の長寿地域を研究する中で、日本人の長命は、日本の伝統食に支えられているとして、そのいっそうの摂取を勧めています。

第6部　油脂類は健康も不健康も促進する
――選んで注意を払って摂る――

1　油脂類摂取の増大と問題点

現代の日本人の多くは、無類の油脂《あぶら》好きです。いま国民は、何でもてんぷらや揚げ物にして食べる傾向にあり、肉も脂が組み込まれた〝霜降り〟を好みます。しかし、日本人が油脂類を多く摂るようになったのは、最近のことです。油で揚げる摂り方は百五十～二百年くらい前からで、それ以前の油脂類は一日一〇g程度の摂取でした（これは、玄米や大豆などからの摂取と考えられます）。明治以降、油脂の摂る量が徐々に拡大してきましたが、特別の日や料理屋で食べる以外、日常的にあまり摂っていませんでした。そうしたことから、日本人は欧米人と比較し、そもそも油脂を消化する体の能力が小さい国民です。

油脂類の年間摂取量は、戦前一人一〜一・五kg程度であったのが、戦後昭和三〇年代から増加し、現在一人一五〜二〇kgで、戦前の一五倍くらいになっていますし、昭和三〇年ごろとの比較でも五倍になっています（前掲表2・2）。だが、消化能力が小さい日本人の油脂の摂り過ぎはよくないし、どんな油脂を摂っているかによって、健康上種々の問題を引き起こします。特に高脂肪や高たんぱく摂取は、発がん促進物質も生んできますし、心臓病や脳梗塞などの病気にもつながってきます。

それゆえ、今日の生活習慣病の生みは、油脂類の増加とその摂り方に起因している場合が少なくありません（前掲図4・4）。そしてそれとは逆に、食物繊維の摂取量が少ないことが、大腸がんなど多くのがんの生みを促進しています（前掲図3・5）。全カロリーのなかで、日本人の油脂摂取割合は二〇％くらいがよいともいわれていますが、現在は平均で二九％になっていますし、おそらく四割くらいの人は三〇％を超える摂取と思われます。

2　健康・不健康にかかわる油脂の種類

私たちが摂っている油脂は、大きく五つに分けられます。その特徴を簡単に示しますと、つぎのようになります（図6・1を参照）。

A．飽和脂肪酸　（主に動物性の脂。なるべく減らす＝炎症を起こす）

B．不飽和脂肪酸のオメガ3系（植物性のシソ油や魚など。積極的に摂る＝炎症抑制）

C．不飽和脂肪酸のオメガ6系（植物性で大豆油など。なるべく減らす＝炎症促進）

D．不飽和脂肪酸のオメガ9系（植物性でオリーブ油など。適量を摂る＝加熱にも可）

E．トランス脂肪酸（油の性質を変えたものでマーガリンなど。食べない）

以下では、これらのそれぞれの油脂類を健康との関連で、話すことにします。

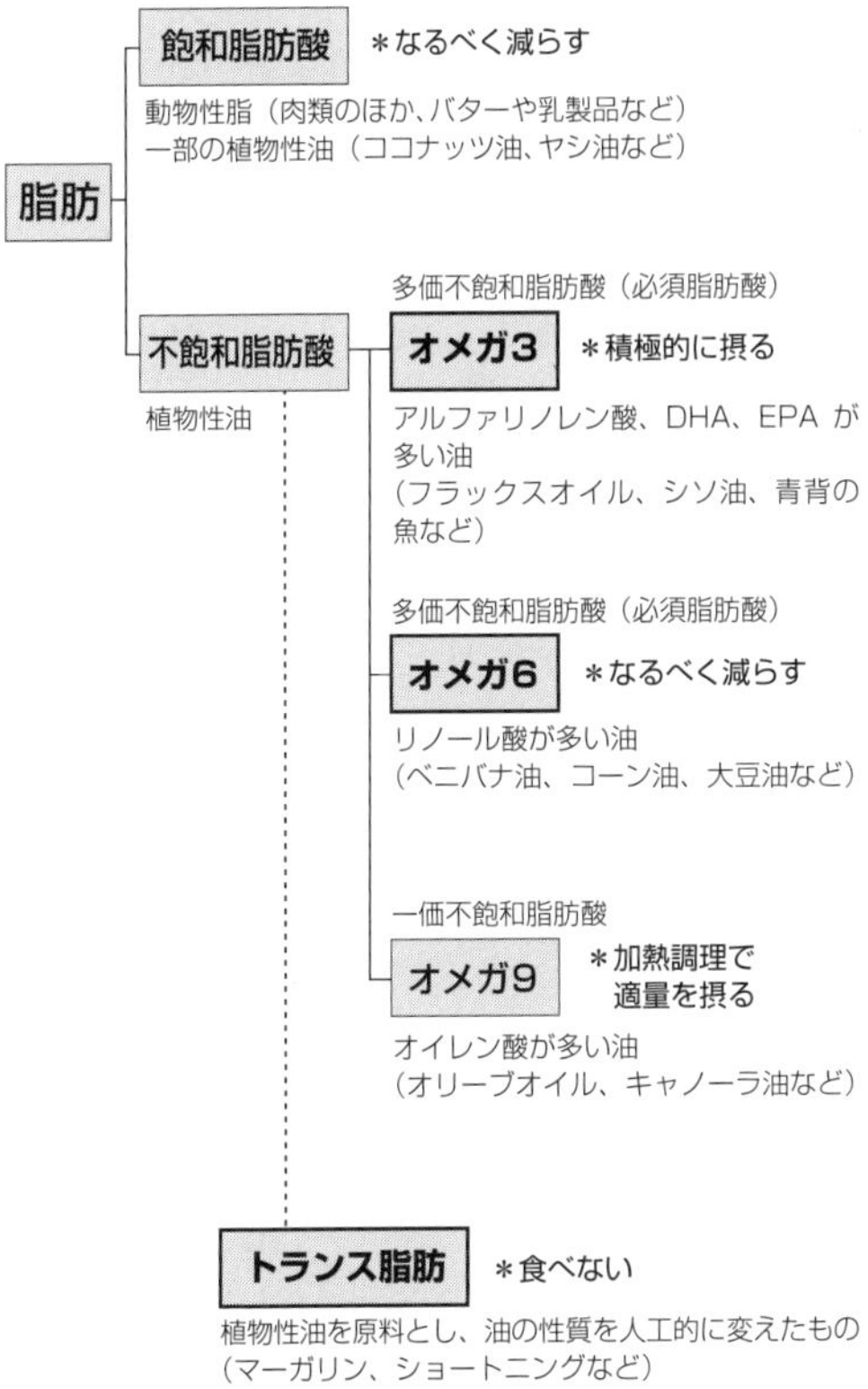

図6・1　知っておきたい油の種類

注）この図は、山田豊文『脳がよみがえる断食力』青春出版社、2009年による

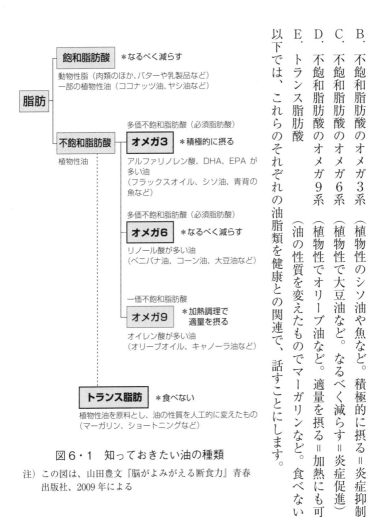

（1）飽和脂肪酸（主に肉類の脂）は問題が多い

飽和脂肪酸である肉類の脂は、炎症を起こしやすいし、腸内の悪玉菌を多くして、それによる有害物質を生んで、がんや認知症に作用します。つまり、肉類の脂（飽和脂肪酸）は、体内に入ると固まりやすく、摂り過ぎると悪玉コレステロールを増加させて、肥満、動脈硬化、心筋梗塞、脳梗塞、がんなどの要因になります。また血液をドロドロにして血流を悪くし、血圧を上げます。それに飽和脂肪酸は、腸にくぼみもつくります。

肉類の脂は、飽和脂肪酸（ステアリン酸など）が多いが、同時に、牛肉・豚肉には、〝オメガ6系の不飽和脂肪酸〟（アラキドン酸など）も多く含まれています。そのオメガ6系の油脂は、動脈硬化や血栓（血の塊）の形成も促進します。なお肉の脂による種々の炎症は、アレルギーの発症リスクも高めます。

世界的に長寿で知られたコーカサスの人たちは、肉をよく食べます。しかしその食べ方は、肉の塊を大量のお湯で煮立てて、脂肪分をほとんど落としてから食べています。彼らは長い間の肉摂取の体験から、肉の脂は、多いと体によくないことを知っているんですね！　その点日本人は、その問題に配慮することなく、油の多い霜降り肉をわざわざ好んで食べています。

沖縄でも、肉をゆでる「ゆでこぼし」を行って、脂肪を除いてから食べてきました。というのも、沖縄では、豚肉を塩漬けして保存していたので、食べる時に塩を抜くため肉をゆでる習慣があり、その過程で脂は落ちました。

脂や油の消化は、胃酸の分泌量の多少とかかわりますが、日本人のその分泌は欧米人の約半分です。そうなので、牛脂や豚脂は、それの持つ飽和脂肪酸とオメガ6系油脂の両者とも、動脈硬化・肥満・血栓・梗塞・がんなどを促進してきます。以前は、脂肪が足りないことで脳の血管が破れる脳出血が多かったが、現在は油脂を多く摂っているので、破れずに血管がふさがれる脳梗塞になっています。

また飽和脂肪酸の多い牛乳・乳製品の多い摂取は、「脱灰」を促進しマグネシウムの不足とかかわって、骨粗しょう症や心臓病の要因にもなってきます。

このように、肉の脂には多くの問題がありますので、なすべく減らすようにしましょう。

(2) オメガ6系の油(リノール酸など)は多く摂らない

オメガ6系の油は必須脂肪酸です。しかし、そのリノール酸(コーン油、大豆油、ベニバナ油などが多い)の油を多く摂っていると、善玉コレステロールを減少させ、酸化しやすいので過酸化脂質も増えて動脈硬化の原因になります。しかもこの油は、血栓もつくりやすい。またリノール酸が多いと、認知症や肥満を促し、心筋梗塞・アレルギー症も起こしてきます。

大豆などからのサラダ油は、加工過程で抗酸化作用のあるビタミンEが失われ、加熱すると過酸化脂質を生んでしまいます。過酸化脂質は細胞を弱くし、神経・免疫・ホルモン分泌などの機能に悪い影響を与えます。

同時に、サラダ油から発生している〝ヒドロキシノネナール〟は、神経細胞を破壊して脳の機能障害を発症させ、認知症にもつながっています（山嶋哲盛『認知症が嫌なら油を変えよう』ダイナミックセラーズ出版、二〇一四年を参照）。特にリノール酸を多く含むサラダ油（大豆油・コーン油・ベニバナ油など）は、①ヘキサンを入れた油の製造過程での加熱、②化学薬品の除去や脱臭過程での加熱、③家庭での調理やスーパーなどの揚げ物をつくる加熱、という三重の加熱で大量のヒドロキシノネナールが生じています。しかも、これらの加熱過程で栄養成分がなくなり、ヒドロキシノネナールという神経毒が増えたものを、私たちは食べているのです（実験では、この毒は一八五℃三〇分で生成し、二一八℃だと五分で生成し、加熱されている時間とともに、その量は増えます）。サラダ油は極力ひかえて下さい。

そうなので、ソバ屋のてんぷらやレストランの揚げ物は、油なべが長時間高温になっているので、ヒドロキシノネナールを大量に含んでいると思われます。私たちは、それからのものを食べているのです。外食あるいは中食の不健康は、こんなところからも生じています。これが神経細胞をさびさせて、神経細胞死を起こさせ、脳梗塞・心臓病・がんやアルツハイマー病の原因になっています。この神経毒の問題は、二〇〇五年にアメリカのサーリ・ツァラニーによって明らかにされました。

それにサラダ油による揚げ物は、時間が経つと過酸化脂質の塊になってしまいますので、家庭でも揚げたら早く食べるようにしましょう。過酸化脂質はがんの生みにも作用します。だから、時間が経った揚げ物は、食べないように心がけましょう。使いやすく便利になることは、大切な機能を失うことにもなります。なおこの植物油は、一六〇℃を超えるとトランス脂肪酸を生み出し、二〇〇℃以上で急速に増加します。

不飽和脂肪酸は、オメガ3系とオメガ6系のバランスある摂取が大事です。オメガ3系（青魚など）と、オメガ6系（サラダ油など）の摂取割合は、一対一～四がよいようです（私は一対一でよいと考えています）。しかし現代日本人のその摂取割合は、一対一〇～五〇あるいは一〇〇と、オメガ6系が大変多くなっているところに、問題を抱えています。オメガ6系の油は、揚げ物からだけでなく、ドレッシングやマヨネーズなどからも多く摂っています。

（3）オメガ3系とオメガ9系の油は人をいやす

魚の油やシソ油・エゴマ油は、オメガ3系の多価不飽和脂肪酸で、DHA・EPAやαリノレン酸などを含み、血中の悪玉コレステロールを減らして、血液をサラサラにします。同時にオメガ3系の油は、体外からの摂取が必要な必須脂肪酸（＝体内でつくれない脂肪酸）です。

他方オリーブ油は、オメガ9系の一価不飽和脂肪酸で、オレイン酸が多く、酸化しにくく、悪玉コレステロールや中性脂肪を減らします。またオリーブ油や魚の油は、認知症のリスクも減らします（前掲表4・1）。これらのことからオメガ3とオメガ9の油は、人をいやしてくれる油なので、積極的に摂った方がよい。これらの油は、血栓も生じがたいからです。

〈魚の油〉

魚の油（オメガ3系）は、健康をつくる油ですので、その点をもう少し話しておきます。不飽和脂肪酸の魚の油は、常温で液体状なので、体に入っても固まる心配がありません。つまり血栓も生みにくい（「油」は常温で液体状のもので、「脂」は常温で固体状のものです）。

油脂をみる場合、覚えやすいのは、食する対象の油脂が、人間の体温より高いか、低いかです。家畜の体温は三九～四二度位なので、それより低い人間の体に入ると、その「脂」は固まります。しかし多くの魚の体温は、水温に合わせて変温しているし（ただしまぐろは変温しない）、人の体温より低く人間の体に入っても、その「油」は固まりません。そうであるから油脂は、血液を、家畜の脂の場合ドロドロにしますが、魚の油の場合はサラサラにします。

魚の油は、ＤＨＡ（ドコサヘキサエン酸）とＥＰＡ（エイコサペンタエン酸）などから成り、中性脂肪酸を減らし、善玉コレステロールを増やし、血栓の発生を抑え、動脈硬化を予防してくれます。またＤＨＡは、脳の神経細胞を活性化させ、アルツハイマー型の認知症になりにくくします。魚から油脂類を摂取する場合は、青魚の方がよいようです。なおＤＨＡの効能は、生で摂ったのを一〇とした場合、煮る・焼くで八になり、揚げると五に低下します。

それから、第5部の4でも話したように、魚は干物にすると、その油が過酸化脂質に変化してしまいますので、干物の摂取には十分注意を払って下さい。

3　トランス脂肪酸は摂らない

(1) 摂取をひかえよう (その1)

油は、以前「圧搾法」で搾っていましたが、時間と労力がかかり変質しやすいことから、現在多くが、原材料にヘキサンを入れた「溶剤抽出法」によっています。しかし、この方法による油のつくりは、自然界にない「トランス脂肪酸」を生んでしまいます。

「トランス脂肪酸」は酸化しにくいかわりに、悪玉コレステロールを増やし、がん、高血圧、心臓病、認知症の原因をつくってしまいます。そのうえトランス脂肪酸は、細胞膜に組み込まれると、細胞が正しく機能せず、有害物質になります。トランス脂肪酸は「不自然」の代表です。

特にマーガリンは、植物油に水素を添加し、無理やり固形状に性質を変え、不飽和脂肪酸から飽和脂肪酸に人工的につくったものです(これはバターの代用としてつくられました)。それゆえ、トランス脂肪酸を多く含む油は、体に大変悪い油です。洋菓子などに多く使われているショートニングは、トランス脂肪酸の代表です。

油や食品の一〇〇g中にトランス脂肪酸を含む量は、ショートニング一三・六g、マーガリン七・〇g、コーヒー用クリーム三・〇g、バター一・九g、クッキー一・八g、マヨネーズ一・

二gなどです。今日多くのパンに、ショートニングやマーガリンが入っていますし、洋菓子・クッキー・クラッカー・チョコレート・アイスクリームなどにも入っています。世界保健機関（WTO）は、トランス脂肪酸の一日当たり摂取量を、総カロリーの一％未満を勧めています。日本人のトランス脂肪酸の摂取量は一日〇・七～一・三gで、総カロリーの〇・三～〇・六gなので問題ないとしています。しかし、東京大学など八大学の調査によると、三十～五十歳代の女性では、総カロリー一％以上のトランス脂肪酸を摂取した人は、二五～三八％になっています（図6・2）。洋菓子、ケーキ、クラッカー、ポテトチップス、ポップコーンなどのお菓子を多く食べる習慣が、トランス脂肪酸の多い摂取につながっています。

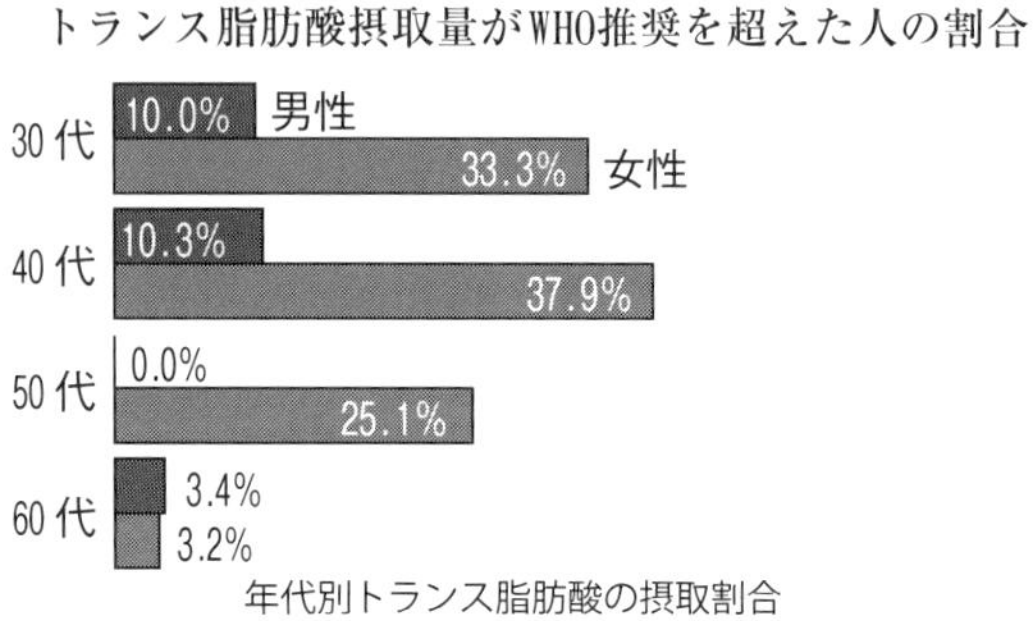

図6・2　トランス脂肪酸の摂取は30～40代の女性に多い

注）東大など8大学グループの調査による。『朝日新聞』2010年3月22日から引用

（2）摂取をひかえよう（その2）

体と心の〝むしばみ〟は、「危険な油」（トランス脂肪酸など）によるところが大きくなっています。トランス脂肪酸（マーガリンなど）は、心臓病や糖尿病など現代病をもたらす〝最悪な油〟

です。いま諸外国では、それを追放しつつありますが、日本ではまだ容認しています。

自然派運動家のフレッド・ローは、〝マーガリンは食べ物でなく、「食べられる形をしたプラスチックだ」〟といっています。彼はマーガリンを窓際においたところ、二年経っても元のままの状態で、虫も来なかったし、カビも生えなかったとしています（山田豊文『病気がイヤなら「油」を変えなさい！』河出書房新社、二〇〇七年を参照）。

トランス型（＝片方の水素が反対の方向に移動した型）の脂肪酸は（正常なのは「シス型」といいます）、不自然であるので、体に入ると分解や代謝に時間がかかり、大量のミネラル・ビタミンを消耗して、体に負担をかけます。トランス脂肪酸は体に役立つ機能がないし、老化やがんの原因になります。しかも活性酸素をたくさんつくり、細胞の働きを弱めます。それにトランス脂肪酸は肝臓にダメージを与え、コレステロールの調整機能をくずし、心臓病のリスクを高めます。

アメリカで女性看護師を対象にした調査によると、近年糖尿病が増えたのは、トランス脂肪酸を摂るようになったことにも原因があるとしています（ハーバード大学で女性看護師八・四万人を対象にした一四年間の調査から）。そこでは、トランス脂肪酸摂取の多いグループは、糖尿病発症危険度が三〇％高くなったとしています。その理由は、インスリンの働きがそこなわれて、血糖値を上げてしまうからとしています。

人は八〇歳まで、一〇億回（一日に千個以上）がん細胞が発生する機会を持っていますが、がんで傷ついた遺伝子を修復する機能もあります。同時に、免疫系のマクロファージ、ＮＫ細胞、

T細胞などが、がん細胞を含む異物を補食したりしてやっつけてくれます。

しかしトランス脂肪酸が入りこむと、これらの機能を不完全にし、がん化を促進してしまいます。またトランス脂肪酸は、大量の活性酸素をつくり出し、がんの発生にもかかわります。さらにトランス脂肪酸は、脳の神経伝達機能を変性させ、認知機能の低下を起こさせ、認知症になりやすくしてしまいます（アメリカの研究から）。それに、トランス脂肪酸は体内の代謝を制約するので、内臓脂肪を蓄積させて、太りやすくなります。

健康のために、トランス脂肪酸は摂らないようにしましょう。私たちには、トランス脂肪酸の入った食品を買わない心構えと、口に入れない自覚が必要です。また食品メーカーは、健康に対する社会的使命を考え、トランス脂肪酸を極力ひかえるようにして下さい。

アメリカの食品医薬品局は、二〇一三年に人工のトランス脂肪酸を禁止する案を提示し、二〇一五年六月に「三年後の二〇一八年にアメリカは原則禁止」を発表しました（日本ではその動きもない）。

4　今日の精製油と調理の仕方を知る

（1）精製油の問題点

市販のサラダ油やマヨネーズ・ドレッシングの多くに、水素を添加した油が使われています。

またショートニングは、パン・クッキー・洋菓子の多くに使われていますし、「植物性油脂」「食用精製加工油脂」と表示しているものも、不自然で危険な油であるきらいがあります。化学溶剤を添加した「溶剤抽出法」によるものは、きれいな油といえません。つまり今日の多くの油は、

A. 原料の外皮を取って、細かくして「ヘキサン」(石油系)などを入れ熱して攪拌した後に、高温で溶剤を気化させ油分を残させますが、入れた溶剤も残ることがあります。

B. 長期の保存のために、油に水とリン酸を加えて熱し、レシチン、食物繊維、カルシウム、マグネシウム、鉄など、すぐれた栄養分が除かれています。

C. 変色や古さが目立たないようにするために、一一〇℃の高温で脱色しています。しかしこれによって、ビタミンE・βカロテン・香りなどがなくなっています。

D. これらの工程で発生した脂肪酸の劣化臭を取り除くために、二四〇〜二七〇℃の高温で長時間放置します。それに保存剤を加えて商品にしています。精製油も「不自然」なものです。

くわえて問題なのは、不飽和脂肪酸を一五〇℃で熱すると突然変異を起こし、さらに一六〇℃を超えるとトランス脂肪酸を生み、二〇〇℃を超えるとトランス脂肪酸が急速に増加することです。それに一八〇℃の加熱で、神経毒のヒドロキシノネナールも生みます。このことは家庭における調理の加熱でも起こります。一七〇〜一八〇℃で揚げ物にすることは、こうした問題に通じてきます。

高温にすることで、大切な栄養素や風味が抜き取られ、栄養価が失われていわば〝死んだ油〟

になってしまいます。また加熱処理された精製油には、酵素が存在しません。多くの酵素は四五℃位で破壊されるからです。だから油脂は、不飽和脂肪酸のオメガ3系とオメガ6系を主に、「圧搾」した油を高温にしないもので、摂るようにして下さい。あるいは直接、玄米、魚、ゴマ、クルミ、大豆、落花生、アーモンド（＝素焼き）などで摂るようにした方がよい。

あなたが健康を維持したいなら、油は熱しないのが原則です。熱しても低温（七〇℃位）対応することです。あるいはサラダ油でなく、加熱に少し耐えられるオリーブ油（エキストラ）やゴマ油で調理することです。けれどもあなたが油好きで、サラダ油のてんぷら、フライ、トンカツ、コロッケ、野菜いため、あるいは焼きソバなどを好んで食べるなら、確実に不健康が訪れます。

また外食や中食の揚げもの油なべは、長時間高温になっているので、そこからの料理は、トランス脂肪酸を含む過酸化脂質（あるいはヒドロキシノネナールも）わんさのものになります。だから、外食や中食の揚げものを多く摂っていると、病気を生んできます。あなたが病気になると、あなた自身がつらいし、家族やまわりに迷惑をかけるし、社会にも負担をかけることになります。そうならないために、あなたの自覚と賢明な判断が必要になります。

同時に国民の健康を考え、いま多くなっている、サラダ油など精製油による調理や宣伝のテレビ放映は、ひかえていただきたい。

（2）調理の仕方とトランス脂肪酸

トランス脂肪酸を含んでいない植物油でも、高温でつくられるポテトチップスやチキン、ドーナツ、あるいはハンバーグなどは、大量のトランス脂肪酸を生成してしまう恐れがあります。だから、調理法の見直しはきわめて重要です。健康を考えて、高温で「揚げる」「焼く」「炒める」はひかえるようにしましょう。

高温にすることは、①トランス脂肪酸の発生につながるし、②アクリルアミド（＝発がん性の高い物質）発生の恐れがあるからです。国際ガン研究機関によるアクリルアミドの評価は、2A＝「人に対しておそらく発がん性がある」になっているからです（表6・1）。

アクリルアミドは、「油でジャガイモなどを揚げることで生む」ということを知っておきましょう（これは一二〇℃の加熱で生成します）。つまり、ポテトチップスなどは、アクリルアミドを含んだ発がん性のある食品です（そのほか「かりんとう」などもあります（図6・3参照））。

表6・1　国際ガン研究機関による発がん性の分類

分類	評価内容	対象となる物質の代表例
1	人に対して発ガン性がある	コールタール、アスベスト、タバコ、カドミウム
2A	人に対しておそらく発ガン性がある	**アクリルアミド**、ベンツピレン（魚の焦げ）、クレオソート（木材の防腐剤）、ディーゼルエンジンの排気ガス
2B	人に対して発ガン性を示す可能性がある	クロロホルム、ワラビ、コーヒー
3	人に対する発ガン性については分類できない	カフェイン、お茶、コレステロール
4	人に対しておそらく発ガン性がない	カプロラクタム（ナイロンの原料）

出典）厚生労働省のホームページによる

その点、「和食」のように、高温でも一〇〇℃で「ゆでる」「煮る」「蒸す」の調理法は、こうした問題が生じません。また「生で食べる」ことも、一定の意味を持っています。安価で大量生産のサラダ油にも、トランス脂肪酸が含まれていることを知っておきましょう。

トランス脂肪酸は、コーヒーフレッシュにもあるし、ファーストフードの多くの商品にかなりあります（ホットケーキやアップルパイやドーナツなどにもある）。

（3）トクホにも問題がある

「健康エコナクッキングオイル」（特定保健用食品＝〝トクホ〟として平成一〇年に許可）は、中性脂肪になりにくい〝ダイエットオイル〟ということで、花王から販売されました。これは、精製油に化学処理を行い、食品添加物のジアシルグリセロール（乳化剤・可塑剤）を加えて合成したものです。

しかしこれには、発がん促進作用の疑いがあるとして問題にされていました。そうした問題の指摘の過程で、花王は平成二一年にこのオイルのなかにグリシドール脂肪酸エステル（＝発がん

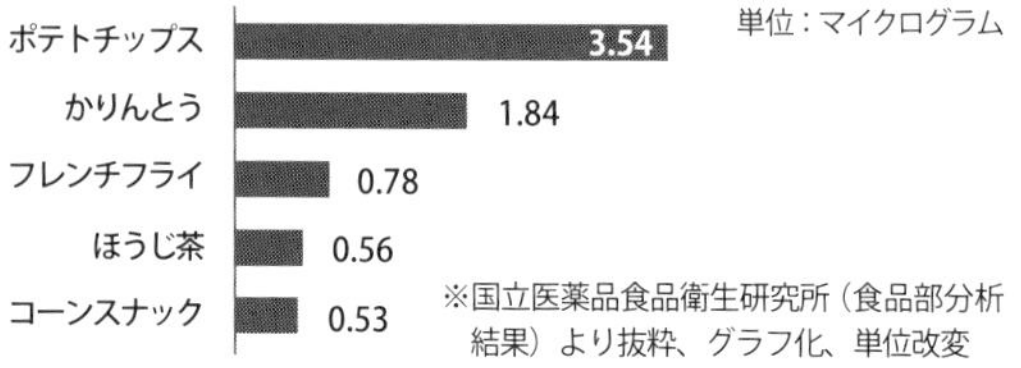

※国立医薬品食品衛生研究所（食品部分析結果）より抜粋、グラフ化、単位改変

量を食べるものでは、グラフ以外に「芋けんぴ」「クッキー類」、「クラッカー」などが比較的多く検出されています。海外の調査では、クッキー、クラッカー、シリアルなどで 1～3 マイクログラムに達しているものもあるため、これらを輸入食品で食べている場合は特に注意を。

図６・３　アクリルアミドを多く含む食品（1g 中）

出典）厚生労働省ホームページ

可能成分）が多く含まれているとして、トクホの表示許可を自主的に取り下げました。だが国民は一一年間も、健康によいものだとして購入し摂取してきたのです。これ〝どうしてくれるの〟といいたいですね！

〝トクホマーク〟は、後から添加した成分に対して認めたものです（最近では、コーヒーに食物繊維を入れたものを〝トクホ〟として出していますね）。つまりトクホは、食材の中に本来含まれている天然の成分のことでありません。このことを知って、トクホを上手に活用しましょう。またトクホを過信しないで下さい。

5　油脂は選んで摂る

（1）選択を重視する

肉などに含まれる飽和脂肪酸は、人の体内で合成されるので、必ずしも食事から摂る必要がありません（必須脂肪酸でない）。このことを含め、油脂類は選んで摂取して下さい。

A．積極的に摂りたい油は、多価不飽和脂肪酸のオメガ3系（αリノレン酸、DHA、EPA）です。それにできれば亜麻仁油を生で摂って下さい（可能なら、有機で、自社生産で、低温〔三〇℃以下〕圧搾のものです）。

B．良質で普段使いしたい油は、一価不飽和脂肪酸のオメガ9系（オレイン酸が多い油）です。

オリーブ油のオレイン酸は、コレステロールの善玉を下げないで、悪玉だけを下げます。そのなかでもよいオリーブ油は、「エクストラバージンオイル」（①三〇℃以上の熱を加えないコールドプレス、②有機の認証がある、③自社生産・自社ビン詰め（酸化が少ない））です。ピュアオリーブオイルは、精製処理されたものがブレンドされているので、ひかえめにして下さい。

C．オメガ3系とオメガ6系は、正反対の作用をします。オメガ3系の油は、細胞に柔軟性をもたらし、炎症を抑制します。オメガ6系の油は、細胞に張りをもたらしますが、炎症を促進します（図6・4）。3系を一に

	オメガ3が豊富に含まれているもの	おもな作用
オメガ3	フラックオイル、シソ油、青背の魚（天然のもの）の油など	アレルギー抑制 炎症抑制 血栓抑制 血管拡張

オメガ3とオメガ6は互いに相反する作用をします。現代人はオメガ6に極端に偏った食事をしているため、アレルギー過敏、あるいは高炎症性体質になっているといえます。毎日の食事で、オメガ3とオメガ6のバランスが常に1：4以内を保つようにすることが大切です。

	オメガ6が豊富に含まれているもの	おもな作用
オメガ6	ベニバナ油、コーン油、ゴマ油、マヨネーズ、サラダ油、スナック菓子など	アレルギー促進 炎症促進 血栓促進 血液を固める

図6・4　オメガ3とオメガ6は全く正反対の作用をする

注）図6・3と図6・4は、山田豊文『病気がイヤなら「油」を変えなさい！』河出書房新社、2007年による

対し、6系を一～四の、バランスある摂取が大切です（これらの点は、山田豊文『病気がイヤなら「油」を変えなさい！』河出書房新社、二〇〇七年を参照）。

D．オメガ6系のリノール酸（大豆油、コーン油、ベニバナ油）の過剰な摂取は、血流をドロドロにし、血栓もできやすくして、心筋梗塞や脳梗塞の原因をつくります。

E．亜麻仁油（＝フラックスオイル）は、脳の健康を維持し、骨を丈夫にして、アトピーなどの炎症を抑え、免疫機能も高め、肥満を防止します（ただし、生で食べましょう）。

F．シソ油・エゴマ油やゴマ油も健康によいが、光を通しにくい容器で、農薬を使用しないものを摂ることです。これら（亜麻仁油も含め）は、冷蔵庫に入れて劣化をふせいで下さい。

G．クルミは、バランスがとれた健康によいすぐれた食品です。こめ油もオレイン酸とビタミンEが多い油です。

日本人は、脂質を分解する消化酵素が少ししかありません。このため、油脂類の消化に膨大なエネルギーを使います。肉を多く食べることは、その脂でも体力を落とすことになります。

（2）注意を払いたいこと

オメガ3系の油は、多くの健康維持効果が期待できます。つまりオメガ3系は、脳の活性化を促し、アトピーなどの炎症や心臓病のリスクを軽減し、がん・アルツハイマー病・肥満も防止します。そうなので、オメガ3系と、アミノ酸、ビタミン、ミネラルのあるもの（玄米、大豆、納豆、小麦胚芽、ゴマ、魚介類、キノコなど）を合わせて摂ることにより、脳が活性化します。

病気予防のカギは、どんな「油」を摂るかです。

A. がんを促進する油脂は、マーガリン、ショートニング、精製油、酸化した油、牛・豚・羊の動物性脂、乳製品です。それに、オメガ3系とオメガ6系の摂取のバランスが悪いことでも、病気を促進します（オメガ6系を多くしないことです）。

B. がんを抑制する油脂は、αリノレン酸（亜麻仁油、シソ油・エゴマ油など）、DHA、EPAです。DHA・EPAは青魚に多いが、汚染度合いを考えれば、なるべく小型の魚を食べた方がよい。大型の魚は、海遊中に有害物質（水銀など）に汚染される可能性があるし、食物連鎖で有害物質の濃縮・蓄積もありうるからです（つまりプランクトン→小魚→中魚→大魚と連鎖し、有害物質を濃縮します）。それに過酸化脂質になっている干物は、ひかえて下さい。

C. 養殖魚は摂らない方が賢明です。養殖魚には、ダイオキシンなどによる汚染の可能性があるし、抗生物質も使われているからです。

D. 加熱調理する場合は、圧搾によるオリーブ油、ゴマ油、こめ油で対応しましょう。これらはビタミンEに富み、加熱による酸化が少ない（ですが、できれば高温をさけたほうがよい）。

E. 毎日の食事で、カレーライス、フライ、焼き肉、揚げ物などを多食すると、血液の粘度が高まり、赤血球の酸素運搬能力が低下します。それは、オメガ6系油の摂取が多いこととかかわり、体に炎症を起こしやすいことに関連しています。

F．野菜を炒める時は、弱火（七〇℃位）で行って下さい。方法は、熱しないフライパンに、野菜の全部を入れ（硬いものも入れます）、少々の油を入れて、弱火で一二～一五分かけて炒めます。その時フタはしません。これは、味がよく、栄養価が高く、見た目もよい。

脂肪酸は、精製した油や肉の脂だけでなく、種子や海藻にも含まれています。私たちは、かたよった食生活の下に「人を殺す脂肪」に傾斜した摂取をしているかもしれません。図6・5も参考に、健康に役立つ「良質な油」「本当の油」（＝「人を治癒する脂肪」）の摂取に心がけて下さい（私は、図6・5の線引きを卵とバターの間にしています。卵より上のものを主に摂っています）。

それに油は、種から搾

脂肪酸は、精製油や肉類だけではなく、種子や海藻にも含まれています。現代人は、「人を殺す脂肪」に極端に偏った食生活をしているといえます。この表を参考に、健康に役立つ「良質な油」「本物の油」を摂るように心がけましょう。

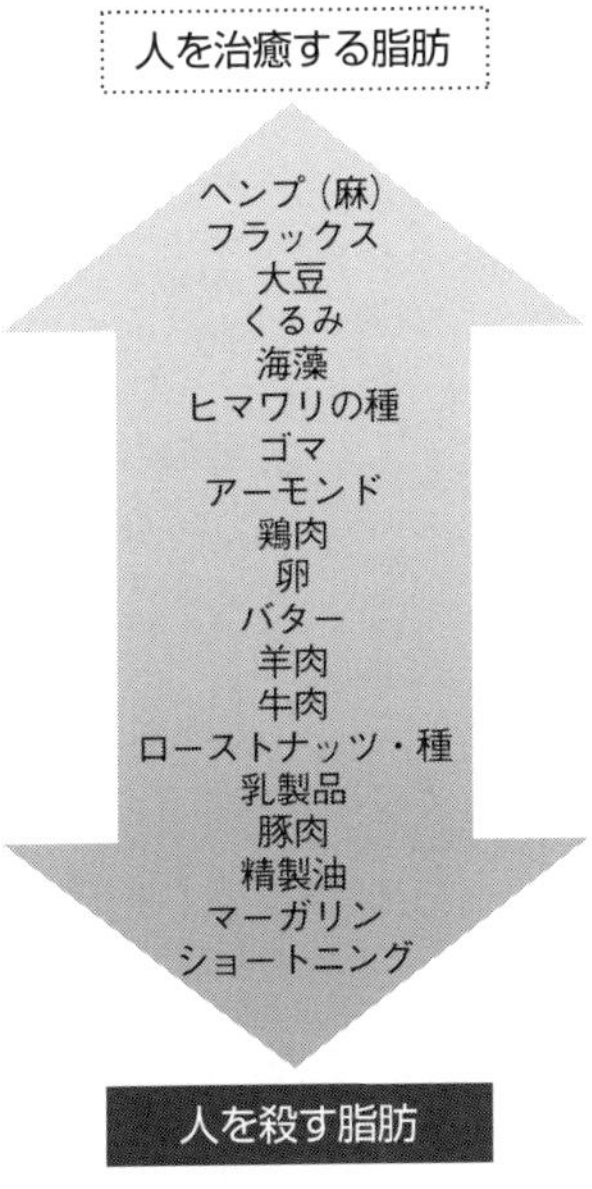

図6・5　人を治癒する脂肪、殺す脂肪

出典）The New Optimum Nutrition Bible

り出す過程で急激に酸化するので、種での摂取が大事です。

（3）すぐれている亜麻仁《あまに》油

亜麻仁油（フラックスオイル）は、毎日大さじ二～三杯摂ると、心臓病、糖尿病、関節炎、前立腺肥大、消化器病、ヒフ病、生理不順、アレルギー症などが改善されるようです。ただし、亜麻仁油を積極的に取り入れても、揚げ物や炒め物の食生活を改めなければ、意味がありません。

亜麻仁油の特徴を示しますと、

A．亜麻仁油は、脂肪を分解する酵素のリパーゼを豊富に含んでいます。それは、体内の酵素節約にもなって、健康につながってきます。

B．亜麻仁油は、ポリフェノールの一種「リグナン」を多く含み、腸内細菌によって強力な抗がん物質〝エンテロラクトン〟に変化します。そして、大腸がんと性ホルモンにかかわるがん（乳がん、卵巣がん、前立腺がんなど）を予防してくれます。

C．亜麻仁油には、水溶性と不溶性の食物繊維が豊富に含まれています。

健康を考えれば、少し高くつきますが、亜麻仁油の摂取を勧めます。

（4）抗酸化力の強いゴマ

ゴマは、体調を整え、老化を防ぐすぐれた健康増進機能を持っています。ゴマの半分が脂質で

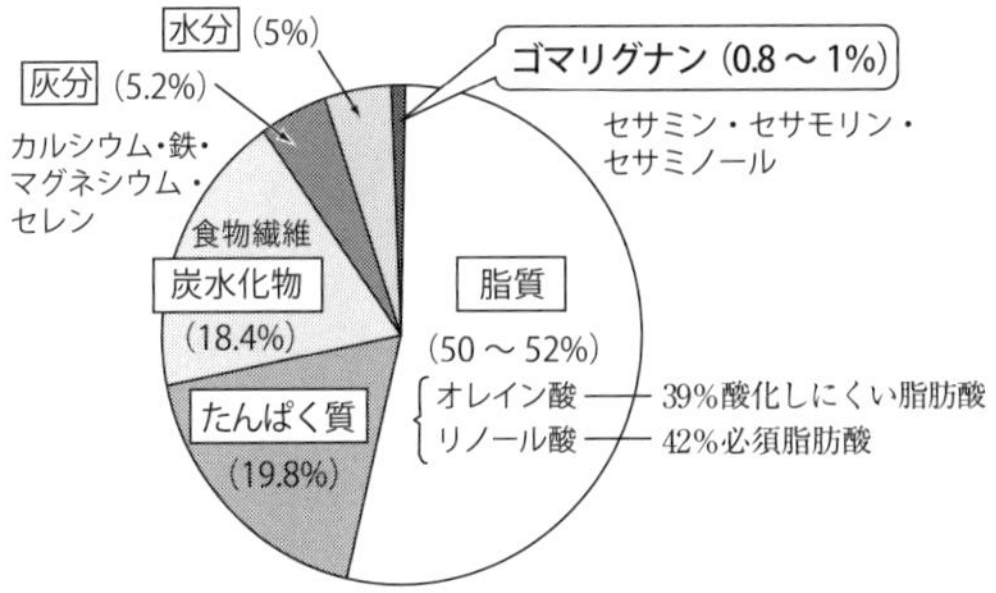

図6・6　ゴマの栄養価

注）福田靖子『科学でひらくゴマの世界』建帛社、2013年による

すが、残りの半分はたんぱく質、炭水化物、食物繊維、ミネラルを含んだ健康によい食品です（図6・6）。しかし、ゴマ油にすると食物繊維が失われるし、たんぱく質やミネラルもほとんどなくなります。それゆえ、ゴマは自分ですって、丸ごと摂ることが大事です。できれば、これも有機のものを摂った方がよい（すらないと、消化吸収されず、体を通過するだけです。〝ごますり〟はよいことです）。

それにゴマの脂質の八割は、オレイン酸とリノール酸ですが、ゴマには「ゴマリグナン」という成分が一〇種類もあります。その主なものは、セサミン、セサモリン、セサミノールなどで、活性酸素を抑える抗酸化作用があります。セサミンを摂ることは、血液中の過酸化脂質を少なくしてくれるし、老化防止の作用もあり、若さを保ってくれます。

ゴマの抗酸化力は、①ゴマリグナンと、②ビタミンEによってなされます。しかもそれらの抗酸化力は、焙煎（＝炒る）することによって強められます。またゴマ油にしても、使用後にさし油をすることにより、セサモリンが絶えず生じて油の酸化（劣化）を防いでくれるようです（福田靖子『科学でひらくゴマの世界』建帛社、二〇一三年を参照）。酸化を防止する力が強いので、て

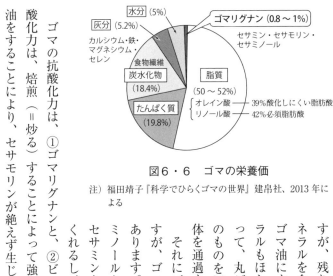

んぷらやフライなどの揚げ物にも適している油です。

ゴマリグナンは植物エストロゲン様として作用し、更年期の女性ホルモン障害を整えて、骨粗しょう症も改善してくれるようです。それにゴマは、悪玉コレステロールの生成を抑え、炎症反応を軽減し、免疫力を向上させ、心臓病や動脈硬化などの改善の働きもあります。

（5）ナタネ油とヒマワリ油の良し悪し

〈ナタネ油は注意を！〉

国産ナタネ油の多くは、ナタネ品種の表示がありません。国産でも健康上に問題のあるナタネ品種が多いので、国産だからといって、ナタネ油に安易に手を出さない方がよいでしょう。ただし、品種が「キラリボシ」なら問題はありません。

A．ナタネ油には、もともと①心臓病を引き起こす「エルシン酸」（エルカ酸ともいう）と、②甲状腺障害をもたらす「グルコシノレート」という、二つの有害物質が含まれています。

B．そうしたなかで一九七四年にカナダは、この二つの物質が低い（これを〝ダブルロー〟という）品種を開発しました。それが「キャノーラ」油です。

C．ただし、現在拡大をみせているキャノーラ三種のうち二種は、遺伝子組み換えです。

D．日本では、①一九六一年に大豆の貿易自由化と、②一九七一年にナタネの自由化によって、国内ナタネは減少の一途をたどりました。そしてさらに、③二つの有害物質が含まれているという認識もあって、国内生産は減少してしまいました。

E．二〇〇一年に日本でも〝ダブルロー〟の品種「キラリボシ」が開発されました。しかしこれは、収量が低いこともあって、あまり普及していません。

F．寒冷地に栽培の多い「キザキノナタネ」は多収ですが、エルシン酸はないものの、グルコシノレートがあるので、健康には問題があります。

こうした実態を踏まえ、健康には、生産・製造元に問い合わせて、できるだけ〝キラリボシ〟のナタネ油を摂って下さい（キャノーラなら遺伝子組み換えでないもの）。

〈注目したい今後のヒマワリ油〉

ヒマワリ油はリノール酸（オメガ6系）が多い。しかし近年アメリカなどによって、オレイン酸（オメガ9系）の多い品種が開発され、日本でも主に北海道で導入され試みられています。

日本でのヒマワリは、最近景観形成作物としてやや増加していますが、それらのヒマワリ油のほとんどがリノール酸です。しかし名寄市を中心に、アメリカから試作的に導入されているヒマワリは、オレイン酸の含有量が八三％もあり（それはオリーブ油の七七％を上回っている）、食用油として注目されています。それにこの品種は、酸化を抑制するビタミンE含量も極めて高く（煎茶などを上回る）、健康上優れています。

第7部　健康によい食材と牛乳・砂糖の問題

1　自然栽培食材のよさ

（1）自然栽培のメカニズム

「人間は自然の一員」なので、それに反する食の摂取は、細胞に負担をかけ健康を害してきます。そうであるから、自然を尊重した食材・食の摂取は、現代の食生活で招いた体の弱りを補完し、細胞をイキイキさせてくれます。第2部でそれについて概観しましたが、自然栽培農産物は、ミネラルやビタミンなどに富んでいるので、「自然に近づけて」体を元気にする意味合いを、もう少し知ることにします。

自然栽培は、どんなつくりなのでしょうか!?　自然栽培は、広い意味で有機栽培に位置付けられていますが、肥料（それは化学肥料も有機肥料も）も農薬も一切用いないつくりです。それは、人為的なものが自然の摂理をこわしているとして、土を極力自然の状態に近づけたつくりです。自然栽培においては、肥料や農薬が虫や病気の原因ととらえているからです。したがって自然栽培は、前に使い土に残っている肥料や農薬を土から除くことをします。

人間がよかれと思ってやってきたことが、自然界のバランスをくずしているからです。それによって、人間が手をかけた田や畑や果樹園は、病気や虫に脅かされているのです。それを回避しようとして、農薬などを用いますが、一時的によくなっても、常に肥料や農薬などで対応しないと、農作物はできてきません。しかしその過程で、微生物や土壌動物が減少し、ミネラルやビタミンあるいは酵素の少ない農作物になってしまいます。

これに対し、自然のものは、どんな条件であっても自活できるし、修復する力を持っています。土の中には植物に本来必要な養分があり、微生物らはそれを作物に吸収できるようにしてくれます。柔らかい山の土を思い出して下さい。山の土が柔らかいのは、微生物や土壌動物が活動し、植物の養分になるようにしてくれているからです。肥料や農薬の使用は、その微生物らを殺してしまうところに最大の問題があります。

だから自然栽培は、人間のほどこしでたまっている農薬や肥料を土から抜く、〝浄化〟をしてやらないと簡単にできません。浄化をすることで、肥料や農薬で硬くなった表土の下二〇～三〇㎝の土を和らげ、そこの地温を高め、微生物を十分に活動できる条件が整います。〝農業〟に人間のわざを入れることは、わざわいの元になってきます。土が持っている機能を最大限に発揮してやれば、肥料をやらずによいものができます。

山では人間が養分を補給しなくても、植物は十分育っています。自然栽培は、それと似た条件のつくりです。それに自然界では、雑草の根が土を耕し、枯葉や草が土になって土を豊かにし、微生物の活動も豊かになります。微生物や土壌動物に富んだ柔らかい土は、①植物に吸収できる養分がある、②根を伸ばせる地温がある、③根が十分伸びて養分を吸収できる、④土の保水力も豊かであるなどにより、栄養価の優れた農作物をつくりだしてくれます。自然栽培は、土のメカニズムを発動させる対応であり、それにより、健康によい食材もつくり出してくれます（以下のことがらは、河名秀郎『野菜の裏側』東洋新報社、二〇一〇年、および同『自然の野菜は腐らない』朝日出版社、二〇〇九年などを参考にします）。

（2）自然栽培野菜の特徴と意味

自然に近い土の下でつくられた野菜は、どんな特徴を持っているでしょうか!?

A. 背が低く葉も小さいが、バランスがよく、均整がとれて美しい（図7・1）。
特に葉脈は左右対称で、ダイコンの葉は芯を中心にバランスのよい円形を形成します。このことは過剰な栄養によって、どこかの部分が急成長するということがないことを意味します。

B. 根が十分伸びて、張ります（図7・2）。
それによって、根は自分に必要な栄養分を探して取ります。しかも、自然栽培の根は、人間の毛細血管のように緻密です（これに対し、一般栽培の根は太くて粗い）。
C．ずっしりと重く、中身（＝栄養）があるので、細胞も緻密です（図7・3）。
自然栽培はゆっくり細胞分裂を繰り返し、生長します。一般より栽培期間が一〇〜三〇日長い。
D．実がしまっており、舌触りも繊細で、肌もきめ細かくなっています。

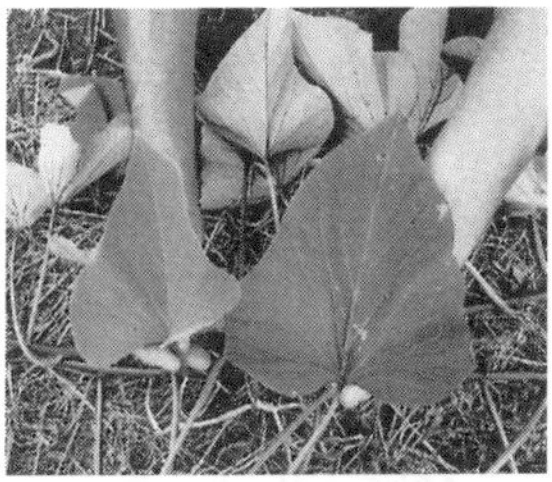

サツマイモの葉
左が自然栽培、右が一般栽培。自然栽培は色が薄く、葉が小さいのが特徴

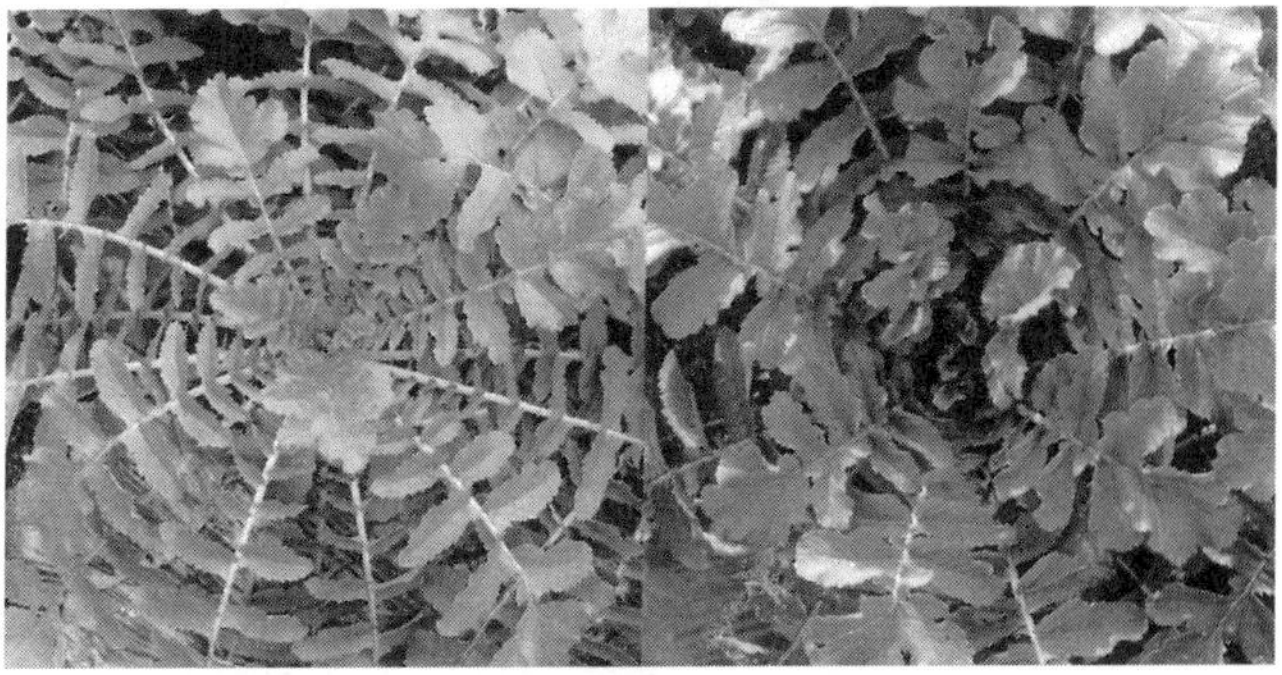

大根の葉
左が自然栽培、右が一般栽培。自然栽培は対称に葉が出ているのにも注目

図7・1　自然栽培は緑が薄く、葉も小さく・対称
注）図7・1と図7・3は、河名秀郎『野菜の裏側』東洋経済、2010年による

トマトは南米ペルーの山岳地帯が原産で、栄養に乏しい土の方が栽培に適しています。化学肥料は生長促進剤のようなものです。一般栽培のものは細胞のふくれあがりで、空洞もできます。

E．ゆでても重さが変わりません。

一般栽培の葉物の多くは、ゆでると目減りします。しかし自然栽培のものは、ゆでても目減りしません。肥料を使った野菜は、細胞が急激に肥大しているので、細胞壁が薄くなっています。ゆでるとその細胞壁がこわれて、中身が流出してしまうために目減りすると考えられています。

F．葉や茎の緑色が薄い。それが自然の色です。

葉の色が濃い野菜は、「硝酸性窒素」を多く含くんでいるからです。

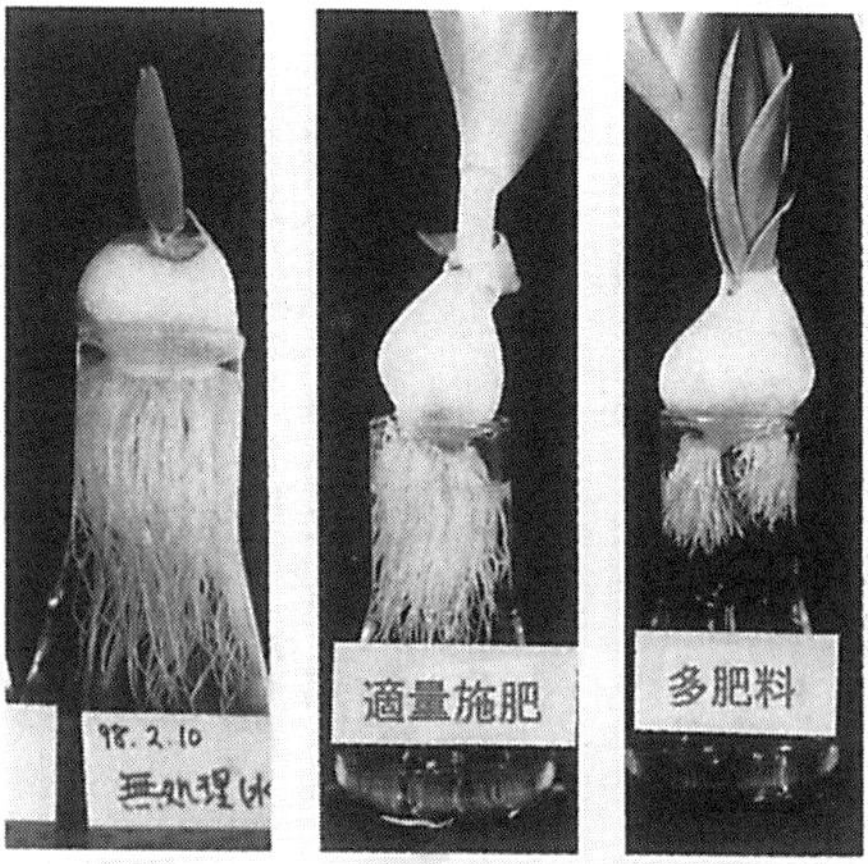

肥料濃度の違いと根の健全度
左から、無肥料、適量の施肥、多肥料。無肥料は根が大量に伸びている。適量のものは、根も葉も伸びている。多肥料は、根がほとんど成長せず、葉の部分が大きく上に伸びる。

図7・2　肥料濃度の違いと根の伸び方

注）中嶋常允『食べもので若返り、元気で百歳』地湧社、2000年による

G. ゆでると色が鮮やかになります。

自然栽培の野菜は、その体を病原菌から守っている〝クチクラ層〟で厚くなっており、ゆでるとその層が溶けるために、鮮やかになるようです。なお、放し飼いの自然卵は一般の卵より日持ちします。それもクチクラ層が卵を守っているからです。

H. 切り口が変わらず、腐らない。

自然栽培のものは一般栽培や有機栽培に比べ、切り口が酸化しにくく、痛みにくい。また自然のものは腐りにくく、「朽ち」ていきます（枯れていく）。自然のものをそのまま放置すると「発酵」し、果物はお酒に変化します（一般のものは「腐敗」します）。

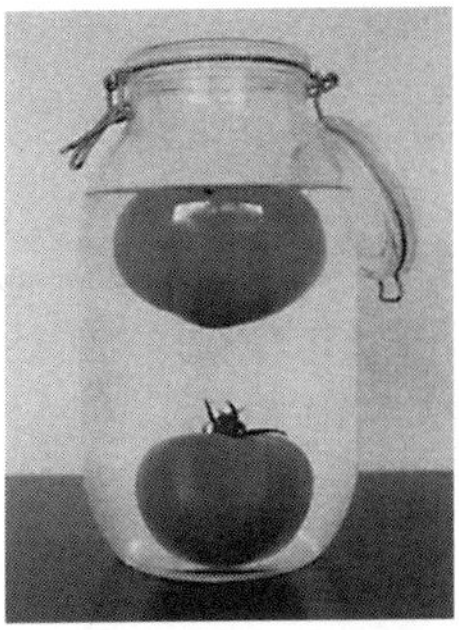

トマトの浮き沈み実験

浮いているのが一般栽培、沈んでいるのが自然栽培
細胞が緻密なものは沈む傾向にある

図7・3　トマトの浮き沈み実験

I. 野菜本来の味があります。

自然栽培のものは、甘味があり、深みのある味で、美味しさがあり、コクもあります。

要約しますと、自然栽培野菜は、生命力を高めてくれるものが詰まっており、味も豊かです。しかも生命力のある食材は、細胞をイキイキさせ、毒素を排出し、人間を健康にしてくれます。自然を活かした農産物を食べている人は、顔色がよくつやもあり、対応もおだやかです。

（3）「自然栽培」「一般栽培」「有機栽培」の違い

少し重複しますが、「自然栽培」「一般栽培」「有機栽培」の違いと問題点を話しておきます。

〈自然栽培〉

自然栽培における微生物や土壌動物（ミミズなど）の増加は、つぎのことをもたらします。

A．彼らは、作物の生育に好ましい土の物理的条件（水持ち、水はけ、やわらかさ、地温、空気など）をつくってくれます。

B．彼らは、土壌中の利用されがたい有機物を分解して、窒素、リン酸、カリウムを作物に利用できる形態にします（窒素の吸収良好化、リン酸の有効化、カリウムの可給化）（図7・4）。

C．彼らは、土壌中の微量要素（銅、マンガンなど）の利用を促進し、ビタミン、酵素の合成や再合成をしてくれます。

D．土壌動物の活動によって、作物のたんぱく質、ビタミン、ミネラル（カルシウム・銅・マンガンなど）

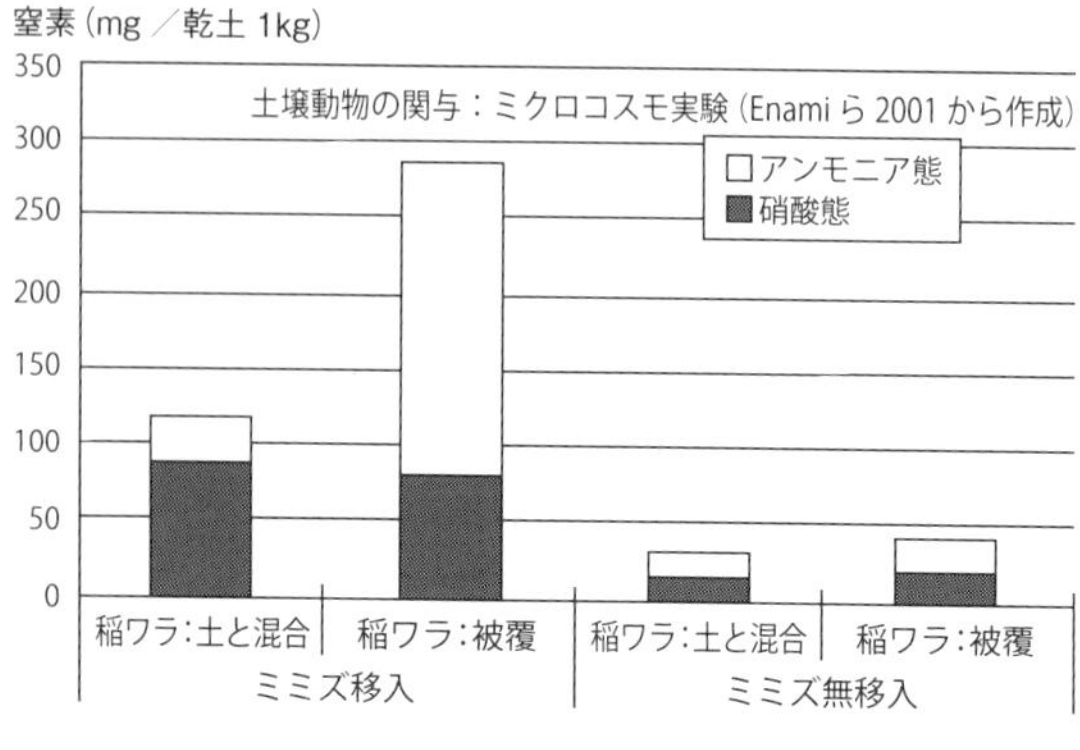

図7・4　ミミズの移入による窒素の変化

注）この図は、中村好男『土の生きものと農業』創森社、2005年による

の含量が増します。その結果、作物の免疫力も増し長期保存も可能にします。
またこれらの状況下で、作物は自ら十分根を張って自分に必要な養分を摂取し、バランスある栄養を取って、自身の生命力を高めます。これらにより、人間にとっても生命力のある作物になり、免疫力も高めてくれます。

そして自然栽培のものは、ミネラル・ビタミン・酵素に富み、弱った細胞を強め、血液を浄化し、化学物質を排出し、生命力を高めてくれます。しかも、体の修復する力を高め、活性酸素の消去能力も高めます。つまり健康によい食材になります。

だから自然栽培のものを摂ると、腸内環境が良好になり、健康な体質をつくってくれます。

それに自然栽培では、野菜が病害虫にやられる原因を、「過剰栄養」と「農薬」に求めています。この点は人間にも当てはまり、病気や不健康は「栄養過剰」と「薬」（＝化学合成物）によって起きることと共通しています。

一般の農地には、化学肥料や有機肥料を多く投入されていますので、土を自然に戻すのに、五〜十年位の歳月を要します（その歳月は、過去に投入した肥料・農薬の量で違います）。

〈一般栽培〉

「一般栽培」では、農薬を一〇〜五〇回も散布し、化学肥料を用いることで、当初収量が上がります。しかし人工対応の加えは、作物にとってアンバランスな養分になり、作物体を弱くしてきます。それによって病気にもなります。そうなので、一般栽培ものの摂取は、人間の生命力を弱いものにしてしまいます。また一般栽培は、酸化しやすい農作物になります。

肥料・農薬の使用増加は、微生物が減少して土を劣化させ、根の伸びも悪化させて、野菜の栄養価の低下（ビタミンやミネラルの著しい減少）をもたらします（前掲表2・3）。また一般栽培の栄養価の低下は、F1雑種使用による栽培期間・吸収期間の短さによっても起きています。今日の野菜の多くは、収量を多くすることや、大きさや収穫期をそろえるなどから、F1雑種（一代雑種）を使用しています。しかしそれが、栄養価の低下につながっています。種も「固定種」が〝栄養価〟高い。

殺菌剤の使用は一時的に病原菌をふせぎますが、病気にかかりやすい環境をつくりだしてしまいます。そして、肥料を使うほど野菜が弱くなって、農薬を使わなければならなくなってきます。また農薬を使うほど、病原菌に〝耐性〟ができて、農薬の効果を少なくしてきます。

ハウス栽培は、肥料が雨で流れないので、硝酸性窒素が露地栽培の数倍になっています。

少し前に、アメリカにおいて、硝酸性窒素が「ブルーベビー症候群」を生みました。これは、ホウレンソウを裏ごししてつくった離乳食を食べた赤ちゃんが、血液中のヘモクロビンと反応して窒素の亜硝酸と結合し、酸素を運ぶヘモクロビンを大きく減らして、酸素欠乏になり、「赤ちゃんの顔色がブルー」になったことから、そのように名づけられました。窒素肥料を多くやることは、硝酸性窒素が多くなり、健康に悪い影響を与える例として知っておきましょう。

さらに先のＦ１雑種は、今日雄性不稔（これはミトコンドリア〔＝エネルギーをつくる細胞内の微粒子〕が異常になったもの）を使用しているので、花粉（雄しべ）がなく、生殖能力を失った作物になっているという問題があります。この「Ｆ１雑種」の問題については、この節の最後に〔補〕として入れましたので、興味ある方はご覧ください。

〈有機栽培の問題点〉

昔、糞尿を農作物に使用していた時は、肥だめで三～五年の歳月をかけ発酵させてから用いたので、その間に窒素分や不純物が空気中に放散して、虫や病原菌を呼び込みませんでした。しかし、今日の堆肥づくりは、化学培養された発酵菌を使い、三～六カ月で発酵したものを用いるために（早いと一週間）、虫が好きな有機物になっています。特に〝未完熟な有機肥料〟は、窒素が多く病害虫が好む環境をつくり出してしまいます。

有機肥料は、未完熟堆肥という「質」の問題（＝病気や虫が好む環境をつくる）と、多くやると硝酸性窒素が多いという「量」の問題をつくってしまいます。野菜に虫がつくのは、虫が「硝酸性窒素」を食べに来ているのです。虫は、自然界のバランスをくずす過剰な窒素を退治する（食べる）必殺掃除人です。過剰な窒素がないと、虫がついても多くなりません。ただし、化学肥料でも「硝酸性窒素」が多い場合は、病害虫の問題が出ます。自然環境下でも局地的に病虫害は出ますが、全面的には出ません。

腐敗実験については、第2部でキュウリやニンジンを例に話したので、多く述べませんが、窒素肥料が多いと、「有機栽培」のものは「一般栽培」のものより、酸化を促進し早く腐ります。しかも、その有機肥料が「動物性肥料」の場合は、より早く・ひどく腐ります（有機でも「植物性肥料」のものはそれほどでない）。その点、「無肥料」のものは腐りません（自然栽培の野菜は、腐らずに「しぼむ」（ただし、自然栽培の年数が少ないものは腐る））。自然栽培の木村秋則さん（青森県）のリンゴも、腐らずに「しぼみ」ます（これも自然栽培年数で異なる）。

自然栽培のものが腐らないのは、「発酵菌」が好む環境にあるからです。他方「腐敗菌」は、自然のバランスをくずしたものを、いち早く分解してくれて（腐らせて）、元の環境に戻す役割を果たしてくれます。

われわれの腸でも、「発酵菌」が優位であると免疫力を高めて病気にかかりにくくなりますが、「腐敗菌」が優位になると病気を引き起こしてきます。よい食物は「発酵」します。悪い食物は「腐敗」します。また「発酵食品」は体を良好にし、〝活性酸素の除去〟もします。

（4）健全な土を知る

自然栽培の理解を深めるために、健全な土について整理しておきます。

A. 健全な土は、①温かく、②柔らかく、③微生物が豊かで（その活動が活発）、④水はけが良く、⑤水持ちも良い。これらが、生命力の高い農作物を生んでくれます（つまり栄養価が高い、よい食材です）。自然栽培の多くは、こうした状況下の土です。

B．不健全な土は、①冷たく、②固く、③微生物が少なく（その活動は不活発）、④水はけが悪く、⑤水持ちも悪い。そのような状態だと、生命力の低いものを生んでしまいます（栄養価が低い）。一般栽培の多くは、こうした状況下の土です。

C．不健全な土は、二〇～三〇㎝のところに硬い〝肥毒層〟（＝硬盤）があるので、地温が五℃ほど低く、根の伸びを悪くして、作物の生命力を弱めています。また不健全な土は、石灰や木灰などでも土を固めて、〝肥毒層〟の形成を加速させています。

D．〝肥毒層〟（硬盤）を取ることによって、①土の温度の上昇、②微生物の活動活発化、③それにより有機物を分解して吸収できる窒素化合物を形成、④根の張りをよくする、⑤余分な肥料や農薬がなくなる、などの効果をもたらします。〝肥毒層〟を取るには、ⅰプラウなど機械によって破壊する、ⅱ麦類やカボチャなどで肥毒を吸い上げる、ⅲ必要に応じてマメ科植物を栽培して土の養分を整える、などをします。

E．健全な土における自然栽培の畑の窒素は、一般栽培の一〇分の一位しかありません。しかし微生物が有機物を分解して、作物に有効に活用できるようにしてくれます。これが自然栽培のすばらしさです。そして健全な土の産物の摂取は、多くの人の健康に寄与してくれます。

F．種子は、地域の風土に合わさって淘汰され、土地に適した品種に変わっていく力があります。自家採種を続けるなかで種と土が合わさり、生命力のある地域独自な野菜を生んできます。やがて土と種（と人間）が合わさって収量も安定し、一般栽培と同程度か、それ以上の収量を上げるようになります。しかも中身は、「生命力がはるかに豊かなもの」になります。

〔補〕「F1雑種」の農作物には二つの問題がある

「F1雑種」（一代雑種）の種は、①収量が多い、②栽培期間が短い、③農作物がそろっている、④荷痛みも少ないなどの利点があるので、四〇〜五〇年位前から、徐々に多くの野菜や作物に広まり、今日に至っています。しかし、それには二つの問題があります。

一つは、F1雑種をつくるために、「雄性不稔」を用いていることから生じる問題です。F1雑種をつくるには、当初自家受粉をさせないために、花の一つ一つを「除雄」（雄しべを取り除くこと）していました。しかしそれは、効率が極めて悪いので、いまでは「雄性不稔」をつくる方法で行っています。この雄性不稔は、植物の葯《やく》や雄しべが退化し、花粉が不完全になったもので、人間に当てはめると、男性原因の不妊症です（「不自然」なものです）。

それを野菜でつくりだすためには、自然界にある雄性不稔の花を発見し、他の品種から必要な性質を取り込む〝戻し交配〟によって、雄性不稔化をさせています。その場合、雄性不稔になったのは、ミトコンドリア遺伝子が異常になったものなので、その異常は母から子へと伝わり、代々子供をつくれないもの（無精子症）になります。母親の異常は子供に広がって、咲いた花の全部が、花粉（雄しべ）のない花になります。この花粉の出ないものを増やし、人間の意図する品種を近くに植えて、ミツバチを使って交配させたのが、目的の「Ｆ１雑種」です。

人間は、ミトコンドリア遺伝子に異常を起こした雄性不稔野菜を、Ｆ１雑種づくりに活用しました。現在われわれは、そのようにしてつくられた、雄性不稔で生殖能力を失った野菜を食べています。そうであるから、そうしたものを食べていると、男性の生殖能力低下の一因に結びつく可能性を持ちます（現にいまの成人男性の精子は、かつての四分の一に低下している）。

某大手種苗会社の技術者（＝雄性不稔を会社で開発している人）いわく。「自分と家族が食べる野菜の種は、健康の面から昔ながらの『固定種』を買って、対応している」と……。

二つは、Ｆ１の栽培期間が短いために、光合成の期間が短くなって、根からの吸収期間も短いので、野菜の栄養価（ビタミンやミネラルなど）がぐーっと低下していることです（栄養価はかつての三分の一～五分の一に低下。これは今日の野菜のミネラル不足要因とも重なります）。

近年の野菜の栄養価の低下は、①肥料や農薬の使用による微生物や土壌動物の減少、②大型機械の使用で土を固めることによる根の伸びの不十分さにくわえて、③Ｆ１雑種使用による栽培期間・吸収期間の短さが大きくかかわっています。Ｆ１の農作物では、生命力を高めがたいといえるように思います。

それとは逆に、「固定種」を用いた農作物栽培、特にそれによる自然栽培の農作物は、私たちの健康を促進してくれます（この内容は、野口勲『タネが危ない』日本経済新聞出版社、二〇一一年を参考にしました）。

2 発酵食品の重要性

（1）発酵食品の七つの力

日本人はかなり前から、微生物の働きをうまく利用し、みそ、しょうゆ、納豆、漬け物、酢などの発酵食品をつくり、豊かな食生活をしてきました。最近では、いろいろなことに活用できる「塩麹」が注目されています。

そもそも発酵食品は、微生物の働きで食材に含まれるでんぷんやたんぱく質を、人間にとって有用な食物にしてくれるものです。その主な微生物は、麹菌、酵母菌、乳酸菌、酢酸菌、納豆菌などです。発酵は、こうした菌が複雑に関与して、有用な食品をつくり出しています（発酵菌関与による食品の変化は、図7・5の酢のでき方を参考にして下さい）。

これらの菌のなかで、麹菌は他の国にない日本独自なものです。日本人は、五百〜千年位前に自然界の麹菌から、①毒性のない菌をみつけ、さらに②糖分をつくり出す力の

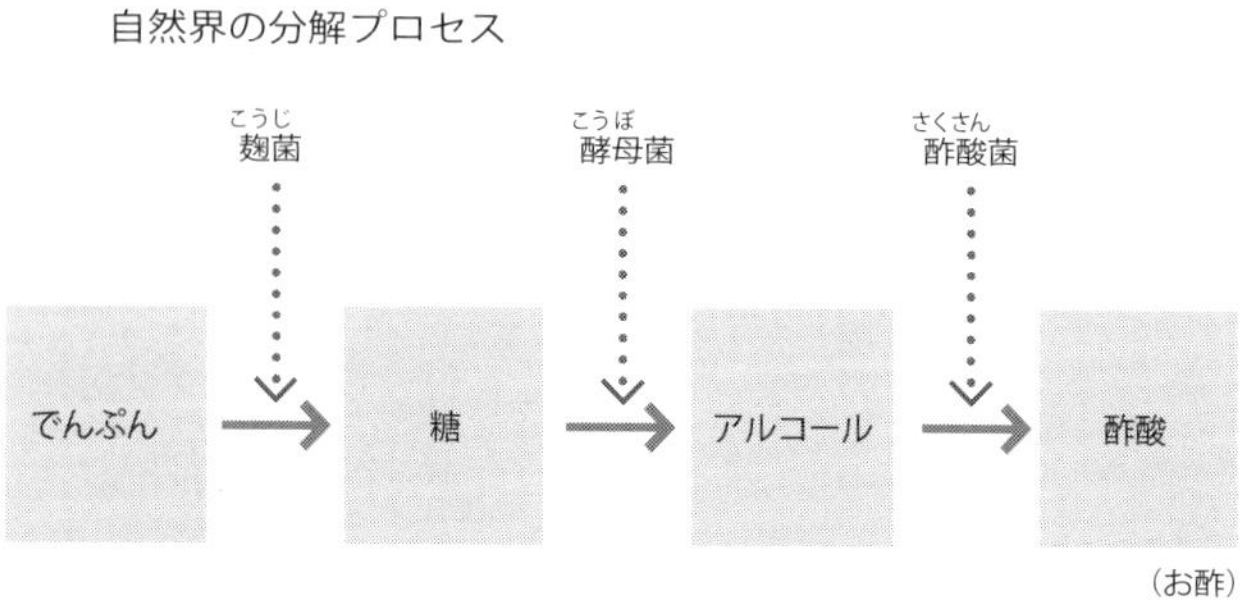

図7・5　発酵菌関与による食品の変化（酢の場合）

注）この図は、河名秀郎『自然の野菜は腐らない』朝日出版社、2009年による

強い菌を選び出しました（いま発酵に使っている麹菌は、自然界にありません。また麹菌は現在「国菌」〔＝国の菌〕になっています）。しかも、そうして選びだされた麹菌は、日本の気候・風土でないと育ち・活動できません。だから、みそやしょうゆは、日本の独特な発酵食品です。

ただし、微生物は関与せず、自身の持つ酵素でたんぱく質をアミノ酸にするものも発酵に含めています。その例が塩辛です。ほかに微生物と酵素の両方が関与するものもあります。

しかも発酵食品には、美味しさの〝うま味〟があるし、発酵過程でつくり出されたアミノ酸、糖分、ビタミン、酵素、有機酸、ホルモンなどの「生理活性物質」もあります。

発酵食品には、つぎの七つの力があり、健康な体質づくりに作用してくれます。

A．消化・吸収しやすいように変化しています
（みそなどは、アミノ酸が多く出て消化を促進します。それは一緒に食べたものも促進する）

B．食べて美味しい
（独自のうま味があります。微生物の働きでうま味を出してくれます）

C．栄養価が高い
（発酵過程で栄養成分を生みます。みその場合は、ビタミンB2、同B12、ジピコリン酸など）

D．食材の保存性が向上します
（塩などで人間に有害な腐敗菌を抑え、保存をよくしてくれます）

E．新たな栄養素も生み、体のパワーアップに作用します

（例：大豆から納豆へ。①ビタミンやペプチド、②血栓の防止、③血圧上昇の抑えなど）

F．健康をもたらします

（腸内の調整機能を果たします。ＮＫ細胞の活動も活発にします。便秘も少ない）

G．腸年齢を若く保ちます

（年齢と共に減少する善玉菌を確保してくれます。美肌の維持も期待できます）

これらは、先人が見出したすばらしい結晶であり、体への負担も少なくしてくれます。

（2）腸内環境を整える「発酵食品」

腸内の「発酵菌」（＝還元菌）が多いと健康をもたらし、「腐敗菌」（＝酸化菌）が多いと病気にかかりやすくなります。そうなので、腸内が発酵していると（＝腐っていないと）、健康になってきます。また発酵食品には整腸作用があるので、善玉菌、悪玉菌、日和見菌のバランスを整え・保ってくれます。さらに発酵食品は、免疫力の中枢であるリンパ球の働きを正常にしてくれます（リンパ球は腸内に体の六〇～七〇％あります）。

けれども、肉類中心の食生活は、腸内の微生物バランスをくずし、酸化菌（腐敗菌）優位の状態になって、発がん物質の発生などを促し、免疫機能の低下をもたらしてきます。また砂糖は腐敗菌（悪玉菌）を増殖させるし、人口甘味料も腸内環境をくずしてきます。しかも人間の場合は、不自然なもの（＝自然にないもの。化学合成の添加物を含む）が体に入ると、それを異物と感じ腐敗を起こさせ、異常発酵（＝腐敗）も促して病気や老化を促進します。

それゆえ、腸内微生物のバランスを整え、善玉菌を活発にさせる「発酵食品」を常に摂り、発酵菌（還元菌）を優位に保たせることが、健康な体づくりに大切です。このことを考えると、朝食は、ご飯と〝みそ汁・梅干し・たくあん〟などの摂取が重要です。これらは優れた「発酵食品」で、腸内微生物の働きを促して生命力を高めてくれます。

発酵菌である乳酸菌や納豆菌などの豊かな「発酵食品」の摂取は、善玉菌を増やし、アレルギーを寄せつけず、花粉症も防止してくれます。今日のアレルギー症の増加は、発酵食品の摂取の減少と、肉類の脂肪・油脂類の摂り過ぎ、およびミネラル・食物繊維の不足にもあります。くわえて極陰性の食（例：コーヒーなど）が多いとカンジタ（カビ）を生み、腸壁に傷をつけてアレルギーを吸収してしまいます。

私たちの先人は、そうしたことを体験的に知っていたのかもしれません。先人たちは、みそ、しょう油（あるいは生しょう油）、みりん、納豆、かつお節（＝本枯れ節）、漬け物類（たくあん、ぬか漬け、麹漬けなど）、梅干し、梅酢、酢、甘酒、煎酒《いりざけ》（これは江戸時代まであった）、塩麹、塩辛、いずし、なれずし、お酒、焼酎などの発酵食品を生みだし、これらを摂ってきました。それにより健康を維持してきたことには、すこぶる大きい意味があります。

特に甘酒は〝飲む点滴〟ともいわれ、点滴と似たすぐれた効果をもたらしてくれます。それに梅酢は、骨芽細胞を一・二倍に増加させ、骨粗しょう症の防止に作用してくれますし、ピロリ菌も抑えてくれます。さらにかつお節（＝本枯れ節）には、うま味の成分であるイノシン酸があり、これが全身の細胞を活性化させ代謝を促進し、老化の進行を抑制してくれます。

ただし、黒酢飲料・乳酸飲料・ヨーグルト飲料などの酸性飲料は、歯を溶かす「酸蝕歯」を生みますので、摂ってから三〇分以降に歯みがきするようにして下さい。

昭和三〇年代以降のパン食の浸透は、発酵食品（みそ、しょう油、漬け物など）摂取の大幅な減少をもたらし、腸内環境の整えを不十分にして、今日的な病気（生活習慣病やアレルギーなど）を助長しています。つまり一人の年間消費量が、しょう油は一九七三年一一・九ℓから二〇〇六年七・四ℓに減少（その三三年間で六二％に）、みそは一九六〇年から二〇〇六年の四六年間で四四％に減少、かつお節・けずり節は一九六三年から二〇一二年の四九年間で三三％に低下しています。

同時に、本物でない〝不適切な発酵食品〟がたくさんあります。それには、①スーパーで一般的な「袋の味」の漬け物（多くは発酵していない）、②本醸造以外のしょう油、③糠漬けだが砂糖や添加物がわんさと入ったたくあん、④砂糖と添加物の多い梅干し、⑤発酵なしのかつお節（本枯れ節以外）、⑥調味料で味付けされた塩辛、⑦純米みりんでなく添加物によるみりん風調味料、などがあります。これらは病気を促進しているところもあるので、それらの摂取は十分注意を払って下さい。健康のためには、可能な限り〝本物の発酵食品〟を摂って下さい。

それに、カタカナ名調味料のソース、ケチャップ（味付け）、ドレッシング、マヨネーズなどは、発酵していないし、添加物も多いので、楽しむ以外はひかえることを勧めます。

日本人の、約千年にもわたって摂ってきた、漬け物、みそ、しょうゆなど本来の発酵食品摂取の近年における大幅な減少が、今日の不健康・病気を招いています。

(3) 発酵食品の摂取は本物が大切

先人の知恵で生んだ発酵食品は、近年つくり方が大幅にゆがめられてきています(本来でなく「不自然」なものに)。発酵食品の代表であるみそは、大豆のたんぱく質が消化されやすくなり、大腸の働きを活発にし、人間の細胞・ホルモン・酵素などの形成にも欠くことができないものでした。しかしその製造のほとんどは、①「食塩」(つまり「塩」でない)によっていますし、②殺菌のために火入れされ乳酸菌の多くが死滅していますし、③添加物を加えたものが多くなっています。そうなので、可能なら「塩」を用いた自家づくりを勧めます。

また伝統的塩辛は、〝調味塩辛〟になっています。消費者は低塩分でソフトなものを好むため、塩分九%以下になっています。でもこの塩分では腐敗するし、低温の貯蔵で酵素が働かず、本来の塩辛になりません。現在の多くは、生のイカに調味料を加え、塩辛のような味にした〝調味塩辛〟です。伝統的塩辛と調味塩辛では食感も味も違い、健康面にも問題を含んでいます。

漬け物・みりん・けずり節・塩辛は、発酵していないものが多いことを知っておきましょう。

〈本物のしょう油を摂ろう!〉

「本物のしょう油」(これを現在「丸大豆しょう油」とも呼んでいます。ただこれにもあやしいものがある)は、大豆、小麦、塩のみでつくった「本醸造方式」のものです。これに対して、「しょう油風調味料」(=「新式醸造しょう油」)は、添加物を加えてつくったものです。

本物は、①蒸した大豆といった小麦に〝種麹〟を入れて「麹」をつくり、②これに塩水をくわえて、おけやタンクで仕込んで「もろみ」をつくり、③撹拌を重ね一年以上かけてつくっています。この間に麹菌・酵母菌・乳酸菌などが働いて、分解・発酵が進んでしょう油になります。それによって、しょう油特有の色・味・香りが生まれます。発酵によってつくられたしょう油は、アミノ酸、ビタミン、有機酸などが豊かで、腸内環境をよくしてくれます。

他方の「しょう油風調味料」は、大豆(多くは油をしぼった大豆カスが原料)などのたんぱく質を、塩酸で加水分解してつくったものです。しかしそれだけでは、しょう油らしい味も色も香りもないので、「グルタミン酸ナトリウム」(化学調味料)でうまみを出し、「甘味料」で甘みをつけ、「酸味料」で酸味を出し、「増粘多糖類」を入れてコクととろみを出します。その後「カラメル色素」(毒性を持つ)で着色し、香りづけのために本物のしょう油を少々足し、日持ちのために「保存料」をくわえ、一カ月たらずでできます(これは安いしょう油に多い)。

けれどもこれには、腸内環境をよくしてくれる作用がなく、逆に塩酸や添加物の作用で体を悪くしかねません。というのも、塩酸は劇薬で、その分解で「塩素化合物」もできる恐れがあり、それによる発がん性も疑われているからです。それゆえ、しょう油の原料に「たんぱく加水分解物」が入っているものなどは、極力ひかえた方がよい。塩素化合物が心配されるからです。

たんぱく質を塩酸で分解してつくる〝しょう油〟は、小麦を使い発酵させるやり方では効率が悪いということで、戦後まもまくGHQからの指令でつくるようになりました。また本物の「本醸造方式」をつくる過程で、塩酸を用いたものを加えた「混合醸造方式」や、〝本醸造方式〟の生揚げしょう油に塩酸のものを混ぜた「混合方式」もあります。安いしょう油の多くは、「加工用脱脂大豆」が用いられています。しょう油の能書きだけでは、これらが分かりにくくなっていますので、見抜く目をみがいて下さい。効率を優先したのは、いのちが成り立ちません。

健康のためには、少し高くても本物の「本醸造方式」のしょう油を摂るようにして下さい。それにできれば「生《なま》しょう油」を摂って下さい。これは雑菌をミクロフィルターで除いたもので、火入れがされておらず、酵素も生きており、おだやかな香りのまろやかな味です。

また「生《き》しょう油」もありますが、これは火入れされています。これダシや調味料を加えていないものです。黒くなったしょう油は酸化したもの。酸化していないものを摂ろう。

〈本来の酒は体をいやす！〉

酒は〝百薬の長〟ともいわれていました。その本来の酒造りは、多種多様な微生物の参加によってでした。

しかし今日の酒は、①合成乳酸（石油を原料にしてつくられたもの）、②コハク酸の加え（添加物で人工的に味を和らげる）、③協会酵母（人工的に培養した雑菌のない酵母）、などで発酵させて造られています（時にはグルタミン酸ソーダ〔うま味〕を加えたものもあります）。これは〃速醸造り〃で、味が豊かでなく、生命力もなく、人の体も健康にしてくれません。

今日では、しばらく前から保健所の指示により、塩素で酒蔵を殺菌消毒しているので、ここに記した①②③を使わないと酒は発酵しないし、味もよくならないようです。

そうした酒造りに疑問を感じた「寺田本家」（千葉県神崎町）では、米の糠も活かし、水も塩素で殺菌したものを用いず、酒蔵の菌だけで発酵させた酒をつくり、〃おり〃（にごり成分）も入った酒＝自然酒「むすひ」（これは「むすび」と読む）を販売しています。この酒は、しぼったままの酒で、ろ過せず、発酵菌類が生きています（ただし買うなら出荷六カ月以上のものがよいでしょう）。

これを飲んだ人たちは、①高い血糖値が下がった、②末期糖尿病が大幅に改善された、③重度の壊疽《えそ》から回復した、④高血圧が低下した、⑤便通が良好になり痔《じ》の改善もみられた、⑥花粉症が改善した、⑦体の温まりと肌の改善もみられた、などの効果をもたらしているようです。つまり、ちゃんとした発酵でつくった酒＝この場合〃発芽玄米酒〃は、「腸の活性を導く発酵食品」になって（もちろん添加物もない）、糖尿病などの生活習慣病の改善に役立っているようです（寺田啓佐『発酵道』河出書房新社、二〇〇七年による）。

日本の本来の酒は、がん、糖尿病、血栓、動脈硬化、骨粗しょう症など、生活習慣病の改善に高い効果があるという研究もあるようです（秋田大の滝沢行雄、愛媛大の奥田拓道、京都大の清水章史などによる）。このことは、「生命」を無視した経済優先の速醸づくりの酒は、体に腐敗をもたらすが、ちゃんと発酵させ生きた酒は、健康をもたらすことを意味します。

（4）自然界は協調原理で動いている

自然界は、競争原理よりも協調原理が強く働いています。それは、ここで課題にしてきた発酵においても同様です（図7・6）。しかも、私たちの体でも多くの微生物が協調しあった対応をしているようです。

それゆえ人間は、菌（微生物）と協調しあい、それらを活かす良質な「発酵食品」を摂って、腸内環境を整えれば、健康な体になっていくことを再認識する必要があります。今日の多くの病気の生みも、発酵食品の摂取が少なくなったことと無関係でないと、私は考えます。

人は、発酵した食を摂っていると（＝体が

タンクの中で微生物がバトンタッチしていく様子

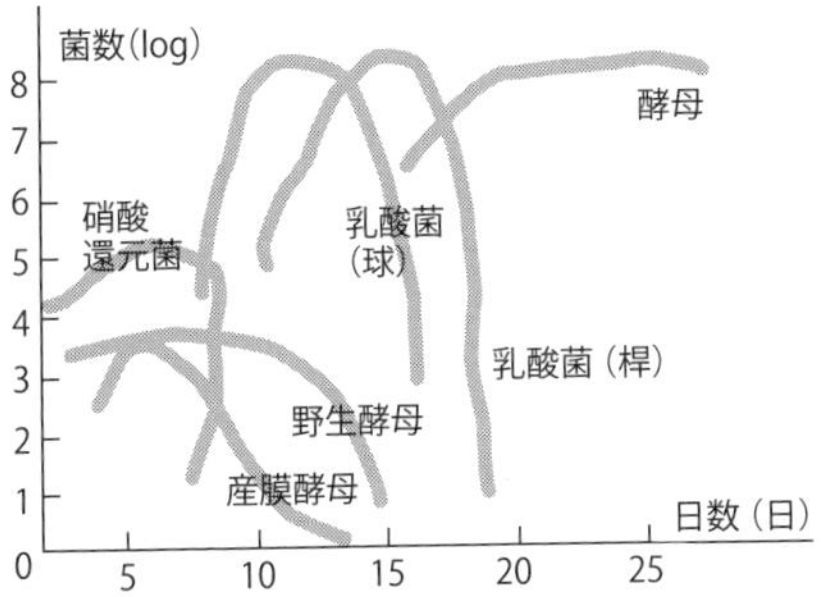

●産膜酵母：日本酒や焼酎に入っている酵母菌で、みそやしょうゆの表面には白いカビになって出る。人体には無害。

●乳酸菌（球）（桿）：乳酸菌は「乳酸桿菌（にゅうさんかんきん）」「乳酸球菌（にゅうさんきゅうきん）」「ビフィズス菌」の3タイプに大別される。

（秋山裕一著『日本酒』より引用）

図7・6　自然界は協調原理が働いている

注）これは、寺田啓佐『発酵道』河出書房新社、2007年から再引用

還元対応していると)、病気を生んでこない。だが今日のしょう油のほとんどは(あるいは日本酒も同様に)、化学的に純粋培養された菌(一種類の菌)でつくられたものが多くなっています。しょう油は、それぞれの蔵の多種多様な天然菌の協働によった発酵食品でなくなっているところに、健康を推し進められない問題を抱えています。それによるしょう油を摂ると、化学物質過敏症やアレルギー反応を起こす人もいます。

今日、日本の「国菌」に認定されている〝麹菌〟は、免疫力を上げて、病気の防止に役立つ作用をしてくれます。しかし発酵食品の多くが、「ナチュナル・ライフ」から「ケミカル・ライフ」になったところに、健康上の問題を生んでいます。微生物たちを尊重し、彼らが協働する下での「発酵食品」づくりとその摂取を、改めて自覚・認識する時期にきています。

3 牛乳の問題

(1) 牛乳の食性がなかった日本人の体質

日本人は、乳を飲む食文化がなかったので、従来摂っていたたんぱく質と異なるため、牛乳をうまく消化できません。大人になっても約八五%の日本人が、乳糖を分解するラクターゼを持っていないからです(図7・7)(もちろん、子供の一定の年齢までは消化できます)。

成人の乳糖不耐症の人は、牛乳を摂取しても消化されず、乳糖もカルシウムも排出してしまい

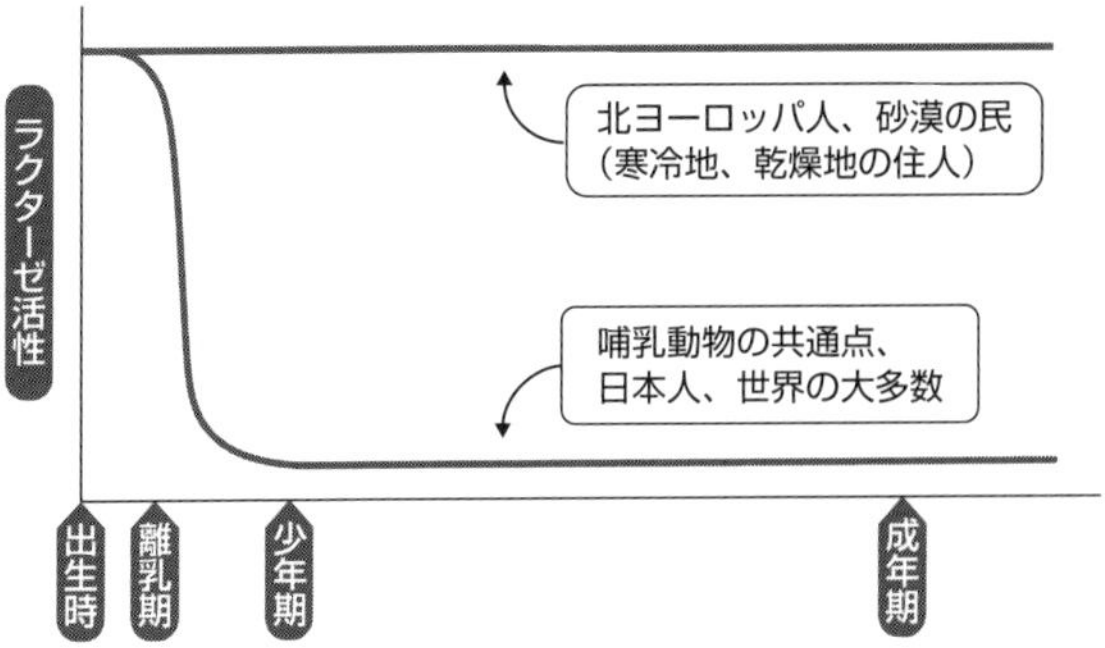

図7・7　ラクターゼ活性の経年変化

注）この図は、島田彰夫『伝統食の復権』不知火書房、2011年（復刻版）による

ます。牛乳を飲むとお腹がごろごろする人は、消化できないことの表れですが、ごろごろしない人でも消化できずにいる人が少なくありません。消化できないと、体は牛乳の未消化たんぱく質を異物として吸収し、アトピーやアレルギーの原因になることもあります。

一万年前の地球上人類大人の全員が、乳糖不耐症でした。欧米人や中東人やアフリカ人は、家畜の乳を大人も飲むようになり、約六千年前に体の突然変異によって、ラクターゼが備わったといわれています。しかし、日本人は乳を摂る食習慣がなかったことから、成人になっても多くの人はラクターゼを持っていません。

ヨーグルトにすると発酵乳になるので、消化ができない問題は少しなくなります。しかし、「乳製品からたくさんのカルシウムを摂っている人」のほうが、「そうでない人」より骨折しやすいということが、一二年にわたるアメリカの追跡調査で出ています。また牛乳からの脂肪の摂取が重要という人もいますが、その脂肪は飽和脂肪酸です。この脂肪酸は血管の保持に一定量必要ですが、今日多くの人は肉類を摂っているので、牛乳から意識してそれを摂る必要はありません。それに飽和脂肪酸は体内で合成されるので、必須の脂肪酸でありません。

多くの日本人は、牛乳摂取によるカルシウムの確保が大切としていますが、それにも二つの問題があります。一つは、牛乳のカルシウムを吸収するには、それと同等のマグネシウムが必要なことです。それがないとカルシウムの吸収率は四分の一に低下します。牛乳中のマグネシウムは、カルシウムの一〇分の一しかないので、他の食物からマグネシウムを摂らないと、牛乳のカルシウムは生きがたくなります。もう一つは、牛乳・乳製品の摂取は、体内に酸性物質を大量に生じさせて、骨からカルシウムを溶け出す「脱灰」を促進し、かえってカルシウムが不足してくることです。

(2)「脱灰」は不健康化をもたらす

酸性食品を多く摂ると、弱アルカリ性の血液は酸性に傾くので、これを中和するために、一時的に骨や歯からカルシウムを血液中に送り出します。これが「脱灰」です。しかし用がすむと、カルシウムは骨や歯に戻ります(これを「再石灰化」といっています)。

ところが、牛乳・乳製品の常なる多い摂取は「脱灰」をいっそう促進し、カルシウムが血液から骨に戻らなくなります。それによって、骨のカルシウム不足が生じ、〝正に「脱灰」状態〟になります。それは、体内のカルシウムとマグネシウムのバランスのくずれを主に、体のミネラルバランスをくずします。そして細胞間のやりとりがうまくいかず、健康上さまざまな問題が生じてきます。

しかも牛乳・乳製品の大量の摂取（＝食の欧米化）は、マグネシウムの不足状態を起こし、血液中のカルシウム濃度の調整がうまくいかず、脱灰を促進させます。カルシウムが多くても、マグネシウムが少ないと、心臓のトラブル（狭心症や心筋梗塞など）を高めます。フィンランド、アメリカ、オランダなどの酪農国で心臓病の死亡率が高いのは、こうしたことが要因ともいわれています。ということは、牛乳・乳製品を多く摂る食生活を続けると、カルシウムとマグネシウムのバランスをくずし、不健康化とそれによる死亡率を高めることを意味します。

そうなので、外食やコンビニ食などによるマグネシウム不足の食生活は、自ら不健康を招くことになります。「脱灰」が進むと、アレルギー、疲労骨折、骨粗しょう症、関節リウマチなどのリスクを高めるし、自閉症、子宮内膜炎、糖尿病、アルツハイマー病、腎臓結石など、多くの病気を引き起こす要因になってくるようです。

牛乳・乳製品の多い摂取は、かえってカルシウム不足をもたらし、骨密度を低下させて、疲労骨折も促し、やがては骨粗しょう症につながりかねません。これらのことは、以前日本人に少なかった骨粗しょう症が増加していることに、大きく関連していると思われます。

それにかかわる一つのデータがあります。カルシウムを、一日約一〇〇〇mg摂取したアフリカ系アメリカ人と、一日約三〇〇㎎しか摂取しないアフリカ先住民の骨折度合いは、前者が九倍も高かった。また二年間毎日牛乳を二杯飲んだ女性と、まったく飲まなかった女性の比較では、前者が後者の二倍の速度で骨量が減っていました（山田豊文『脳がよみがえる断食力』青春出版、二〇〇九年）。

他方神戸大学は、芦屋市に住む小学生女児二七九人を対象に、女児の「かかとの骨密度」を調査した結果、その密度が著しく低い人は三八％もいました。通常であれば、小学生の骨密度が低いということは考えられません。これには、牛乳・乳製品摂取による影響が考えられました。

つまり牛乳の常なる摂取は、骨を強化するどころか、もろくするということです。

（3）牛乳中の「インスリン様成長因子」

牛乳には「成長ホルモン」にくわえて、「インスリン様成長因子」というものが、大量に含まれています。これは、牛と人間で同じ構造の性質を持つようです。この「インスリン様成長因子」の豊富な牛乳や乳製品を人が摂れば、細胞や器官の発達を促進します。問題は、牛乳・乳製品に含まれる「インスリン様成長因子」が、前立腺がん・乳がん・卵巣がんなどの発症リスクを高めることです。

厚生労働省は二〇〇六〜二〇〇八年に追跡調査をし、牛乳を飲む人（一日一五〇ｇ）が、あまり飲まない人と比べ、前立腺がんが一・六倍になると発表しました。これは、牛乳の飽和脂肪酸が血中ホルモン濃度を上げることによるようです。この点海外の研究はもっと厳しく、「インスリン様成長因子」濃度が高いことによって、乳がんが七倍、前立腺がんが四倍になるとしています。

これは、牛乳中の〝さまざまなホルモン〟が関連し、多様な「生理活性物質」を高濃度に含んでいるために、乳がん・卵巣がんを増加させるようです。牛乳・乳製品は「ホルモン濃縮液・濃縮製品」であり、性ホルモンと関係の深い組織に影響して、そこのがん細胞の増殖を促すと考えられています。「インスリン様成長因子」摂取の増加は、生殖系がんのリスクを高め〝有害〟です。日本において、最近まで乳がんや前立腺がんが増加の一途をたどってきたのは、牛乳摂取と関係が少なくないととらえられます。牛乳の摂取は、たまに楽しむ程度にしましょう。

(4) 不自然な食「牛乳」

母乳による人の赤ちゃんの体重増は、一カ月で一kgですが、牛乳による子牛の体重増は、一日で一kgです。牛乳はそれだけ早く成長させます。しかも、母乳と牛乳に含まれる成分は異なっています。牛乳は、牛が子牛を早く大きくするためのものです。そうなので、乳児が、母乳でなく牛乳を飲んでいると、病気の発生も死亡も多くします。アメリカの研究で、生後九カ月まで調査した二万人余の赤ちゃんの病気発生率は、母乳三七%、牛乳六四%でした。そのなかで死亡した一・一%(=二二〇人)の内訳は、母乳七%、牛乳六六%でした(表7・1)。

また牛乳に含まれる女性ホルモン（エストロゲン）は、人間の体内で「インスリン様成長因子」の合成を促進すると指摘されています。この働きは、女性自身の女性ホルモンと合わさって「インスリン様成長因子」の合成をより促進して、女性の関節リウマチにかかわっているきらいもあります。最近関節リウマチの主犯は、細胞表面の不良たんぱく質との研究も出つつあります（＝大阪大での研究から）。

それに妊娠牛は、血液中の女性ホルモン濃度が高く、非妊娠牛と比べて最大三倍以上です。これを飲む人間には、体内で女性ホルモンとして作用をしているかもしれません（このことは、もしかしたら日本人で女性的男性が増えている要因かもしれないし、男性自身の生殖機能に影響しているかもしれません）。乳牛には、出産後あまり時間をおかないで妊娠させているので、私たちが飲んでいる牛乳も、妊娠牛の乳であることが少なくありません。

人間以外、大人になってから乳を飲む動物はいません。牛乳を飲むと成長が速いが、老化も速くなります。しかも牛乳は熱で殺菌していますが、それにもつぎの問題があります。

A．牛乳の乳酸菌は五〇℃で死滅します。だから低温殺菌の牛乳も乳酸菌は死滅しています。ヨーグルトをつくるときは、乳酸菌を入れてつくっています（本来はその必要がありません）。

表7・1　生後９カ月まで赤ちゃんの病気の発生と死亡

	発生率	死亡 1.1％の内訳
母乳だけ	37.4％	6.7％
母乳と牛乳	53.8	27.2
牛乳だけ	63.6	66.1

※調査対象は 20,061 人で、うち死亡は 1.1％
※アメリカのラッシュ医大３人の研究による

注）この表は、鶴見隆史『酵素が免疫力を上げる』永岡書房、2013 年の内容から著者が作成

B．カルシウム吸収促進酵素（CPP）は、高温殺菌（一二〇℃）で死滅し、低温殺菌（六三℃）でもわずかしか残っていません。
C．鉄分の吸収を助け、活性酸素を除去するラクトフェリンも、低温殺菌で死滅します。
北海道中札内村の「レディースファーム」では、牛乳を殺菌していません。ここでは、配合飼料（養分の高い飼料）をやらないし、牛にストレスを与えない飼い方で、牛乳の細菌数が少ないため、殺菌しなくても大丈夫です。この牛乳は、飲んでもすこぶる美味しいし、アトピーの人も飲めるようです。いまの牛乳生産は、牛にストレスかけるやり方になっています。

カルシウムは、牛乳でなくても他の食材で十分摂れます。カルシウムの豊富な食材は、
①色の濃い野菜：ブロッコリー、カラシナ、小松菜、カブ、春菊、ダイコンの葉など
②海藻類：海藻は〝海の野菜〟とも呼ばれ、いずれもカルシウムが豊かでその利用率も高い
③小魚類：日本人が摂ってきた小魚には、カルシウムが豊富
④豆類：小豆、インゲン、大豆、エンドウなどにも多い
骨格がすばらしい馬の骨形成のカルシウムは、草からです。このことを知れば、カルシウム摂取の食材は、牛乳を重視する必要ありません。もちろん、牛乳を飲んでいなかった当時の日本人は、牛乳からカルシウムを摂る余地が全くありませんでした。

4　砂糖の問題

（1）血液の酸性化と腐敗菌の増殖

日本人の多くは油脂類と合わせ、砂糖が大好きです。でもこれは、カロリー以外体によいことがなく、むしろ害を生みます。砂糖の摂取は、つぎの不健康をもたらしてきます。

A．砂糖は、血液を酸性化させて汚し、ドロドロにして血の流れを悪くします。それが高血圧の要因になります。また砂糖の多い摂取は、腸内の腐敗菌を増殖させ、老化も促進します。さらに砂糖は、酸性化した血液のＰＨを保つために、骨から血液にカルシウムを溶け出させます。その結果、骨をもろくし、神経や免疫に影響を与え、カゼも招きやすくなります。

B．砂糖は、細胞をこわしやすく、動脈硬化を生み、ウイルス感染やアトピーも促進します。

C．砂糖は、インスリンを過剰に分泌させ、ブドウ糖を脂肪に変えて蓄積させます。

D．砂糖は、脂肪と合わさって心臓病を誘発します。

E．砂糖は、陰の代表の一つで体を冷やし、溶血作用もあります（骨粗しょう症の要因にも）。

F．砂糖は、血糖値を急速に上げ、白血球を低下させ、体の抵抗力をなくして病気を促します。一個の白血球で一四の食菌を殺しますが、ドーナツを食べると一〇に減り、フルーツパフェを食べると一に減り、清涼飲料水を飲むと〇《ゼロ》になります。砂糖は気だるさ、疲れも起こします。

G．砂糖は、細胞のゆるみを起こすので（＝ヒフのたるみをもたらす）、美容にも大敵です。

砂糖は健康上こうした多くの問題がありますので、摂取をひかえるようにして下さい。①家庭の調理では、砂糖の使用をひかえること、②食品メーカーでは、素材の味の引き出しを重視して砂糖の減少を図ること、③菓子メーカーでは、砂糖を低める努力を払うこと、などを行ってほしいと思います。特に食品と菓子の産業には、国民の健康を担っているという自覚と認識を持った産業行動を切に望みます。砂糖を使ったものの売上増加は、国民の誰かに不健康と病気を促していることになります。砂糖は、購入する梅干しや漬け物などの多くにも入っています。

ただし、最近多く使用されつつある、でんぷんからのトレハロースは、健康への影響は少ないようです。また近年香川県で主に使用が拡大しているD－プシコースは、動脈硬化の抑制や内臓脂肪の蓄積を抑える働きがあるようです。しかしそれの加熱調理は、効果が減るようです。

（2）蓄積されたカロリー燃焼の困難さ

日本人の場合、一日二〇〇〇《カロリー》を上回った分のカロリー摂取は、体に蓄積されます（その点欧米人は、かなりのカロリーが燃焼できます）。ケーキ一個は約五〇〇《カロリー》なので、もし一日にすでに二〇〇〇《カロリー》を摂っていれば、ケーキの五〇〇《カロリー》分は蓄積されます。その燃焼には、ジョキングで一〇km、平泳ぎで一時間の泳ぎが必要といわれています。そうしないと、蓄積された分はそのまま肥満になって残ります。日本人はエネルギー使用能力が小さいことを知っておきましょう。

これまで話してきたのは白砂糖です。黒砂糖はこれと異なり、ミネラルに富み（カルシウムは牛乳の二倍、リンや鉄もある)、ビタミンB群もあります。砂糖を精白することで、大切な栄養価を失います。この点からは、黒砂糖を摂った方がよい。

けれどもGI値(血糖値を上げる値)は、白砂糖一一〇、三温糖一〇八、黒砂糖一〇八で、いずれも血糖値を上げやすくします。つまり、砂糖の多い摂取は糖尿病を促します。

〈人工甘味料には注意を!〉

人工甘味料は、「ダイエットによい」「カロリーゼロでよい」などの宣伝がされていますが、有害性も大きい。だから喫茶店にある「カロリー1/10」などの人工甘味料は、摂らない方がよいように思います。

人工甘味料の代表「アスパルテーム」(ミントやガムなど多くに使われている)は、砂糖の約二百倍の甘さを持ち、カロリーなしですが、健康上多くの問題があるようです(企業はないといいますが)。アスパルテームの大部分を構成しているフェニルアラニンとアスパラギン酸は、自然の食物に存在するアミノ酸ですが、単体で摂ると両方とも脳細胞を興奮させすぎて、死に至らす毒性を示すようです。また脳腫瘍の可能性や発がん性もあるといわれています。

今日、甘味料はこの外に、サッカリン、チクロ、ソルビトール、キシリトール、スクラローフ、パラチノールなどが使用されています。できるだけ、これらのないものを摂りましょう。

5　コーヒーなどの問題

（1）コーヒーの問題

コーヒーや茶に含まれる「カフェイン」は、健康のために注意が必要です。

LD50（50% Lethal Dose）という急性毒素の強さを表す指数があって、半数致死量とも呼ばれています。物質をマウスなどに与えた場合、その半数が死に至る量をさします。カフェインの半数致死量は二〇〇（㎎／kg）です。ちなみにＤＤＴは一一〇、モルヒネは一二〇〜五〇〇、エタノール（酒類）は五〇〇〇〜一四〇〇〇、食塩は三〇〇〇〜五〇〇〇です。LD50＝半数致死量の安全の目安は一五〇〇㎎／kgですので、コーヒーには、毒性の強いカフェインが含まれていることを知って対応しましょう。

しかもコーヒーは、国際ガン研究機関（ＩＡＲＣ）による発がん性の分類において、2Ｂ＝「人に対して発がん性を示す可能性がある」ものに位置づけられています（前掲表6・1を参照）。またアメリカの研究チームは、五五歳未満でコーヒーを一日四杯飲むと死亡リスクが男一・五倍に、女が二・一倍になると最近発表しています。それに人によっては中毒性を示し、神経過敏、興奮、落ち着かない、不眠、胃腸を悪くする、トイレ近い、不安、動揺などをもたらします。さらにコーヒーは陰の代表ですので、多飲していると冷えをさそって低体温を促します。

コーヒーには、抗酸化作用をするクロロゲン酸がありますが、焙煎の過程でなくなってしまいます。だから健康面からコーヒーは、たまに楽しむ程度がよいように思います。喫茶店で出されるコーヒーフレッシュは、油と水と約八種類の添加物から成り、ミルクなしです。

お茶の先生に腸相を乱している人がいますが、何杯も飲む茶のカフェインも影響しています。ただし、お茶にはタンニンもあるので、タンニンとカフェインが結びついて中毒が少ないようです。その点番茶はカフェインが少ない。それゆえ、健康には〝有機の番茶〟を勧めます。なおお茶のほとんどが、農薬漬けで栽培されている点にも（消毒一五回以上）、注意を払って下さい。

（2）放射性物質の問題

放射性物質は低線量でも、子供の不健康者の増加や女性に大きな影響を与えます。γ線は体を突き抜けますが、α線・β線（セシウムなど）は内蔵にとどまって、内部被爆の放射線を出します。しかも放射線には、強力な酸化作用があります。

これをふせぐには、①放射性物質を極力入れない、②抗酸化対応をする、③免疫力を高める、④ミネラルを摂る（かつ酵素も豊かにする）、⑤排出機能のある日本の伝統食を摂る（玄米、梅干し、みそ汁、ワカメ、ゴマなど）、⑥解毒対応をする、⑦繊維のあるものを摂って腸を動かす（排毒を促進させる）、⑧造血作用のある「自然塩」を摂る、などが重要です。これらのなかでも、原爆症経験者の対応から、玄米とみその摂取が効果を大きくしてくれるようです。

それに食材を抗酸化溶液で洗うことを勧めます。これは宣伝のためではありませんが、抗酸化溶液には、つぎの三社の商品があります。商品名：万能石鹸えみな（ＡＳＫ株式会社）、商品名：リフレパウダ（リバースジャパン社）、商品名：ピレカレ（バアーバリアンズ社）。これらによる野菜などの洗いは、還元が促進されて酸化をやわらげてくれます。

（3）ポリカーボネートの問題

カップヌードルの容器は、女性化を促進するので注意が必要です。日本人は年間一人当たり四一食のインスタントラーメンを食べています。そのなかのカップ麺の容器に使われているポリカーボネートは、環境ホルモン（女性ホルモン様）として作用するからです。これが人体に蓄積されると、母乳を通してその九割が乳児の体内に移動します。そして、乳児が男子の場合は、成人になって生殖面に影響をもたらします（精子が少なくなる）。乳児が女子の場合は、やがてその子供から生まれる男子の生殖面に影響を与えます。

これは、ポリカーボネートの「ビスフェノールＡ」が、「環境ホルモン」として作用するからです。「環境ホルモン」による自然界のメス化（女性化）は、子供→孫→その子孫へと代々影響を与えるという、大変恐ろしい状況におかれてきます。つまり将来は、女性だけになるかも！という問題だからです。だからカップ麺はひかえた方がよい（ただしその容器が、ポリカーボネートでつくられているという表示をしていないので、確認は十分できません）。

第8部 認知症の予防と免疫力の高め方

1 認知症は生活習慣病である

この本の第4部の2で、認知症について少々話しました。今日認知症患者は急速に増加しているので、認知症がどのような病気なのか、アルツハイマー病を中心にもう少し詳しく説明し、食事の摂り方などでかなり予防できることを話します。なぜなら認知症は、「生活習慣病」だからです。

(1) 認知症は急増している

二〇一三年六月厚生労働省は、それまでの要介護認定からの推計を改め、新たな方法による認知症推計値を発表しました。それによりますと、二〇一二年現在の認知症は推計四六二万人で、高齢者の一五％、七・五人に一人になっています（これは、つくば市や愛知県大府市など八市町で行った高齢者五三六八人のデータから推計したものです。なお厚労省の国家戦略案の推計では、二〇二五年六五歳以上は五人に一人で、七〇〇万人前後とも）。

このほかに、軽度認知障害（＝予備群）が約四〇〇万人もいるようです。したがって、認知症と予備軍を合わせると八〇〇万人を超え、高齢者四人に一人という信じられないくらいの数になっています。ただ軽度認知障害は、①多くが認知症になるようですが、②対応によって改善を図ることもできます。また七五歳までは数％ですが、それ以降急速に増加し、八五歳以上は四割強になっています（二〇一四年の認知症の社会的費用は一四兆五千億円。慶応大医学部による推計）。

そのなかで多いのは、アルツハイマー型が六七％（これは女性に多い）、脳血管障害型が一九％、レビー小体型が四％で、これらでもって九〇％を占めます。女性にアルツハイマー型が多いのは、閉経後女性ホルモンの恩恵を受けられないので、脳の神経細胞障害を増加させるからのようです。同時に女性は、閉経を境に皮下脂肪型から内臓脂肪型になる肥満の増加と、トランス脂肪酸の多い摂取が、影響しているようです。

現在、認知症になった人への対応と介護は、かなり取り組まれてきていますが、重要なのは、認知症にならないようにすることです。それには、「認知症が生活習慣病である」という認識が大切です。そうなので、食などの改善でかなり予防できます。不適切な食の摂取が、多くの認知症を生んでいます。認知症が多くなったのは、昭和四〇年以降の食の摂り方が、「植物食」主から「動物食」主になったことに、起因しています（前掲表2・2）。

それに認知症は、糖尿病、喫煙、高血糖、肥満で多くなりますし、脳卒中や心臓病の対策を取ることによって減少します。だから、血管にたまったゴミを排出する薬の〝シロスタゾール〟や、脳に糖が入れるようにするインスリンの薬でも、ふせぐ効果があることが最近分かってきました。またイギリスでは、脳卒中や心臓病対策の実施で、認知症が発症予想より二三％も下がったようです。

（2）認知症は「不要なたんぱく質」によって発症

認知症で最も多いアルツハイマー病は、一九〇六年アルツハイマーにより明らかにされました。そこでは、著しい記憶障害の進行は、老人斑という病変が異常に蓄積されて起きることを解明しました。この病斑は、〝βアミロイド〟というたんぱくの重合体で、「不要なゴミ」です。つまりこれは、〝不要なたんぱく質〟と考えられており、水に溶けにくい。そしてアルツハイマー病は、このたんぱく質＝〝ゴミの蓄積〟で発症しているのです。

βたんぱくの塊＝ゴミは、誰の脳にもできますが、若いうちは分解されてバラバラになります。しかし、四〇歳を過ぎると分解して除去する力が落ちて、老人斑として脳にとどまるようになってきます。やがて、βアミロイドたんぱくは〝毒性を発揮〟し、記憶障害に影響を与えてきます。そしてこのゴミは活性酸素を発生させ、細胞のなかにあってエネルギーをつくるミトコンドリアを異常にし、神経伝達物質（アセチルコリンなど）の働きを阻害します。

ゴミ（＝βアミロイド）が脳にたまってアルツハイマー病が発症するまでには、約二十年かかっています。そうなので、五〇歳ごろからの食の摂り方には特に注意を払う必要があります。

食に注意を払わないと、多くは、①五十歳代半ばごろからゴミがたまりはじめ、②六十歳代の後半から神経原線維の変化で神経細胞の脱落が進行し、③七十歳代に入って脳の海馬などが委縮し（これが軽度認知障害）、④やがて萎縮（＝体積の減少）が大脳にも広がって、記憶障害＝アルツハイマー病になります（図８・１を参照）。この間約二〇年です。老人斑は重合して大脳全層に広がり、神経細胞の隅々まで蓄積されていきます。こうして

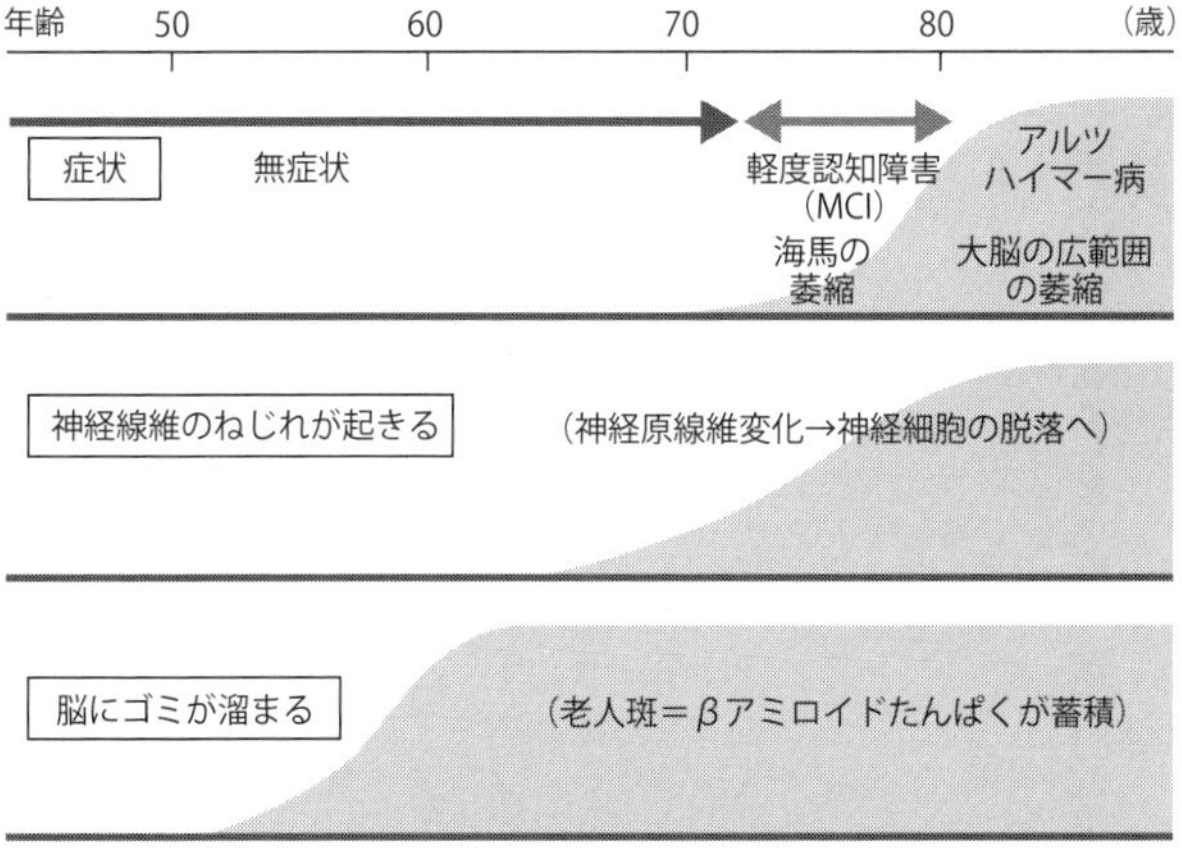

※井原康夫：第19回「大学と科学」公開シンポジウム（2005）を改変

図８・１　アルツハイマー病は長い時間をかけて進行

注）この図は、羽生春夫『認知症を予防する生活習慣』メデカルトリビューン、2012年による

認知症（アルツハイマー病や脳血管性認知症など）は、七五歳以降急増します。

しかも健康な人の脳は、ブドウ糖とインスリンのバランスを保っていますが、糖尿病の人の脳はインスリンが不足します。糖尿病になると、高くなった血糖を下げようと、血液中に多くのインスリンが出ます。それによって、脳に使うインスリンが減少し、神経細胞に働きかける記憶や情報伝達の働きが弱くなります（羽生春夫『認知症を予防する生活習慣』メディカルトリビューン、二〇一二年を参照）。脳のインスリンは、神経細胞にたまったゴミ（＝βアミロイド）を掃き出す「掃除人」としての役割を持っています。だから糖尿病にならないようにすることが大事です。

アルツハイマー病は、肉類や脂物の多い摂取による腸内環境の悪化と大きく関連しています。腸内環境の悪化は、クロストリジウムなどの悪玉菌を多くして、それから出される毒素がβアミロイドたんぱく（＝ゴミ）を生んできます。そして、そのゴミが活性酸素を発生させ、ミトコンドリアを異常にして神経細胞死を起こさせ（＝神経伝達物質のアセチルコリンなどが減少し）、脳の機能低下となります（このことについては、瀬名秀明・太田成男『ミトコンドリアのちから』新潮文庫、二〇〇七年を参照）。

アルツハイマー病は、肉の多い摂取でたんぱく質の品質管理がうまく行かず、質の落ちたたんぱく質をため込んで起きているともとらえられます。また認知症の促進は、運動低下で細胞のなかのミトコンドリア（＝エネルギーをつくってくれる微粒子）の働きが悪くなることも関係しています。なお神経伝達物質セルトニン合成能力は、女より男が高い（カナダの研究から）。

それに脳の委縮は、非喫煙者より喫煙者が大きくなっています。だから喫煙本数が多いほど、アルツハイマー病のリスクを高めます。非喫煙者を一とした場合、二〇本以上吸う人の、リスクは二・四倍です。この面からもたばこはやめましょう。

（3）認知症の発症には食が大きく関係

神経伝達物質の働きを悪くしたことによる脳機能の低下は、高脂肪・高たんぱく食によって、腸内有害菌を増殖させ、悪玉コレステロールを多くして、βアミロイドの蓄積を促進し、脳の細胞死（それによる脳の委縮）を招くことにより起きています。

この進行は、「高脂肪・高たんぱくによる大腸悪玉菌の増加→それによる毒素の生み→コレステロールの沈着→βアミロイドの蓄積→ミトコンドリアの異常→脳神経細胞死→エネルギー代謝（出方）の低下→脳機能の低下」と描くことができます（前掲図４・４を参照）。簡潔にいうと、「高脂肪・高コレステロール食の摂取→脳のβアミロイド沈着量が増加→ミトコンドリアの異常→アルツハイマー病の発症」となります。

しかも、肉類の多い摂取による高血圧症・肥満・脂質異常症（コレステロールや中性脂肪が多いこと）は、アルツハイマー病の発症をそれぞれ二倍にします。そして、その三つがそろった場合は、認知症リスクが六倍になります（福岡県久山町の追跡調査から）。

またサラダ油は、その精製過程で神経毒のヒドロキシノネナールを生成し、神経細胞死を起こさせて、アルツハイマー病の原因もつくります（第6部の2を参照）。

その点、魚に含まれるオメガ3系の多価不飽和脂肪酸（魚の油のＤＨＡとＥＰＡ）は、認知症を防止します。

肉の脂・コーン油・大豆油などの多い摂取は、認知症リスクを上昇させます（前掲表4・1）。特にトランス脂肪酸は、脳の思考を混乱させ、記憶障害を引き起こし、神経伝達物質を変形させます。だからトランス脂肪酸（マーガリンやショートニングなど）は、摂らないようにして下さい。

酸化は、神経伝達物質（アセチルコリンなど）の合成をさまたげます。その点、大豆や卵の黄身にあるレシチンは、体内でアセチルコリンに変化します。また魚のＤＨＡは、アセチルコリンを活性化させます。

2　認知症を防ぐには

（1）認知症は高脂肪食で増加、お魚食で減少

日本人は、アメリカ人よりアルツハイマー病が少ない。それは、魚の摂取の多さによるようです。しかしながら、近年魚の摂取の減少が、認知症を多くしているように思います。

高脂肪食はβたんぱくの生みを増加させ、老人斑体積の増加をもたらします（マウスの実験に

よる）。また高コレステロール食も、老人斑を増加させます（図８・２）。それに高カロリー食は、アルツハイマー病リスクを一・五倍にします（疫学研究から）。だから肉は少なくしましょう。

中年期の肥満・高血圧症・脂質異常症は、アルツハイマー病をそれぞれ約二倍にしますし、それが三つそろうと六倍になることが、スウェーデンの調査からも立証されています。脂肪の摂取量が多いと認知症のリスクを二倍にしますが、魚を中心にすると半減します（オランダの高齢者対象の調査から）。そうなので、魚の摂取を多くすることが、認知症の予防になります。

肥満は、アルツハイマー病のリスクを三倍にし、脳血管性認知症を五倍にします（アメリカの三六年間の追跡調査から）。高脂肪食と肥満は、特に注意して下さい。飽和脂肪酸の脂（＝肉の脂）とオメガ６の油（＝サラダ油など）は、多く摂らないことです。逆に日本的な穀菜食の摂りは、認知症の防止に重要です。

それに、必須アミノ酸の一つ「メチオニン」のたんぱく質への代謝が不完全だと、細胞のなかの動的平衡（代謝）の乱れを起こして、有害な「ホモシステイン」というものを生んできます。この生みは、心筋梗塞や脳梗塞の危険性だけでなく、アルツハイマー病の危険因子にもなるようです。だから細胞に負担をかけず代謝を乱さない食

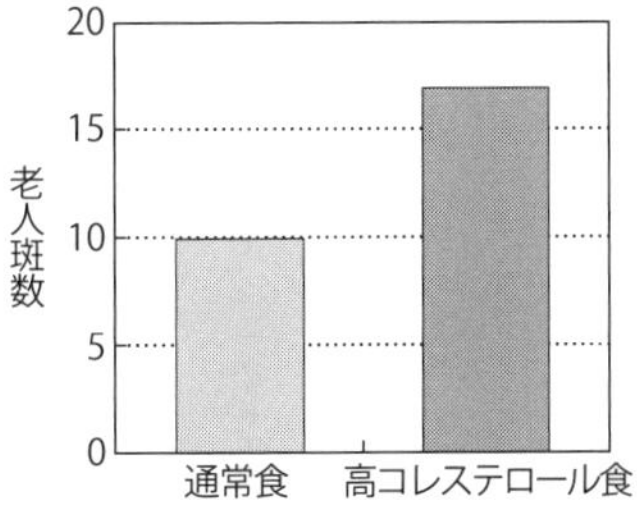

図８・２　高コレステロール食で老人斑増加

注）図８・２と図８・３は、山口晴夫『認知症予防』協同医書出版、2008年による

の摂りが大事になります。ここでも細胞をイキイキさせることが大切です。それをふせぐには、ホモシステインを分解する、ビタミンB６・B12、葉酸の摂取が大事です。ビタミンB６は、にんにく、まぐろ、かつおなどに、ビタミンB12は、シジミ、アサリ、サンマ、イワシ、ニシン、ノリなどに、葉酸はホウレンソウなどにあります。

（２）認知症予防の具体的対応

認知症は「生活習慣病」ですので、食を改善することにより、かなり防止できます。その基本は、細胞内のミトコンドリアを元気にさせることと、酸化を抑制し・活性酸素の生みを少なくすることです。四十歳代からは、できるだけつぎのことに心がけて食を摂って下さい。

A．高脂肪食と肉類中心の食生活をさけて、魚中心・野菜中心・カロリーひかえめの食生活にします。カロリーを制限し（それによって活性酸素の生みが減る）、老化物質（これも異常なたんぱくです＝後述します）も生まないようにします（カロリー三割減が適切ですが、それができがたい時は、腹八分で行きましょう）。

B．穀物類・野菜・果物・豆類・魚介類を豊富に摂って、オリーブ油を多用すると認知症が半減します（アメリカの研究から〔これは「地中海食」とも言われています〕）。また穀菜食が認知症のリスクを減らすことは、アメリカとカナダの合同研究から明らかになっています。

・なおオリーブ油は、〝加齢による物忘れ〟の改善に作用するようです（加齢などで細かい血管が硬くなって起きる、脳の白質病変の改善に作用するため）。

C．活性酸素を少なくする食にします。それには、①ＳＯＤ酵素の増加を図る（マンガン：ゴマ、銅：海藻、亜鉛：小豆などを摂る）、②ビタミンのＣとＥを摂る、③βカロテン（ニンジンなど）を摂る、④カテキン（お茶）を摂る、⑤小食にするなどです。なお、ビタミンＣはレモン・ユズに、ビタミンＥは大豆・落花生に、カロテンはダイダイなどにあります。

D．玄米と大豆を摂るようにします。特に大豆は、女性のアルツハイマー病の予防に通じ、更年期のエストロゲン（＝女性ホルモン）を補います。それに大豆のレシチンは、脳の神経細胞を活性化させます（レシチンはみそにも多い）。また玄米などにあるナイアシン（＝ビタミンＢ３）は、記憶力を高める力があります。

E．魚の油（ＤＨＡ）を摂るようにします（図８・３）。ＤＨＡは脳細胞を活性化させ、アルツハイマー病になりにくくします。逆にリノール酸（＝サラダ油など）が多いと、認知症を促すので、多く摂らないようにして下さい。なお魚のＤＨＡは調理法によって変わり、生を一〇にすると、煮る・焼くは八に、揚げるは五以下にします。

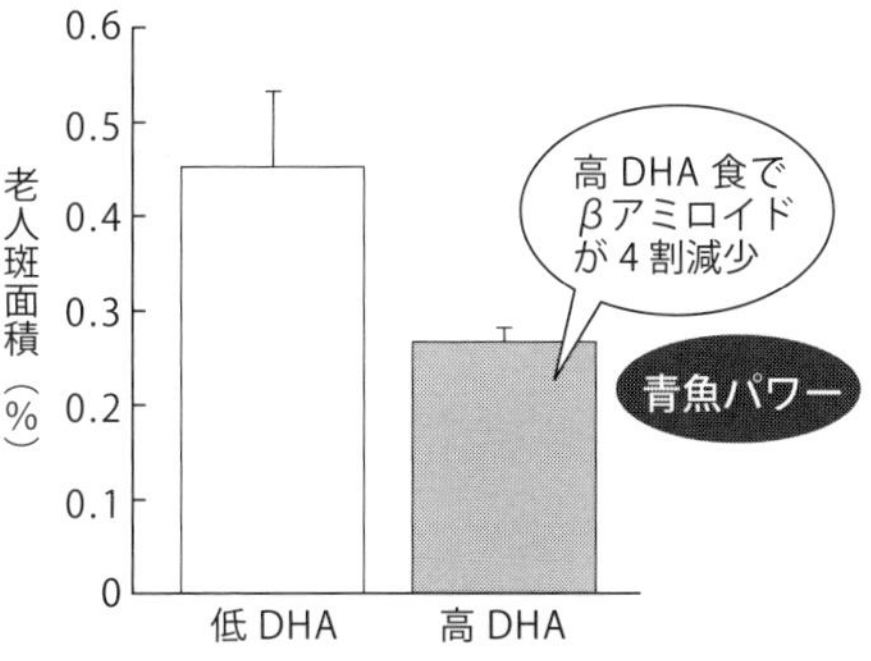

図８・３　高ＤＨＡ食で老人斑減少

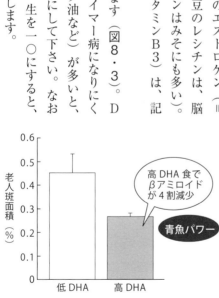

F．ポリフェノールのある食を摂ります。これには、赤ワイン（または赤ブドウジュース）、ナス、紅茶などが有効です。これらは、老人斑ができるのを阻害します。また葉酸（ホウレンソウ、小松菜、春菊など）も有効です。緑茶を一日二杯以上飲むと、あまり飲まないのに比べて、認知機能の低下を半減させます。なお、赤ワインに含まれるミリセチンとレスベラトロールは、アルツハイマー病の予防に期待がもてます（マウスの実験ではβアミロイドを抑制）。

・赤ワインについては、フランスのボルドー大学で地域住民を対象にした調査があり、毎日赤ワインをワイングラスで三〜四杯飲む人は、アルツハイマー病の発症を三分の一以下に下げています（ポリフェノールは抗酸化作用があり、活性酸素を除去します）。

G．糖尿病はアルツハイマー病と密接に関連しているので、血糖値を上げない食の摂取です。それには、玄米五五（↑白米八三）、未精製パン四九（↑精製の食パン九〇・同あんパン九四）を知り、この数値の小さい玄米・未精製パンなどを摂るようにします（ライ麦パンも低く五七）。これは、さきのA・Bと合わせて行うことが大事です。

H．「糖化」は（これは第9部で話します）、老化を促進し認知症も促すので、GI値の低い食（血糖値を上げない食）で、主に抗糖化の食の摂取に心がけることです。つまり、〝こんがり〟として〝よい香り〟の焼き菓子やドーナツなどは、糖化を促進するのでひかえることです。グルテンの多いパン（＝小麦のパン）も、糖化を促進します。

I．フィトケミカルの生ジュースを週三回以上飲むと、一回未満よりアルツハイマー病が七六％

減少するようです（アメリカの研究から）。その生ジュースは、ブドウ、トマト、ミカン、リンゴ、ニンジンなどです。

J. カレー粉のクルクミンは、体温を上げ・血流を良くし、アルツハイマー病を予防します（インド人は認知症が少ない）。同時にクルクミンは、βアミロイドを崩壊させ、記憶力を改善します（日本と米国の動物実験から）。ただし、市販のカレールーやインスタントのカレーは、添加物が多いので、カレー粉を買って、自分でカレーライスを作ることを勧めます（ただしウコンなどから抽出した〝ウコン色素〟は毒性が強いので、これの入った食品はひかえる）。

K. 脳のミトコンドリアが増えると、脳が使えるエネルギー量も増えるので、認知症の予防になります。それには、体を動かすことと、新しいことに興味を持ち脳のトレーニングをすることです。脳を刺激し血流量が増すと、ミトコンドリアの働きが活発になります（太田成男『体が若くなる技術』サンマーク出版、二〇一〇年を参照）。

L. 六〇歳過ぎてからも活動をすることは、脳の血流量が保たれ、認知機能の低下がさけられます。運動すると認知症リスクは少なくなります（リスクは、何もしないのを一とした場合、散歩で〇・六七に、社交ダンスで〇・二四に減少します）。どんなことでもよいから体を動かして、血行をよくすることが大事です（家の中の掃除でもよい）。

M. 歯の減少は、認知症のリスクを高めるので、歯みがきをよくして、歯の本数を確保して下さい。歯みがきが認知症予防に有効なのは、「歯周病になると免疫力が弱まる→動脈硬化を促す

↓脳血管性認知症やアルツハイマー病を促進する」となるので、歯みがきで予防しましょう。
N. かむことは、脳の前頭前野や海馬を刺激し認知症の進行を予防します。またよくかむと神経細胞が元気になります。逆に柔らかいものを主に食べていると、神経細胞が減ります。
O. 抗酸化対応をする「環境回復サロン」と「陶板浴」は有効です。それは酸化の鎖が外れて、アルツハイマー病に作用する活性酸素を抑制・消去するからです。抗酸化の部屋もよい。
P. 電子レンジは〝使いものにならないアミノ酸〟（＝D型）を生み、若年性アルツハイマー病（約四万人）につながっている可能性があります。電子レンジの使用を極力ひかえましょう。
Q. 認知症が進行した人には、「包括的ケア」（ユマニチュード）が有効のようです。これは、患者を、見つめる、話しかける、触れる、寝たきりにしないなど、優しい対応をすることです。
※最近、ココナッツオイル（中鎖脂肪酸）が認知症の改善によいと注目されていますが、まだ多くの面で検討が必要なようです。

〈電子レンジは「使用できないアミノ酸」を生む〉

電子レンジは、健康を害する面が多いので、つぎのことを知って適切に対応して下さい。

自然界におけるたんぱく質構成分子のアミノ酸は「L型」ですが、電子レンジにかけるとそのアミノ酸が、〝使いものにならない〟「D型」に変質します。若年性アルツハイマー病の血液には、ゴミのような異物があるようです。これは、D型アミノ酸による不要なたんぱく質の可能性が高いようです。

電子レンジによる加熱は、マイクロ波で二極性（陽性と陰性）の水分を〝毎秒百万回位交互に反転（または振動・回転）〟させた、その摩擦による蒸気熱です。これによる加熱は、周囲の分子構造を破壊させ、ゆがみや変質を起こします。それによって、つぎのことが起きます。
ア．たんぱく質が変質する（オーストラリアの報告）
イ．試験したすべての食で発がん物質を形成した（ロシアの調査）
ウ．牛乳・穀物のアミノ酸の一部が発がん物質に転換した
エ．ニンニクの抗がん作用が不活性化した
オ．ビタミンやミネラルに、食品価値の低下と劣化が試験対象の六〇～九〇％にみられた
カ．電子レンジ調理食品は、白血球・赤血球の減少とヘモクロビン濃度が減少した
さらにスイスの研究では、「電子レンジの乱暴な破壊に耐えられる原子・分子・細胞は存在しない」としています。しかも、その栄養価は使いものにならなくなっています。このような変質は、「マイクロ病」（頭痛、めまい、認知障害、いらつきなど）も起こし、発がんのきらいやアルツハイマー病も心配です。みなさんは、このことを知って適切な対応をして下さい。

（3）食以外のアルツハイマー病の予防策

食の改善と合わせて、つぎの対応もアルツハイマー病の予防に重要です。以下を参考にして、

自分でやれることに取り組んで下さい。
（1）一日三〇分の有酸素運動をする（ウォーキング、軽いジョギング、エアロビクスなど）
（2）園芸や手芸をする（手を活発に動かすと、神経細胞が活発になる）
（3）家にこもらず外出する（おしゃれな外出は脳を刺激する〔レストラン、パーティ、音楽会〕）
（4）よく眠り三〇分位昼寝をする（眠っているとβアミロイドたんぱく〔ゴミ〕が減る）
（5）日記をつける・新聞を読む（記憶を呼び起こし、脳の血流がよくなる）
（6）絵を描く・俳句や短歌をつくる（自然にも触れ、創造的に活動する）
（7）音楽を聴く・歌う・演奏する（音楽療法は、高次に脳機能を改善する）
（8）囲碁・将棋・麻雀も効果あり（脳の活性化を図る）
（9）社交的な場に出る（地域活動、ボランティア、サークル活動などは、脳を刺激する）
（10）ストレスをためない（ストレスホルモンを過剰に放出すると、認知症リスクを高める）
（11）異性に関心を持つ（ときめきは、ドーパミンという伝達物質を脳内に放出する）
（12）高血圧症の人は、降圧剤などで高血圧を下げることも有効
（13）「フリフリグッパー体操」をする（脳が活性化される〔筑波大で考案〕）
これらのことは血流・血行の促進や脳の活性化を図り、アルツハイマー病を予防してくれます
（ここは主に、高島明彦『アルツハイマー病は今すぐ予防しなさい』産経新聞出版、二〇一三年を参考にしました）。

〈脳に大切な栄養素〉

脳は〝大食い〟の臓器であり、体重の二・〇〜二・五％の重さ（一・二〜一・五kg）に過ぎないのに、全摂取エネルギーの二〇％も消費します。脳を快適に働かすには、①ブドウ糖（＝脳のエネルギーになる）、②アミノ酸（＝神経細胞間の伝達物質）、③必須脂肪酸（＝神経細胞膜をつくる）、④リン脂質（＝神経細胞間の情報漏れのないように絶縁体をつくる。原料は大豆レシチンや卵黄レシチン）の摂取が大事です。オメガ3の魚の油は神経細胞膜をつくります。

このなかでも脳のベストなエネルギーは糖質です。そのなかでも、全粒穀物、豆類、野菜類がよい。ミネラルを捨てた白砂糖はよくありません。また肉のたんぱく質や脂質も、窒素や硫黄を含んだ有害物質を蓄積するのでよくありません。なお脳の活性化には、オメガ3の脂肪酸と合わせて、アミノ酸（玄米、大豆、コンブなど）、ビタミン（シイタケ、ニンジン、ピーナツなど）、ミネラル（小魚、小豆、ゴマなど）を摂った方がよいことも知っておきましょう。

3　免疫力を高める仕組み―食が大事―

「免疫力」とは、病気に対する抵抗力で、疫（＝病）を免れる力をいいます。ということは、免疫力を高めると病気にかかりにくくなります。

それは、体のなかに入ってくるカビやウイルスなどの病原菌を、退治してくれるからです。しかし、一般的に免疫力は二〇代をピークに低下します。けれども食の適切な摂取で、免疫力を高めることは可能です（図８・４を参照）。逆に食の摂り方が悪いと、免疫力は低下し、病気にかかりやすくなります。ここでは、どんな食を摂っていれば、病気にならないかを話します。

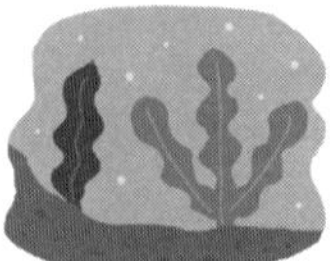

海藻類
海藻類特有のネバネバした成分が、海藻を細菌や外敵から守る働きをしている。だしをとるだけでなく直接食べた方が効果的。

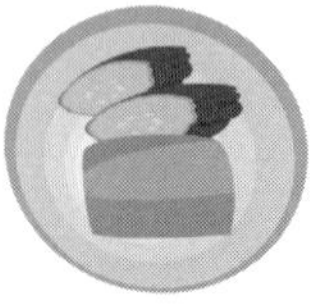

発酵食品
漬け物などは、乳酸菌が腸の調子を整え、免疫を活性化する。

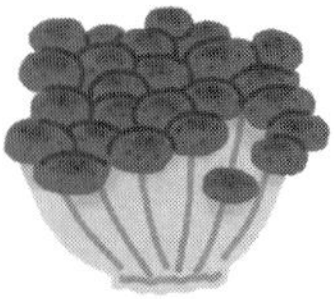

きのこ
しめじや椎茸、まいたけなどの身近なきのこも免疫力を高めるのに役立つ。

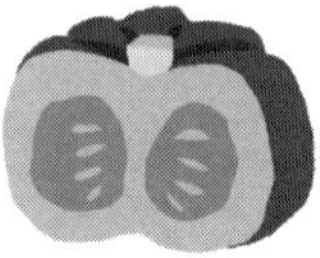

緑黄色野菜
体内でビタミンAに変わるベータカロチンが豊富。ビタミンAには免疫力を高める働きがある。

※温性（陽性）の野菜類を食べると腸内細菌が増え、免疫力を高める

図８・４　免疫力を高める代表的な食材

（1）病原菌らと戦う免疫細胞たち

はじめに、私たちの体は、どのようにして病気にならないようにしているかを話します。免疫は、血液の白血球（リンパ球やマクロファージなど）が主に担っています（図8・5）。その担い手は、①常備軍と、②緊急部隊からなります。

A. 常備軍：これを自然免疫系（＝自然免疫）といって、体の中に入ってきた侵入者（菌などを見張り、攻撃してくれます（早い攻撃をする）。この任務は、マクロファージとナチュナルキラー細胞が果たしています。

①マクロファージは、体に侵入してきた病原菌やウイルスなどの異物を食べてくれます。

②ナチュナルキラー（NK）細胞は、がん細胞やウイルス感染細胞を攻撃し破壊します。

B. 緊急部隊：これを適応免疫系（＝獲得免疫）といって、病原菌の大きさや強さを見極めて、専用武器（＝抗体）をつくり、侵入者を排除します（この部隊は厳密な攻撃をします）。これは、自然免疫系を破って入った侵入者を迎え撃ってくれます。その任務は、T細胞とB細胞が行っています。

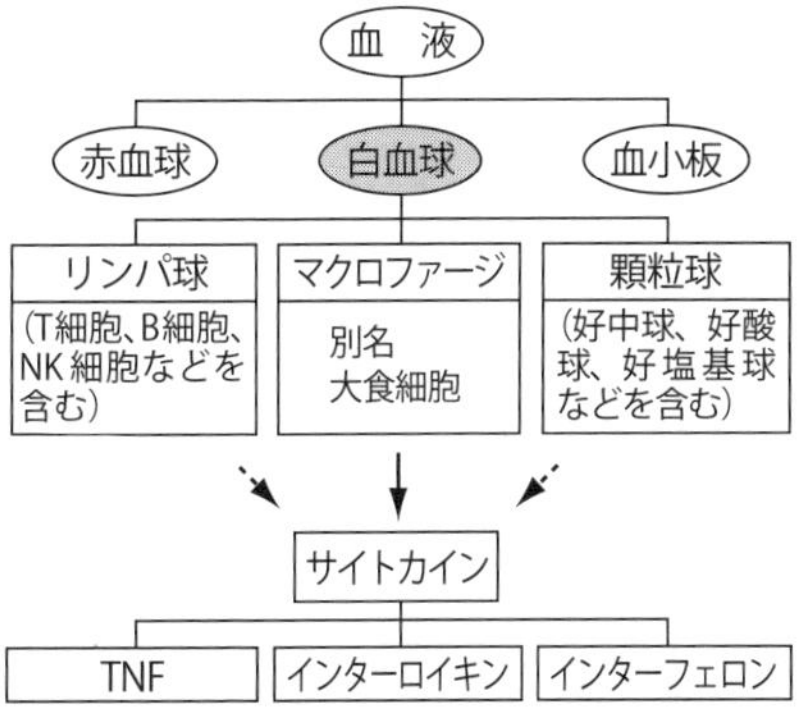

図8・5　血液の免疫

注）図8・5と図8・6は、北廣美ら『アトピー治療のW戦略』メタモル出版、2005年による

①T細胞は、NK細胞・マクロファージ・B細胞を活性化し、侵入してきた悪玉細菌の正体を解析し、抗体（専用武器）の生みを促します。またがん細胞やウイルス感染細胞を攻撃します。
②B細胞は、T細胞と連携して、専用武器（抗体）をつくり、侵入者を迎撃（排除）します。
これらの他に、異物を迎え撃つ顆粒球（好中球・好酸球・好塩基球など）もあります。

これらの常備軍と緊急部隊による「免疫システム」の働きは、つぎのようになされています。

i．口などから病原菌が侵入する→ii．常備軍が出撃し攻撃する→iii．手ごわい細菌は常備軍を突破する→iv．緊急部隊が出撃して悪玉細菌などを撃退する
こうした働きをする免疫細胞たちは、〝栄養の補給〟があって活動します。その栄養補給は、日々の食事からなされます（＝食の内容が重要）。だから、免疫細胞たちの活発化には〝良質な補給〟が大切になります。その基本は「植食性」（＝植物性）の食です。

免疫力の高さを表す一つに、「NK細胞の活性」（四時間でがん細胞を殺す能力）というのがあります。この値が高ければ、「免疫がよく働き」病気にかかりにくくなります。


〈免疫力低下の要因〉

現代人の私たちが、改めて免疫を考えなければならないのは、食の欧米化の浸透と雑多な食の摂取によって食生活が乱れ、ストレスの多い生活環境と重なって、腸内細菌が少なくなり、腸内環境の悪化をもたらしているからです。それらによる腸内環境の悪化は、「免疫システム」の働

きを低下させて、生活習慣病とアレルギー疾患、あるいは高齢者の肺炎などを生んでいるからです。そうなので、ここで「免疫力を下げている要因」を整理しておきます。

A．食の欧米化：油脂や肉類の多いかたよった食と、質のよくない食（化学合成物を含んだものやミネラルに富まない食、あるいは本物でない発酵食品など）は、免疫力を低下させます。

B．体温の低下：生野菜や陰（＝冷性）にかたよった食の摂取は、体温を低下させ免疫力も下げます。それによって体温のバランスがくずれ、自律神経（交感神経と副交感神経）のバランスもくずし、白血球の機能を下げ免疫を低下させて、健康を害します。逆に自律神経のバランスがよくなると、低体温も改善され、白血球も増えてアレルギーを抑制します。

C．亜鉛の不足：亜鉛は免疫細胞の分裂と活動に必要です。しかし不足すると、免疫細胞の活動が低下します。さらに生活習慣病の高血圧の薬は、亜鉛の排出（外に出す）を促進します。それに食品添加物のリン酸塩は、亜鉛の吸収を阻害します。

D．ストレス：ストレスで神経系がダメージを受けると、ホルモンが異常分泌してバランスを失い、免疫力も低下します。ストレスは「日本の食」の不足でも起きやすい。

E．不規則な生活：これによって腸内環境をそこね、悪玉菌が増加します。

F．加齢：免疫力は二十〜三十歳ごろが最高で、それ以降の歳のとりで下がってきます。

G．運動不足：一定の運動は免疫細胞たちを活発にするが、運動しないと低下します。

H．環境物質：ダイオキシンや放射性物質などは、細胞にダメージを与え免疫力が低下します。

現代の私たちは、こうした状況におかれ免疫力が低下しています。

(2) 免疫作用の担い手は腸が中心

摂った食や免疫を考える場合、体の外と内を分ける境は「腸」です。つまり、食も菌も腸から体のなか(血液や臓器)に吸収されて、機能をしますが、害も出ます。だから、腸から吸収されないとまだ〝体の外〟であり、腸から吸収されて〝体の内〟に入ったととらえます(小腸で「吸収」されて「体内」に入る。それまでは「体外」です)。

病原菌は口から入る食べ物と同様に、食道→胃→小腸へとたどり、小腸から吸収されます。病原菌らは、胃の強酸性下でダメージを受けますが、そこで生き残った菌が小腸に入ります。その小腸には、免疫細胞の六〇〜七〇%が集中しています。そこでは、病原菌が小腸から「吸収」されて、血管やリンパ管(＝本当の『体内』)に入らないようにしています。これらの機能を「腸管免疫システム」といっています。

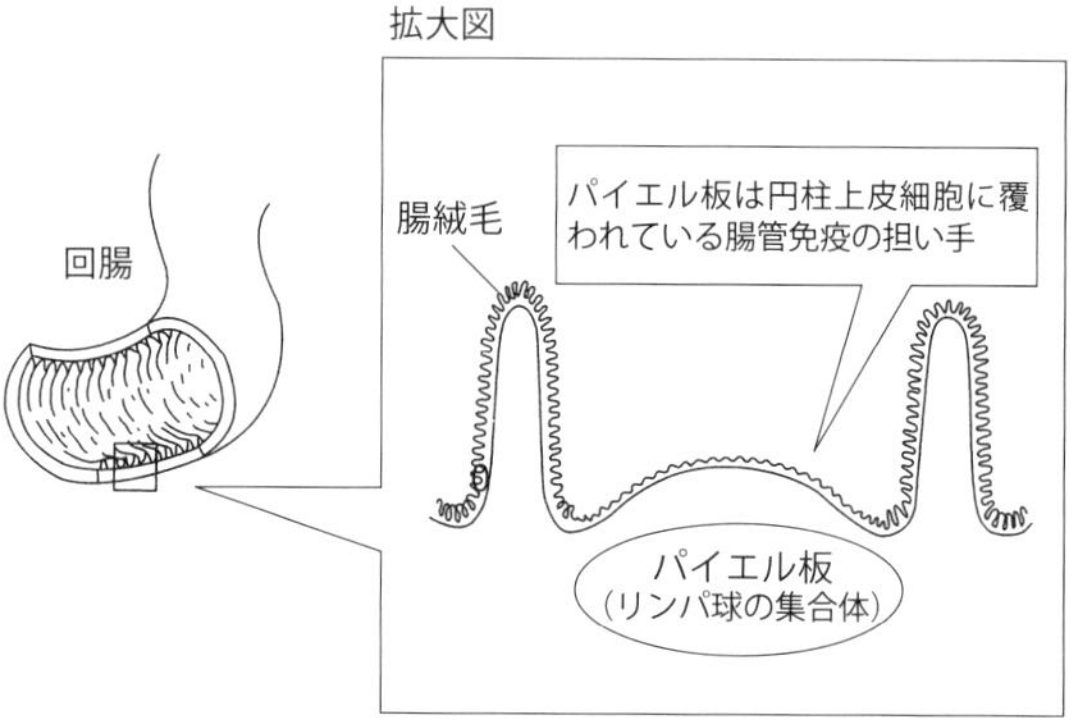

図8・6　免疫細胞が集まるパイエル板

小腸には、①栄養を吸収する「絨毛」（主に空腸にある）と、②腸管免疫の担い手「リンパ球」の集合体である「パイエル板」（主に回腸にある）があります。「パイエル板」は円柱上皮細胞におおわれ（図8・6を参照）、そこには、たくさんのリンパ球（T細胞・B細胞・NK細胞）やマクロファージが集中しています。悪い脂質を摂りすぎると、小腸の絨毛などが油脂で汚れて、免疫力が低下します。そこにおける小腸・大腸の役割と免疫力を高めるには、つぎのことが重要です。

A．小腸は、免疫システムの最前線として活躍しています。そこでは、侵入してきた病原菌を免疫細胞が攻撃します。また全身に抗体（専用の武器）を送り出しています。したがって腸内環境の悪化は、免疫システムに即座に波及し、いろいろな病気をまねいてきます。

B．大腸は、危害を及ぼす悪玉菌増殖の抑えを担っています。大腸を含む「腸管免疫システム」の活性化には、よい食や乳酸菌などの摂取が大切です。

C．免疫力を高めるには、「日本の食」の摂取などが大事です。日和見菌が〝善玉菌〟に変わっていくように腸内環境を整えて、腸の「免疫システム」の活性化の図りが大切です。

〈免疫力の低下で肺炎が急増〉

二〇一一年、肺炎が主要死因別死亡数で第三位になりました（第三位の肺炎の死者は一二万四六五二人、第四位の脳血管疾患の死者は一二万三七八四人。なお第一位は悪性新生物（＝

がん」で三五・七万人、第二位は心疾患で一九・四万人）。

肺炎死亡者は戦前トップでしたが、戦後抗生物質の普及などで減り、一九七〇年（昭四五）ごろに年間二・五万人位になりました。しかし、それから四十年位でその五倍になったのです。いまや日本では、三大病でなく〝四大病〟（がん、心疾患、肺炎、脳血管疾患）になっています。ではなぜ肺炎が増えたのでしょうか⁉

肺炎を起こす主な菌は、①院外肺炎では、肺炎球菌やインフルエンザ菌などであり（これによる死亡率は五〜六％）、②院内肺炎では、緑膿菌や黄色ブドー球菌などです。この院内肺炎による死亡率は高率で二〇〜六〇％です。院内肺炎の高い死亡率の理由は、薬に抵抗力を持った病原体が多くなっていることと、抵抗力の弱まった患者が多いことにあるようです。こうしたこともあって、肺炎による死亡は、入院者が主で六五歳以上が九五％を占め、特に七五歳以上が多くなっています。

肺炎に対する認識調査（ファイザー株式会社　二〇一一年一一月九四〇〇人の調査）によると、肺炎を「死につながる重い病気」と思っている人は、約三割です。そして約七割の人は、「抗生物質でなおる」「安静にしていればなおる」という認識です。

問題は、①高齢患者は抵抗力が弱まっていて、抗生物質のきかない耐性菌が増加している、②悪性腫瘍、心疾患、腎臓病、糖尿病にかかった人などは、免疫力が低下し、肺炎にかかりやすく重病になる、③高齢になると食が細くなり、腸の亜鉛吸収が悪く、免疫細胞の機能低下をもたらす、④肺炎球菌のワクチンがあることを知らない人も六〇%以上いることです。要約すると、病気に対する抵抗力が弱くなり、免疫力も低くなって、免疫細胞の機能低下により、肺炎による死亡が増加しているのです。

つまり、肺炎が多くなっているのは、入院前からの不適切な食の摂取で、免疫力を低下させているところに、主な要因があるようです。昭和四〇年以降の食摂取の変化が、免疫力を低めているのです。そうであるから、日頃からよい食を摂って、肺炎にかからないようにすることが極めて重要です。薬が病気（肺炎など）を解決してくれると思わないで下さい。健康な体質づくりがより大切です。

（3）免疫力を高める食材・栄養分

免疫力を高める食材はどんなものかを、示しておくことにします。

A. ビタミンのA・C・Eの摂取が重要で、免疫細胞を刺激し感染症から体を守ってくれます。

・ビタミンAは、マクロファージを活性化します（カボチャ、ニンジン、ホウレンソウなど）。

・ビタミンCは、免疫細胞の疲労を回復します（レモン、ユズ、ミカン、ジャガイモなど）。

・ビタミンEは、T細胞を活性化し、活性酸素の働きを抑えます（大豆、カボチャなど）。

B. 古くから親しまれてきた〝日本的野菜〟は、血圧を下げ免疫機能を高め、がんも予防します（ゴボウ、ダイコン、カブ、レンコン、サトイモ、ネギ、カボチャ、ニンジンなど）。そのゴボウは、ポリフェノールによる抗酸化作用が最も大きく、傷を癒す作用もあります。
C．緑黄野菜は、活性酸素を抑えるカロチノイドに富み、抗酸化作用と抗がん作用もあります。そうなので、ニンジン、カボチャ、ホウレンソウ、シソ、シュンギク、ダイコンの葉などを、積極的に摂りましょう。日本人は近年これらの野菜不足で多くの病気を招いています（目の病気の加齢黄斑変性の予防にも、緑黄野菜の摂取が大事です）。
D．キノコの多くは、腸の健康をよくし免疫力を高め、がん細胞の増殖もくい止めてくれます。
E．ミネラルのなかの亜鉛・セレン・銅などは、体を傷つける活性酸素を抑えます。活性酸素が多いと、細胞を老化させ・傷もつけ・がんの生みに作用して、免疫力も低下します。
・亜鉛は、貝類・豆類・いわし・海藻類・ぜんまい・ゴマなどに（亜鉛は不老・長寿も）。
・セレンは、大豆・いわし、アーモンド・ミソ・卵などに。
・銅は、カキ・梅・ぜんまい・ニンジンなどに。
それに鉄は（ホウレンソウや小松菜などに多い）、細胞を増殖し免疫細胞を元気にします。なお鉄の吸収にはビタミンCが大切です。
F．発酵食品は、腸内の善玉菌を活性化し、免疫力をアップします。
特に乳酸菌は、①免疫細胞を活性化し、②マクロファージやNK細胞の働きを高め、③アレルギーを寄せつけず、④花粉症も少なくして、⑤さまざまな病気から体を守ってくれます。

なかでも植物性乳酸菌（漬け物などに多く、植物の茎や葉の分泌液に生息する）は、生きて腸までとどいて、腸の免疫力をさらに高めます。そして腸管免疫システムで、全身の免疫に作用します。それに植物性乳酸菌の摂取は、腸内環境を良好にしニキビも改善します。

・マクロファージを増やすのによい一つは、豆乳ヨーグルトです（これは、豆乳9＋米のとぎ汁1＋塩少々＋黒砂糖少々、でできます）。

・赤ワインは、気持ちをリラックスさせ副交感神経を優位にして、リンパ球を増やします。

G．良質なたんぱく質（その代表的なものは大豆食品）は、免疫細胞をつくり免疫の原動力になります。逆に肉類の多い摂取は、代謝に影響を与え、多くの問題を生みます。肉は体に優しくありません。良質なたんぱく質が不足すると防御作用を低下させ、ヒフからの感染も増えます（ヒフには二十～三十種類の常在菌がいます）。

H．フィトケミカル（＝植物性化合物。その代表的なものはポリフェノール）は、抗酸化作用があり活性酸素（＝細胞を傷つけ、老化の原因）を抑えて、免疫力も向上させてくれます。フィトケミカルの代表は、ニンニク・ゴマ・ホウレンソウなどです。また善玉菌が多いとリンパ球が増加し、免疫アップにつながります。

（4）免疫力アップにより大切なことがら

免疫力の維持・向上に大切なことを要約します。

A．免疫力は、細胞の代謝（古いものから新しいものに替わること）が良好で、細胞がイキイキしていると高まります。それは生命力が高まっている状態なので、病気を受けつけなくなります。そのための基本は、健全な土からの生命力を高める食材（自然の農作物や伝統的な和食）を摂ることです。そこにおける健全な食は、玄米・ミソ・発酵食品・野菜類・魚介類・海藻類・キノコ類などの摂取です。

B．細胞を弱める化学合成物（化学肥料・化学農薬・化学添加物など）は、極力摂らないことです。それらの多い摂取は、体に負担をかけ・毒にもなり、免疫力の低下になって、細胞を弱めて病気を生んできます。「本物」（自然栽培ものや本物の発酵食品など）の食・よい食材を摂るという意識が大切です。

C．ちゃんとした食の摂り（あるいは丸ごとの摂取）は、腸内環境を整え、腸の絨毛・微絨毛を常に十分更新して（＝正常にして）、免疫力を高め、〝選択吸収能力〟も高めます。腸内環境が良好だと、アトピーの発症も低下するし、アレルギーも予防します。

D．小食は、免疫細胞たちを活発にしますが、飽食は、免疫細胞たちを不活発にして老いも促進します。飽食や大食は、その消化に多くのエネルギーを取られて、免疫細胞のエネルギーが少なくなります（つまり病気も生みやすくなります）。

E．歯の適切な清掃は、歯周病を防ぎ（口内には約五百種類の菌がいる）、今日の主要な病気を予防します。歯周病になると、細菌が出血部分から血管に入って、血管壁にくっつき炎症を起こし、動脈硬化や心臓病・脳卒中などの要因になります。また肺に入ると肺炎を起こしてきます。

F．アレルギーは、動物性たんぱく質（肉類など）が、体のなかで人のたんぱく質につくり替えられる作業の大変さとかかわっています。そして、肉類を多く食べていると入った異物（アレルゲン）に激しく反応する体質になります。それをなおすには、体が自然に反応するように、体によい食材（＝未精製穀類を中心とした植物食）の摂取が重要です。

第1部の4で少々紹介した市川晶子さんは、未精製穀物を主食にしたその十分な摂りと、肉や牛乳などの動物たんぱく質を食べない対応で、アトピーが完治しました。またそれによって、子供のアレルギー体質も改善され、①体が丈夫になり、②成績も向上しました。体におだやかなよい主食と、ミネラル・ビタミンに富む食の摂取が、これらを改善したようです。これには、免疫力低下に作用する現代人の〝ミネラル栄養失調〟（ミネラル不足）の改めが含まれます。

G．できれば自然栽培の野菜や作物を摂ることです。これは根の十分な張りにより、ミネラルやビタミンに富んでいるので、免疫力を高めてくれるからです。しかし慣行栽培のものの摂取は、免疫力を低下させます。

H．砂糖を多く摂ると免疫力が低下するので、極力摂らないようにして下さい。また砂糖は、骨のカルシウムも溶かします。それに砂糖は、ウイルスや病原菌を増殖させ、悪玉菌のエサになります。体の老化も促進させます。

I．かむことは、①活性酸素を消去し、②免疫力を高め、③海馬を刺激し認知症を予防します。

J．便の量が少ないと、病気になりやすくなります。それは、野菜などの不足↓食物繊維が少ない↓腸の細菌が減少する↓便の量も減少する↓腸を含む内臓に悪影響をもたらす↓病気にかかりやすくなる、ということです。だから、野菜や海藻などは十分摂って下さい。

K．全身浴や足湯は、免疫力をアップさせ（足湯は足を湯に入れ、寝ることで効果が上がる）、NK細胞も活性化させて、血液の循環がよくなります。温性（陽性）の食品も大事です。低体温は、血液の循環が悪化し、酸素や栄養分を運ぶ機能が低下し、免疫力も落ちます。冷えや冷え症は、免疫力を低下させるので、体温を三六・五℃位に保つようにして下さい。

L．「塩」（＝ミネラルを含んだ「塩」）の摂りは、体温の保持と免疫力の向上に重要です。

M．一定の運動は免疫力向上につながります。それには、三〇～四〇分の運動が大切です。ただし激しい運動はさけて下さい。

N．笑いは、NK細胞が活性化し、免疫力を正常にします。またプラスの感情（喜びや安心）も免疫を上げますが、マイナスの感情（怒るや不安）は免疫を下げます。病気の多くは、酸化で促進され、還元で抑制されます。抗酸化対応の〝還元浴〟（「環境回復サロン」や「陶板浴」など）も、酸化の鎖を外す意味で、免疫力向上に作用します。

4　骨粗しょう症の予防も食の摂り方で

（1）骨は更新される

高齢者に多い骨粗しょう症は、骨量が減って骨がスカスカになり、骨折してしまう病気です。若年成人の骨量を一〇〇%とし、骨量が七〇%未満を骨粗しょう症としています。

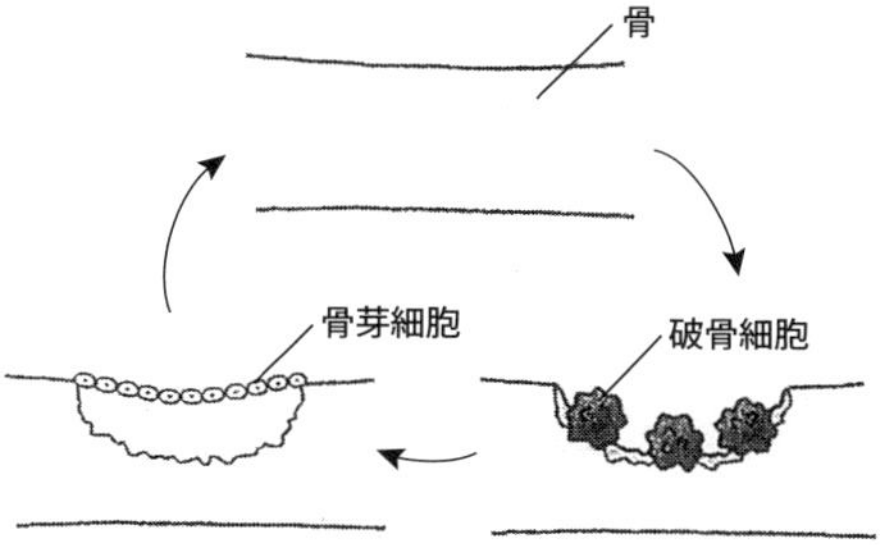

骨の古くなった部分に破骨細胞が集まって骨を壊すと、壊された部分に骨芽細胞が集まって新しい骨をつくる。"壊す""つくる"という働きが繰り返されて、体中の骨がつくり変えられる。

図8・7　骨がつくられる仕組み

注）この図は、「ひたちの整形外科」（茨城県牛久市）提供のパンフレットによる

私たちの骨の組織は、成人になっても常につくり変えられています。骨は、古くなったところに「破骨細胞」が集まって骨をこわします。そして、こわされたところに「骨芽細胞」が集まり、カルシウムなどを材料にして新しい骨をつくります（図8・7）。そのようにして、骨は年間五～一〇%更新されています。その場合、梅酢を摂っていると、骨芽細胞を一・二倍になるようです。

ところが、こわれる骨量がつくられる骨量より多いと、骨量が低下して骨粗しょう症になってきます。骨粗しょう症は現在一〇〇〇万

人強います。なかでも、骨粗しょう症は閉経後の女性に多く、七五歳以上の女性は二人に一人がなっています。そもそも女性は骨重が少ない。そして骨の形成に女性ホルモンが関与し、閉経でエストロゲンが減少して骨の溶け出す量を増し、骨のスカスカに作用するからです。つまり、骨の形成が少なくなるからです。

こうしたことから、「高齢」「女性」「やせ」は、骨折の危険因子になってきます。やせるということは、脂肪に蓄えられる女性ホルモンが少なくなるため（＝女性ホルモンは骨を強くする）、骨密度が低下し、骨折しやすくなるからです。

しかも骨粗しょう症になると、免疫力・活力・認知能力などが低下してきますので、そうならないように十分注意を払いましょう。それに大事なことは、骨細胞が全身の臓器をあやつっている（うまく動かしている）ので、骨をいっそう大切にして下さい。

（2）骨粗しょう症は予防できる

骨粗しょう症の予防には、①ちゃんとした食を摂る、②運動をする、③禁煙をする（＝喫煙はカルシウムの吸収を妨げる）ことです。

ここでのちゃんとした食とは、A．カルシウムを摂る（これは骨の元になる）、B．ビタミンDを摂る（カルシウムの吸収を助ける）、C．ビタミンK、葉酸、ビタミンCを摂ることです。

骨はコラーゲン（＝たんぱく質のたば）に、カルシウムが付着した構造になっており、ビタミン

Kとビタミンcと葉酸の摂取が、骨の質を高めてくれます。

一日に必要なカルシウムの量は六〇〇mgといわれていますが、脱灰を起こさない食材なら四〇〇mgでもよいように考えます。骨が立派なアフリカ人は、約四〇〇mgの摂取だからです。カルシウムの摂取には、日本的なヒジキやワカメなどの海藻類が優れていますし（その多くは一〇〇g中七〇〇mg以上）、ダイコンの葉、カブの葉、小松菜、春菊、ぜんまい、なずななども有効です。骨格がすごい馬は、カルシウムをすべて草から摂っています（馬は牛乳を飲んでいません）。同時に、カルシウムの吸収をよくするマグネシウムを重視して摂ることが重要です（マグネシウムは未精製穀類や種実類に多く含まれています）。その点、大豆のカルシウムとマグネシウムは、それぞれ牛乳の二・二倍、二二倍もあります。

またミカンに含まれる色素のβ-クリプトキサンチンは、骨量を高めて、骨粗しょう症の発症リスクを低下させてくれることが、静岡県浜松市を対象にした四年間の追跡調査から明らかになりました。その効果は、ミカンを一日一〜二個では二〇%位ですが、四個食べると九二%も発症リスクを低めてくれるようです（国の果樹研究所の研究成果）。最近ミカンの一人当たり消費量が約三分の一に低下していることが（一九八〇年一四kg→二〇〇九年五kg）、骨量を低め骨粗しょう症を多くしている一要因になっているようです（これは冬期に摂っていると、夏まで継続されます）。

それにビタミンDの摂取は、日光に手を当てることで得られますが（手の平を一五分ほど太陽に当てる）、キノコやキクラゲ、干しシイタケ、サンマ、カレイ、サケなどからも得られます。またビタミンKの多い食品は、卵、納豆、ホウレンソウ、小松菜、ニラなどです。運動することは骨に体重がかかり、骨づくりを活性化させます。そうなので、荷物を持ち、買い物に出かけ歩いて帰ることもよいことです。

（3）骨粗しょう症が多くなった要因と食

多くの人が知っているように、牛乳にはカルシウムが多く含まれます。しかしそれを体が吸収するには、それと同等のマグネシウムが必要です。それがないと、カルシウムの吸収率は四分の一に低下します。だから牛乳を飲んでいるだけでは、骨量を高めにくく、逆に低下させる場合も少なくありません。

なぜなら牛乳は「脱灰」を促進し、かえって骨粗しょう症を助長してしまうからです。さらに牛乳は、生殖系器官のがん細胞の増殖を促しますので、多い摂取には注意を払いましょう。牛乳を多く飲む国（米国、オランダなど）に、骨粗しょう症が多いことを知っておきましょう。牛乳を飲んでいない以前の日本（昭和三〇年ころまで）は、骨粗しょう症がほとんどありませんでした。日本人はカルシウムとマグネシウムの多くを、大豆や海藻類などで摂ってきたということもあります。

骨粗しょう症はカルシウム摂取不足による病気というより、動物たんぱく質の摂り過ぎによる病気のようです。肉などの動物性食品や乳製品は、硫黄の豊富なたんぱく質で、その摂取が多いと硫黄が体内に余分な酸を生じさせ、この酸が骨を通過することでカルシウムが溶かされ、尿に排出されるからです（山田豊文『細胞から元気になる食事』新潮文庫、二〇〇九年を参照、一〇七頁）。だから肉の多い摂取は要注意です。

それに砂糖には溶血作用があると共に、多いと骨粗しょう症の要因にもなります。骨粗しょう症の増加は、最近の砂糖の多い摂取と無関係でありません。砂糖のひかえが大事です。

また慣行栽培による近年の農作物は、ミネラルやビタミンが少なくなっていますが、そうした農作物の摂取は女性ホルモンの分泌を減らし、骨粗しょう症を招きやすくします。ホルモンはたんぱく質と脂肪を材料に、ミネラルとビタミンが関与してつくっているからです。だからミネラル・ビタミンの少ない食の摂りは、骨粗しょう症を促進します。自然栽培の野菜の摂取が重要です。同時に野菜・果物・大豆の摂取が、骨密度を高めます。

（4）関節炎も食との関係が大きい

今日、関節炎をわずらっている人が多くなっています。

そのなかの関節リウマチは、全身性の病気で、造血器官（骨髄、ひ臓、リンパ節など）が炎症を起こすために、栄養をとどける血液が不足ぎみになって、体が栄養不足状態になり起きているようです（出産も栄養をとられるので作用）。それは、免疫細胞が、栄養不足などで炎症を起こした滑膜（＝関節に栄養を与える）を攻撃することで、発症・進行するようです。この自己免疫の病気は、たんぱく質や脂肪がうまく消化できないときに起きる場合が多いようです。

それは、肉をたくさん食べたことや、砂糖および辛みが効いた食品を食べることで促進されます。つまり、それらの多い摂りで体が毒を生み、関節炎を起こさせます。したがって、関節炎を生まないようにするには、消化器官に負担をかける肉を減らした食の摂取が重要になります。砂糖の減らしや大豆の摂りも大切です。また関節炎をさけるには、消化不良による便秘を起こさないことも大事です。けれども日本人の肉摂取量は、増加の一途をたどっています。

第9部

老化防止と健康な長生き策

1　老化の防止には「糖化反応」を知る

老化は、血管や細胞や脳の衰えによって生じてきますが、近年老化を促進する物質が明らかになってきました。ここでは、それはどんな物質かを知り、その物質の出方を少なくするのに、どのようにすればよいかを話すことにします。

(1) 糖化反応とは何か

最近、糖化ということを耳にするようになってきました。糖化反応は、体内の「たんぱく質」と摂取した「糖」が結びついて、〝糖化したたんぱく質〟がつくられ蓄積することをいいます。

そのようにしてできた「糖化したたんぱく質」は、体でつくられた元のたんぱく質とは違ったもので、血管や肌を硬くし、こがして黄褐色にし、身体を老化させ、糖尿病や肥満などももたらしてきます。この糖化反応は、果糖やブドウ糖などの糖が、酵素の働きなしに、たんぱく質または脂質と結合することをいいます。しかも、糖化反応によってできた物質は、老化を促進します。

糖化反応は、生体外と生体内の両者で起きます。糖尿病患者は平均で、男が一〇年、女が一五年、寿命が短くなっているようです。これは、高血糖が生体内のたんぱく質を糖化させて、たんぱく質本来の機能をそこねることによって短命になるからです。最近の研究で、糖化反応が体の寿命に大きな影響を与えることが分かってきました。

糖化反応＝〈たんぱく質＋脂肪〉＋〈糖類〉と描かれ、これによってできた「最終糖化合物」が〝老化物質〟（＝AGEs）です。この老化物質の色は黄褐色で、酸化ストレス（＝酸化反応）を促し、動脈硬化を促進してきます。大切なのは、こうした老化物質を生まないようにすることです。それが老化を防止します。

なお糖類は、ブドウ糖・果糖と砂糖です（糖質は、これにオリゴ糖と多糖類（でんぷん）が加わったものです。砂糖は、ブドウ糖と果糖から成ります）。

（2）生体外糖化と生体内糖化

〈生体外糖化〉

生体外糖化は、砂糖（果糖＋ブドウ糖）を、たんぱく質や脂質と一緒に調理する時などに生じてきます。これは、温度が一二〇℃以上になると急速に糖化が進みます。ただし温度が低くても調理時間が長いと、糖化は進行します。

色が茶色に変色するメイラード反応は、糖化反応が起きた証拠です。特に果糖は、メイラード反応に迅速に作用します。たとえば、砂糖を使ったパンやカステラを焼いていると、焼き色が出てきます。これが糖化です。基本的に、小麦粉に砂糖を混ぜて加熱すると、その加熱過程で小麦粉のたんぱく質が糖と反応して、糖化反応を起こしてきます。糖化反応によって、発がん性物質のアクリルアミドも生成します。

食材にたんぱく質が多いと、糖化反応は促進します。また砂糖が多くても促進します。かつ油によっても促進します。特に糖化反応が大きい食品は、ドーナツ、焼き菓子、ビスケット、クッキー、たいやき、バーベキュー、濃い色のソーダなどです。ただし、食べ物に含まれて悪さをする老化物質は、七%だともいわれています（ただこれ必ずしも明確になっていません）。

このことからすると、「美味しさの方程式」は、「老化の方程式」ともいえます。つまり、「こんがり」「よい香り」「風味を増す」などは、老化の促進につながっているからです。こうしたものを体に入れることは、「体がコゲる反応」ともとらえられ、体の弾力性を失うことを意味します。こうしたことがアメリカによって明らかにされたのは、二〇〇四年ごろです。ただ糖尿病においては、糖化はかなり前から知られていました。

糖化されたたんぱく質と脂質は、体内に取り込まれると、約三〇%が消化吸収されるようです。

近年の研究では、糖化した食品は、動脈硬化、心臓病、糖尿病、認知症、脳梗塞、がん、骨の老化、網膜機能不全などの発現に、大きくかかわっていることが明らかになってきました。

〈生体内糖化〉

生体内糖化は、血液中に吸収された果糖、ガラクトース（脳糖）、ブドウ糖などの単糖類を用いて行われます。このうち、〝果糖とガラクトース〟は、ブドウ糖に比べて〝約一〇倍〟糖化に使われるようです（ガラクトースは、ラクトース〔乳糖〕が分解してできます）。

体内の糖化反応は、高血糖状態で進みます。体内で起こる糖化のプロセスは、血液中に増えた糖が、体を構成しているたんぱく質と結合して「糖化反応」を起こします。それによってたんぱく質が変質し、「老化物質」（＝糖化最終生成物）を生んできます。そのたんぱく質は、本来のたんぱく質の役割を果たせなくなって、いろいろな弊害を起こしてきます（図９・１）。

だから高血糖にならないようにすることが大事です。そのためには、糖化反応の低い調理法による食の摂取、食物繊維の摂取、食事後すぐ動くなどが重要になります。糖化反応が高いと、糖尿病合併症、動脈硬化、認知症、骨質の低下、肌のトラブルなどを起こすからです。しかも、糖化が多くの病気に作用するのは、細胞の働きに影響を与えて、過酸化水素など強い酸化物質を生成するところにあるようです。

糖化物質の半減期は二四〇日で（これは細胞の平均寿命の二倍もあります）、長い間体に影響

糖化の起こるプロセス

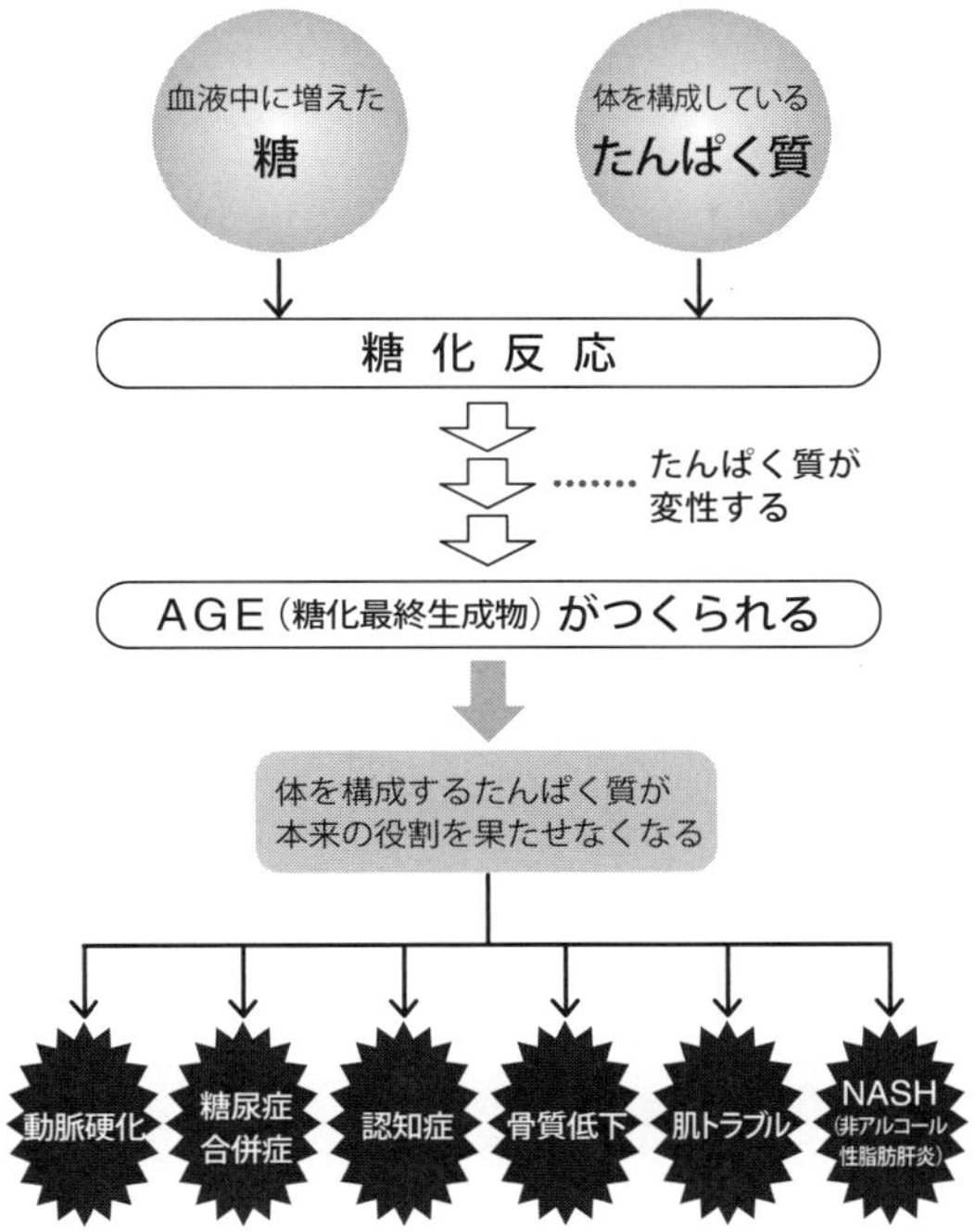

図9・1　生体内糖化によるたんぱく質の変性

注）この図は、久保明『糖化を防げば、あなたは一生老化しない』永岡書店による

を与えつづけます。このことは、ヘモクロビン濃度（ヘモクロビンA1c）を観察することで、糖尿病の血糖量の測定に用いられています。みなさんは、「ヘモクロビンA1cが高い」などを聞いたこともあるでしょう。それが高いということは、老化しやすいことも意味しています。

　糖化物質の半減期が長いことは、神経細胞など寿命の長い細胞にもダメージを与えてきます。また糖化が進むと食後血糖値が下らず、より老化を促進します。

（3）糖化は老化を促進する

糖化反応によるたんぱく質の変性は、「糖化最終生成物」（＝老化物質）という〝異常たんぱく〟を生みます。しかもこれが、動脈硬化や認知症の要因になります。これが体内に蓄積されると、代謝能力が落ち、体の物理的・生理的機能を低下させて、老化を促進してきます。「老化物質」は、現在分かっただけでも一〇〇種以上あるようです。

少し重複しますが、この構図は、「余分な糖が多くなる」→「たんぱく質と結びつく」→「老化物質が生じる」→「たんぱく質が本来の機能を果たせなくなる」→「老化と多くの病気を生んでくる」となります。だからこの元は、糖尿病と密接にかかわっています。糖尿病の人は、余分な糖がだぶついて糖化を促進し、寿命を約十年短くしています（＝それだけ老化が早い）。

この場合、砂糖の多い摂取が影響を与えますので、砂糖のひかえが大事になります。また糖化を促進する食は、加工食品（これらに砂糖が多い）、精製食品、菓子、清涼飲料水、アルコールなどです。逆に炭水化物の玄米は、「糖質」＋「繊維質」ですので、血糖値を上げず、余分な糖を多く生んできません。ということは、老化物質も生みがたい。

「老化物質」は一度できると分解されにくく、年齢と共に細胞に蓄積されて増えつづけます。そして細胞に負荷をかけ、細胞の機能を低下させて「老化の原因」となります。糖化の進んでいる人は、老化が極端に早くなります。ただし、マクロファージ（カボチャはマクロファージを活性化する）は、そうした異物を食べてくれます。

「老化物質」が肌の細胞にたまると、くすみや黒ずみやたるみの原因となり、肌の透明感を失ってきます。加齢による肌の黄褐色化は、糖化による「老化物質」が増えたことによっています。肌のコラーゲン＋老化物質は、老化物質をより蓄積し、老化（＝たるみやシミなど）を生んできます。なお食からコラーゲンを摂っても、体内のコラーゲンになってきません。コラーゲンもたんぱく質なので、体に入ると全部分解されるからです。

それに、〝「脂質」を多く含む食物〟は、長時間の加熱で老化物質を多量に生成してきますので、揚げ物などはひかえましょう。

（4）「抗糖化」で糖化を防ぐ

老化の防止には、糖化反応をふせぐ「抗糖化」が大事になります。それは、健康にもよい影響を与えてくれます。

抗糖化のポイントは、「GI値の低いもの」（血糖値を上げにくいもの）を摂ることです。

A．急激に血糖値を上げる食材は少なくする（例：あんパン、フランスパン、食パンなど。それにケーキ、甘いもの、清涼飲料水も）

B．急激に血糖値が上がらない食を摂る（玄米や野菜類〔＝食物繊維〕を摂る。全粒粉パン・ラ

イ麦パン・玄米米粉パンもよい）

C．血糖値の上昇を抑える〝食べ合わせ〟をする（納豆とご飯、みそ汁とご飯など）

D．糖化した食品を摂り過ぎない（例：ドーナツ、焼き菓子、クッキー、加工食品など）

E．糖化を抑制する面からも砂糖はひかえるようにする。また牛乳の代わりに豆乳を摂る

F．焼き菓子類（洋菓子を含む）はひかえるようにする

G．抗糖化作用のある食を摂る（「日本の食」は抗糖化的な食材が多い）

ア．海藻類、きのこ類、ネバネバの食（納豆、山芋など）

イ．緑の野菜を主に摂る（糖尿病の発症を抑制する）

ウ．糖や脂質の代謝を促進するビタミンB群やクロムのある食（ヒジキ、未精製穀物、豆類、そばなど）を摂る

エ．老化物質の生成を抑制する食（カモミール、ドクダミなど。またグァバ茶は血糖値の上昇を抑える）

オ．コラーゲンと糖の結合をふせぐαリポ酸が入った食（ホウレンソウ、ブロッコリーなど）

H．トマトのリコピンは抗糖化作用があり、メラニン色素を抑制する（露地のものがよい。リコピンは生で摂るより、ケチャップで摂った方が効率よい〔加工で繊維が切り離される〕）

I．「老化物資が生みがたい調理法」を選ぶ（つぎの数値が少ないもの）

ア．卵の老化物質の比較：スクランブルエッグ（1）、オムレツ（3）、目玉焼き（16）

イ．肉の老化物資の比較：ゆでる（1）、焼き鳥（6）、揚げる（10）

（焼き鳥でもこげたのは、老化物質が高い。しかし魚のこげは、それほど心配ないようです）

J．「なるべく加工していない食品」と「なるべく高熱を加えない調理法」を選ぶ

K．ゆっくり食べる。早食いしない（早食いは肥満もなるし、糖尿病にもなる）

老化の防止には、酸化した食もさけ、活性酸素を生まないようにすることも大事です。それに老化物質は、食物を加熱すると急速かつ多量に生成します。一〇％濃度のメイラード反応は、八〇℃で五倍に、一三〇℃で二五倍になるようです。

またみそや大豆はビタミンEが多く、老化を防止します（抗酸化作用で、細胞の衰えを少なくします）。運動をし、糖を消費して糖化を抑制することも大事です。

〔参考〕糖化抑制の「白いたいやき」

○これは、たんぱく質量が八％程度の薄力粉（小麦粉）を三分の一に減らし、たんぱく質量が〇・一％のタピオカ粉（キャッサバ粉）を三分の二使用したものです。また卵を使わず、牛乳の使用量も四分の一と少なくしています（たんぱく質量を大幅に下げることで糖化を抑制したものです）。

・これ、モチモチした食感と上品な美味しさが味わえます。焼いてもメイラード反応が起きません。「白いたいやき」ができます。

・たんぱく質量を大幅に下げた「白いたいやき」は、糖化の少ない・老化しにくいものです。
○小麦粉には、たんぱく質であるグルテンが八～一三％含んでいます。卵も牛乳も入った食品は焼く時の高温で、これらに糖（その主なのは砂糖が分解した果糖）が結びつき糖化を高めます。
○少々大胆になりますが、同じ年代の東洋人と西洋人を比較してみると、東洋人の方が若く、西洋人の方が老けているように、私にはみえます。この違いは、一方は「たんばく質の少ない米を炊いた食」、他方は「たんばく質の多い小麦粉を焼いた食」が主という、糖化度合いの大小にあるのかなぁと思えてきます。

2　長生きに大切なミトコンドリアと長寿遺伝子

（1）代謝とエネルギーをつくる微粒子

元気で健康な長生きは、多くの人たちが望むところです。近年その方法が、科学的に明らかになりました。ここでは、その理屈と具体的な方法を話します。それについては、エネルギーをつくる微粒子を知ることからはじめます。

代謝は、古いものから新しいものに入れ替わっていくことです。その代謝の六～七割は、体を維持する〝基礎代謝〟で、人間が生きている証です。これが正常に行われていると、健康を保持します。そしてまた同時に、私たちの体では、〝活動のための代謝〟（これが二～三割）と、〝身

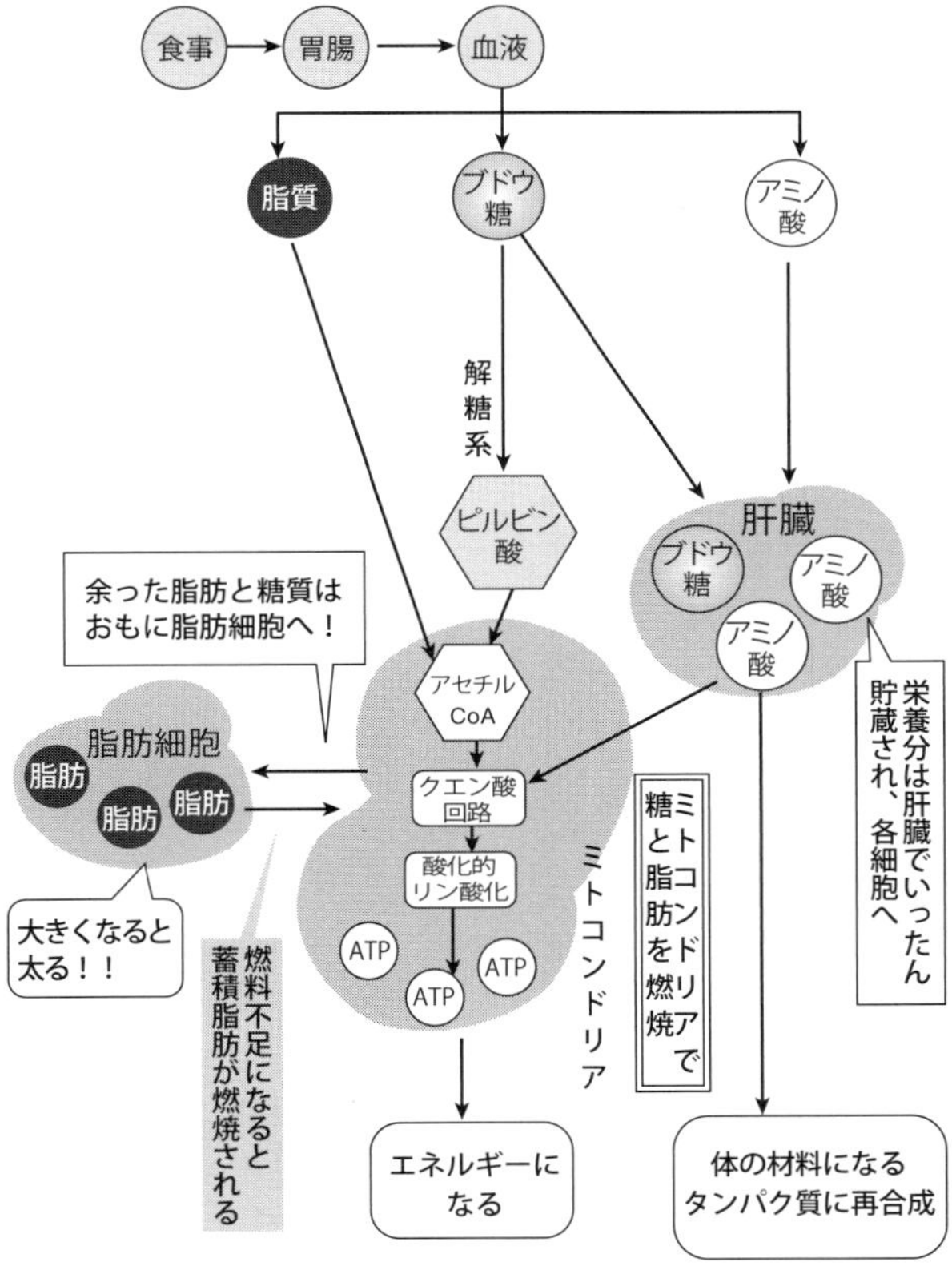

食物から摂取された栄養素のエネルギー代謝　脂質（脂肪酸）、グルコース（ブドウ糖）、アミノ酸はミトコンドリアで代謝され、エネルギー源となる。

図9・2　栄養素の代謝は二つから成る

注）図9・2と図9・3は、瀬名秀明・太田成男『ミトコンドリアのちから』新潮文庫、2007年による

体を温める熱代謝〟（約一割）が行われています。

体がイキイキするためには、基礎代謝が最も大事ですが、同時に「活動のためのエネルギー代謝」を整えることがまた大事です。なぜなら、「活動のためのエネルギー代謝」のバランスがくずれてくると、代謝病ともいえる肥満、高コレステロール、高血圧症、高脂血症、糖尿病、動脈硬化などを引き起こしてくるからです。

食物から摂り入れた栄養素の代謝は、①〝アミノ酸〟から「体の材料となるたんぱく質」をつくる、②〝アミノ酸・ブドウ糖・脂質〟を用いて（かつ酸素も加えて）、「活動のエネルギー」をつくる、の二つから主になっています（図9・2を参照）（この①については、第2部の3で話しました）。

「活動のためのエネルギー代謝」における私たちのエネルギー源は、この②の代謝で得られる「ATP（アデノシン三リン酸）」です（ただし脳のエネルギー源は、ブドウ糖のみでつくられています）。活動のエネルギー「ATP」は、細胞内にある微粒子の「ミトコンドリア」でつくられます。ミトコンドリアは細胞の中にあってその一〇〜二〇％を占め、一つの細胞に一〇〇〜三〇〇〇個もあります。ミトコンドリア全体の重さは、なんと体重の約一〇％にもなります。

人は、細胞内のミトコンドリアの数（量）が多く・その質もよいと、元気であり、若さを保ち、長生きします。またミトコンドリアの量が多く質もよいと、老化を防止します。

（2）ミトコンドリアの量と質を高めるには

老化防止ともかかわって、ミトコンドリアの量を多くし・質も高めるには、小食にし、活性酸素を少なくすることが大切です。そのためには、つぎのことがらが大事です。

A. ゆっくり・ゆったりとした生活をする（よい血液をつくり、血流もよくします）。

B. ストレスを少なくし、早食いをしない（これらは、活性酸素を生みがたい）。

C. 空腹を生む食生活をする（空腹は、ミトコンドリアを増やします）。
　私たちの体は、ごく最近まで飢餓状態できました。そうなので、ミトコンドリアは飢餓状態で活発に活動するようになっています（飽食はここ五十～六十年に過ぎません）。

D. 食事のカロリーを三〇％減らす。カロリーの制限は、サーチュイン遺伝子（＝長寿遺伝子）をつくるサーチュイン酵素をつくって、ミトコンドリアを元気にし、人を若返らせます（カロリー制限効果の生みは図9・3を参照）。また、カロリー制限は、老化を抑制し、活

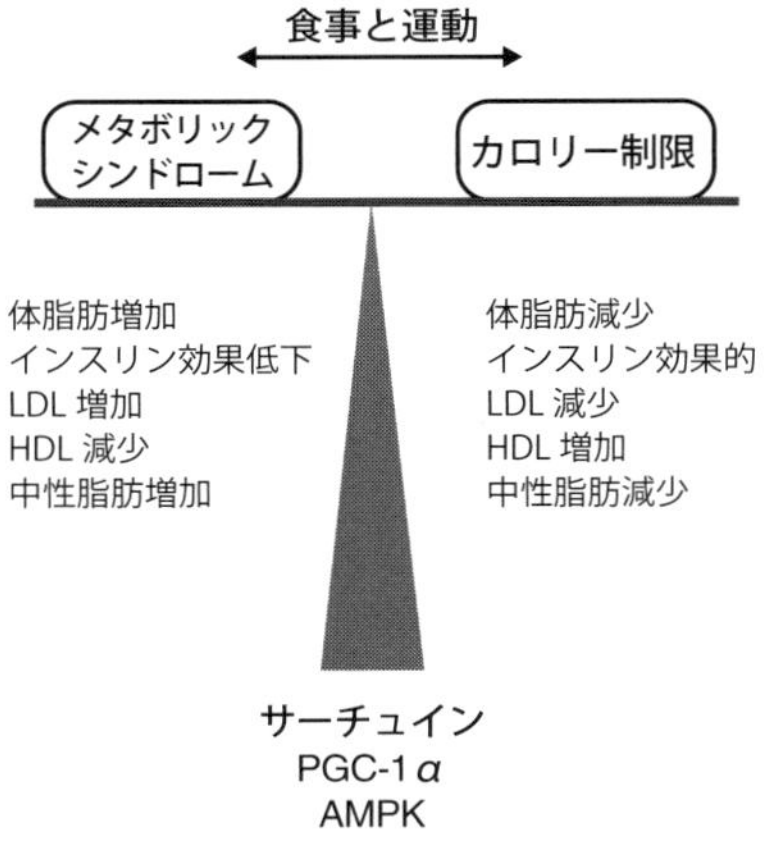

メタボリックシンドロームとカロリー制限のシーソーバランス　カロリー制限とメタボリックシンドロームのバランスをとっているのがサーチュイン、PGC-1α、AMPK の働きである。

図9・3　カロリーを制限する意味

性酸素を消す物質を増やします。

E．〝持久力〟的な運動をする。適度な運動は、ミトコンドリアを活発にします。これには、有酸素運動と無酸素運動を組み合わせた運動がよいようです。つまり三〇秒くらい走って、一～二分歩く。これを三〇分くらい行う。

F．脂肪の摂取を少なくする。これはよいホルモンを分泌し、動脈硬化や糖尿病をふせいでくれます。

G．抗酸化作用のある食を摂る。これは活性酸素を多くしません（例：アントシアニン〔黒米、黒豆、ブルーベリー〕やアリシン〔ニンニク〕などの摂取）。

H．ゴマを摂る（これはミトコンドリアが増加します。また抗酸化のゴマリグナンもあります）。

I．タウリンを摂る（これはミトコンドリアをつくるエネルギーを補給します〔例：タコ、イカ、カキなど〕）。

J．酵母の入った食を摂る（活性酸素を減らして、ミトコンドリアが増加します）。

総じて、体にやさしい低カロリーの「日本の食」は、ミトコンドリアを増やします。

これらを踏まえながら、ミトコンドリアの量と質について、もう少し説明します。

ミトコンドリアの力は年齢とともに低下し、一一〇歳位でゼロになるといわれています。そのようですが、ミトコンドリアの活動力には、運動が大きくかかわっています。したがって、適度に運動する人は、ミトコンドリアの活動力が大きくなります（図9・4）。動かないでいると、ミトコンドリアが減って、エネルギーも生みがたいし、「老いた体」になってきます。だから歩くだけでもよいから、体を動かして下さい。ただし激しい運動はしないことです。

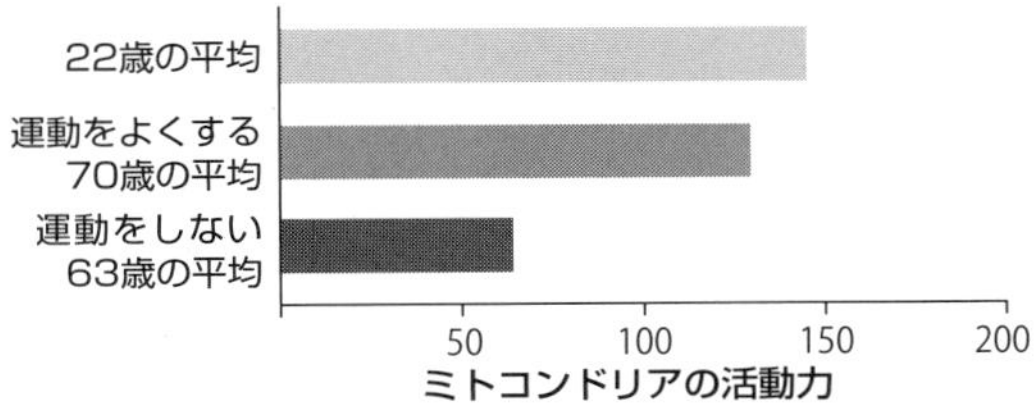

運動をよくする人は70歳でも22歳の平均的なミトコンドリア活動力に迫るが、運動をしないと63歳でも活動力は半減する。

図９・４　運動習慣とミトコンドリアの活動力の関係

注）この図は、太田成男「ミトコンドリアで老いない体をつくる②」『クロワッサン』35 巻 8 号、2011 年による

	エサの量	生存率	がんの発生率	心臓病の発生率
エサの量通常通り	100	60%	8 匹	4 匹
エサの量 3 割減	70	87%	4 匹	0 匹

☆エサの量を減らしただけで、死亡率が低く、病気にもなりにくかった

☆両グループの見た目の違い（イメージ図）

3 割減（毛並つやつやで若々しい）　　通常の量（毛並ボロボロで老化）

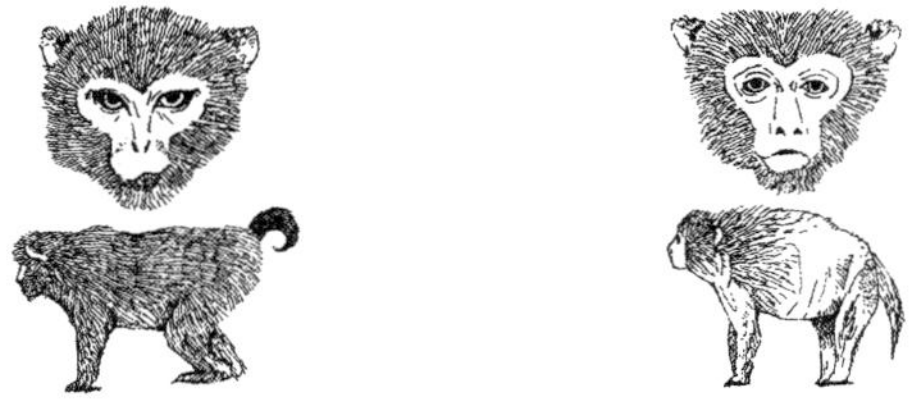

☆脳の老化も通常のエサを与えた方が進んでいた

※アメリカ・ウイスコンシン大学による 2009 年の発表
※※ 38 匹ずつの「アカゲサルの研究」20 年近くの成果

図9・5　カロリー制限で長生きする（サルの実験でも明らかに）

注）これは、白澤卓二と山田英夫の予防医学「食べすぎは、明らかな老化の原因、腹七分の食事を習慣」2013 年 2 月 23 日の朝日新聞から引用・整理

しかも、ミトコンドリアの量を多くし・質もよくすると（これには抗酸化対応も有効）、一二〇歳まで生きられるようです。運動すると活性酸素が生じますが、同時に活性酸素を消す酵素も増加して、長寿につながっていきます（激しい運動は、活性酸素の生みを大きくします）。それにはまた、サーチュイン遺伝子が活性になるように、食の量・カロリーを減らすことです（＝小食）。サルの実験を参考にして下さい（図９・５）。サルも食事の量を減らすと、病気が少なくなり、きりりとして若々しい。人間においても長寿遺伝子（＝サーチュイン遺伝子）は、飽食や普通の量の食で出てきません。カロリー制限・小食で出てきます。この長寿遺伝子の発現が健康な長生きを促します。またサーチュイン酵素は、エネルギーを生みやすくし、一〇〇種類の老化原因物質を抑制してくれるようです。

酸化や糖（カロリー）の増大（あるいは低体温）などで、ミトコンドリアの質が低下すると、エネルギーをつくる能力が低下して、基礎代謝も劣ってきます。それは病気の生みにつながってきます。飽食は、ミトコンドリアのエネルギー生産のバランスをくずし、病気を生んできます。

特に日本人は、倹約遺伝子の発現頻度が高い民族なので、カロリーを制限した場合でも、少ないエネルギーを有効活用する能力が大きい。逆にいうと、日本人は飽食・大食に向いておらず、小食に向いている民族です。小食が、ミトコンドリアの量と質をより高めてくれます。

長寿につながるサーチュイン遺伝子（＝長寿遺伝子）のことは、一九九九年ごろアメリカによって明らかにされました。

（3）健康な長生き策

長生きの基本は、「小食」にすることです。それによって、①サーチュイン遺伝子（＝長寿遺伝子）が活発になり、②活性酸素を生みにくくし、③免疫力を高め、④老化を防止します。小食は免疫細胞たちを元気するが、飽食はその逆になります。

小食による「サーチュイン遺伝子」の発現は、こわれた箇所も修復し、若返えらせます。反対に飽食によって生まれる活性酸素は、体の酸化力を強めて、細胞のなかのものに傷をつけ、老化を促進します。人間が他の動物より長生きできるのは、①活性酸素を除去する能力があり、②遺伝子の傷を修復する能力があるからです。

「健康な長生きの具体的な方法」は以下です（主にこれまで述べたことの要約）。

A．食事の量（カロリー）を三〇％減らす（小食にしていると、五〇日位でサーチュイン遺伝子は活性化してくるようです）。これが元気で健康な長生きの基本です。カロリー三〇％減が無理な場合は、腹八分でもかなり効果を生んでくるように思います。

B．活性酸素が減少する食を摂る（そのために、①化学合成物のない食を摂る、②抗酸化作用のある食を摂る〔野菜・果物・大豆・お茶など〕、③SOD酵素づくりに作用する食を摂る〔小豆・ゴマ・海藻など〕、④脂物の多くない食を摂る、⑤ファイトケミカルを摂る、⑥自然栽培の食材を摂る、⑦還元水と還元空気を摂るなど。これらで可能なものを、一つでも行ってみることを勧めます)。

C. 一定の運動をする(運動はミトコンドリアを元気にします。また老いの正体の一つは、免疫細胞の低下ですが、運動はそれも活発にします)

D. フェリチン(=体内に蓄えられている〝貯蔵鉄〟)を摂る。これは「細胞を増殖」させ、免疫細胞もつくります。フェリチンは、卵黄、あさり、レバーや、切干ダイコン、きなこ、小豆、ヒジキに多い。だが、野菜や海藻からの鉄の吸収率は一~八%なので、ビタミンCやビタミンB群を補給することが大事で、それによってフェリチンの吸収を高めてくれます。(以前は、鉄ビンや鉄ナベから鉄分を補給していたので、改めてフェリチンを意識する必要がありませんでした)

E. 自然と交わる(これは、森林浴、山菜採り、海風・海水との交わりなどです)。

F. 環境回復サロン・陶板浴や抗酸化部屋対応をする(抗酸化対応で活性酸素を減らせます)。

G. レスベラトロールを摂る。これは赤ワインやブドウの果皮にある抗酸化物質で、サーチュイン遺伝子を活性化させ、DNAの損傷防止に作用し、長寿につながります。また老化原因の活性酸素除去にも作用するようです。二〇一二年に、報道写真家笹本恒子さんがテレビや新聞で話題になりました。彼女は当時九七歳でしたが、テレビや新聞でみる顔は七五歳くらいだったからです。笹本さんは貧血を契機に、三十年来毎日グラス一杯の赤ワインを飲んでいました。その若さはレスベラトロールの効果かも!(お酒を飲めない人は赤ブドウ一〇〇%のジュース

を）

なおサーチュイン遺伝子は、寿命を延ばすだけでなく、①認知症の予防、②動脈硬化の予防、③活性酸素の除去、④細胞の修復、⑤しみやしわを防ぐ、などにも作用するようです。ということは、「小食」にすることが、確実に健康な長生きをもたらしてくれます。できるだけ、さきの「抗糖化」対応と合わせて行うことを勧めます。

それに「日本の食」は、長寿遺伝子のスイッチを入れて、寿命を延ばす可能性があるようです。これマウスの実験に過ぎませんが、〝一九七五年ころの「日本の食」は、二〇〇五年の食と比較して内臓に負担が少なく、長寿遺伝子を効果的に働かせる〟（その寿命を一・二倍にする）からです（東北大学大学院の研究グループによる。二〇一四年九月二四日の朝日新聞報道）。

〈老化の防止には「テロメア」も大事〉

人間の老化には、細胞のなかにある遺伝子を守り、安定する役割を果たしている「テロメア」というものがかかわっているようです。テロメアの寿命は、太っていてコレステロールの高い人に短くなり、細胞分裂回数も少なくなって（正常な細胞は約五〇回）、老化を促進します。

テロメアを長持ちさせ老化をふせぐには、食生活の乱れ（外食が多い、揚げ物や炒め物が多い、酒をよく飲むなど）、肥満、食べ過ぎ、喫煙、運動不足を改善し、悪玉コレステロールを高くしないことが大切です。老化の防止も、細胞のイキイキが重要です。

3 「ゆっくり・リラックス」も健康な長生きを促す

（1）本当の健康のカギ

現代人の生活は、どことなくあわただしいし、どこかせせこましく感じます。でもこうした生き方は、健康上よくないようです。リズムのある生活とともに、ゆっくり・リラックスの組み入れが重要です。それは、よい血液と血行にかかわってくるからです。

本当の健康は、「良質な血液が細胞の一つひとつに十分にとどいている状態」でなされます。そもそも「病気の多くは、血液の質と流れが悪くなることで起きる」からです（これについては主に、小林弘幸『ゆっくり生きれば遠くまでいける』大和書房、二〇一二年を参考にします）。

人は怒ったりして自律神経を乱すと、血液の質が悪化し、血液をドロドロにし、血流も悪くなります。また疲れや疲労は、血液の流れを悪くします。そうなると、栄養が各細胞に十分とどかなくなってきます。

つまり「怒る」という行為は、血液の質・血管の収縮・血の流れのいずれにも、悪さをもたらします。だから、怒る・不安・緊張などの状態は、体に悪い影響をもたらし、病気を招いてきます。それとは逆に、安心感やリラックス感を持つことは、血管が適度に拡張し、血液もスムーズに流れて健康になってきます。そうなので、「ゆっくり・リラックスして生きれば、健康を招き・長生きをもたらす」ことができます。

そのカギを握っているのが自律神経で、そのなかのバランスが大事です。ゆっくりとした生き方で自律神経を整えると、病気を遠ざけて健康になるからです。

自律神経は、①「交感神経」と、②「副交感神経」からなります。自動車にたとえると、交感神経はアクセルで、副交感神経はブレーキの役割を果たします。

一方の交感神経が活発に働くのは、仕事や活動などで緊張したり、不安になったりした状態のときです。他方の副交感神経が活発に働くのは、リラックスしたり、眠っているときです。つまり血流と血管は、この二つの神経（交感神経と副交感神経）のバランスある対応で、「収縮」と「拡張」を保って若々しくしてくれます。

（2）良質な血液には副交感神経の働きを上げる

血液は、腸内環境と密接な関係にあり、腸の活動が正常な時に良質になります。同時に、元気なライフスタイルがある時に、血液の流れは良好になります。その腸の働きをコントロールするのが自律神経です。このなかでも副交感神経の働きが大きく影響します。

少々横道にそれますが、人の血液は約一分間で体を一巡します。また血液は、男が体重の八％で、女が体重の七％を占めます。多くの方がご存じと思いますが、血液の機能は、①主に栄養を運び老廃物と交換する「血漿」、②主に酸素を運ぶ「赤血球」、③免疫の担いと体の修復を担う「白血球」、④危険な感染から隔離し排除する「リンパ球」、⑤凝固作用を担う「血小板」、などからなっています。血液はこれだけの機能を担っているので、よい血液つくりにかかわる腸内環境の整えが重要です。血液は、機能のみならず、スムーズな流れが重要です。

そして、副交感神経の働きが優位な時に、腸などの内臓の各器官は活発に働きます。特に夕食から寝る前などの、心も体もリラックスしている時に、内臓は活発に活動します。リラックスして副交感神経が高まると、腸の活動が活発になって、血液の質もよくなります（図9・6を参照）。またよい血管は、「細くなり過ぎない血管」です。

これとともに、健康には一日の自律神経の仕組みを理解することが重要です。交感神経は、朝や日中に働き、血管を収縮し、「戦闘モード」で緊張感をアップさせます。副交感神経は、夜や

本当の健康
を手に入れる
良質な血液
を細胞の一つひとつに
届ける
血液の質は
「腸」で
決まる
（いい血液をつくるために）
腸内環境を整える
↑
副交感神経を高める

図9・6　副交感神経を高めた腸内環境の整えは良い血液をつくり健康をもたらす

注）この図は、小林弘幸『ゆっくり生きれば、遠くまでいける』大和書房、2012年による

睡眠中に働き、血管が拡張し、「休憩モード」で緊張感をダウンさせます。

緊張などによって副交感神経の働きが下がると、血液の流れが悪くなり、血圧が上がり、細胞に血液が十分行きとどかなくなります。血管が拡張せず、血液の流れが悪くなり、細胞に血液が十分行きとどかなくなります。そして、副交感神経の働きがより下がると、血管に炎症を起こし、血栓の原因にもなってきます。また強いストレスは、副交感神経が不活発になり、胃や腸の働きが低下し、消化も悪くします。四十代や五十代はゆっくりが少なく、副交感神経の働きが低下するので、こうしたことを生まないように体に配慮して下さい。

それに人は不安が続いたり、忙しさが続いたりして、緊張感が連続したりすると、血管が拡張せず、細胞の一つひとつに血液が十分とどきません。それをさけるには、意識的なリラックスなどの導入が必要です。つまり健康には、緊張感を連続させない・副交感神経を上げる対応が欠かせません。「副交感神経の働きを下げない習慣づくり」が大切です。

（3）〝ゆっくり〟〝リラックス〟は意識してつくる

健康には、夜の「副交感神経優位」から、朝の「交感神経優位」の切り替えが、急激に進まないように気配りをすることが大切です。そのために、〝朝ゆっくり〟の行動をすることです。つまり、トイレの対応、顔を洗う、歯みがきをする、着替える、朝食を摂るなどは、三〇分～一時間くらいかけて行って下さい。そんなに時間をかけられない人は、この一つだけでもゆっくり行って下さい。それによって体はリセットされ、副交感神経の高まりが保持されます。

これは、朝のバタバタで副交感神経を一気に低下させないように、体への配慮です。また朝食の摂りが大事です。内臓（腸）は、副交感神経が優位な時に活発に活動しますが、寝ている間に腸が活発に活動しているかというと、必ずしもそうでないようです。副交感神経の活動には、刺激が必要であり、朝食がその役割を果たしてくれるからです。しかも自律神経のバランスを整えて、良質な血液を細胞にとどけるためにも食事が大切です。

このことから、食事は「リズムよく胃腸に刺激を与える役割」をはたします。また夕食から寝るまで三時間空けることが大事です。夕食をしてまもなく睡眠に入ることは、副交感神経が高まらず、食も消化されにくく・太りやすく、胃腸に負担をかけ、よい血液が得られません。四十代を過ぎると、副交感神経が下がるので特に注意しましょう。この年代から悪玉菌が増え、腸の機能も低下するので、胃腸に負担をかけない腹七分あるいは腹八分を心がけましょう。

〈〝フッと呼吸を入れる〟ことが大切〉

朝外に出たら「空を見上げる」「天気を感じる」「季節を意識する」などで、一呼吸入れ、副交感神経を上げて、自律神経を整えることが大事です。この五秒が血流をよくするからです。

また人間が集中できるのは、長くて一時間半です。一時間をこえると集中力が徐々に落ちてきます。集中した状態をリセットせずに続けると、交感神経がより高まり副交感神経が低下し、血管が収縮し、血流も悪くなり、脳に必要なブドウ糖も運ばれなくなります。それは思考力の低下を意味し、体温も低下します。それゆえ、これらの改善につぎの三つを心がけましょう。

A.「一対二の呼吸」で副交感神経を上げる。五秒間息を吸って、一〇秒間息をはく。

B.「ため息」は呼吸が深く、全身リラックスへのきっかけになり、思考も感情も安定する。

C.「血流アップ体操」をやる。両手を上げて、軽く交え、手は握る・開くをする。そして腕全体を回す。これを一～二分行う。

それによい睡眠や笑顔が大切です。質のよい「睡眠」（ぐっすり眠る）は、副交感神経のレベルを上げてくれます。副交感神経が下がったままだと、血管が収縮して高血圧になり、脳の病気や心臓の病気を誘発してきます。週一回は「十分な睡眠の日を設ける」ようにして下さい（目覚まし時計をかけずに寝るなどをして）。他方睡眠力を上げる一つの方法は、午後から夕方にかけて体を動かし（あるいは運動し）就眠時の体温を上げることで、寝つきがよく快眠になります。

また笑顔は、副交感神経が上がり、リンパ球を活性化させ、免疫力も高めます。これは〝つくり笑い〟でも同じ効果があります。口角を上げると自律神経が整うからです。

さらに「誰も信じない」対応は、自律神経を安定させる面で医学的に極めて重要です。それによって、冷静な判断を保ち、「常にゆっくり」が意識できるからです（これイギリス人医師の発想です）。私はこれを知ってから、信頼していた方に裏切られても、〝人にはそのような面があるんだ〟と思い、カッカしません。交感神経も特別上げなかったように思います。

これまでの話を要約しますと、健康には、よい血液とよい血流が大切だということです。そのために、副交感神経の働きが高められるように、夜と朝のゆっくり対応が重要です。またゆっくりは、一日の仕事や活動の間にも織り込むことが大事です。これらのことが、腸内環境を良好にし、よい血液・よい血流を生み出してくれます。そうなので、意識的なゆっくり・リラックスの取り入れは欠かせません。それにイライラや怒るより、意識して笑顔の重視です。

4　活性酸素は老化も促進

(1)　活性酸素の身体への影響

これまで活性酸素という言葉をかなり使ってきました。しかし、活性酸素はどういうものか十分説明せずに、極めて酸化力の強いもので、病気に深くかかわっているという程度しか話しませんでした。ここでは、活性酸素は何かを話し、活性酸素はなぜ生むか、それが多くなると体にどのような作用をするるか、さらに活性酸素を少なくするためにどうすればよいかを話します。

活性酸素は、酸素が活性になった、極めて強い酸化力のある化学種をいいます。それは狭義では、スーパーオキシド、ヒドロキシルラジカル、過酸化水素、一重項酸素などを指しますが、広義では、それらに加え、一酸化窒素、過酸化脂質、オゾンなども含まれます。

体に取り込まれた酸素は、細胞でエネルギーを発生させるのに使われていますが、その際に消費される酸素の二％が活性酸素になります。活性酸素は、感染症（ウイルスや細菌やカビなど）の防止に欠かせません。しかも、白血球（マクロファージ）の殺菌能力を高めているのも活性酸素です。だから私たちの体には、一定の活性酸素が必要です。しかし、一定量以上になると細胞に傷をつけ、やがてはがんの生みにもつながってきます。

それでは、活性酸素は多くなると体にどのような作用を与えるでしょうか⁉　以下はその主なものです。

A．体内の細胞を酸化させ・傷をつける
B．遺伝子（ＤＮＡ）に傷をつけて、細胞のがん化を促進し、糖尿病も促す
C．過酸化脂質の増加を促して、動脈硬化や脳梗塞・心筋梗塞の原因になる
D．細胞内のミトコンドリアを異常にさせて、アルツハイマー病のひとつの原因になる
E．肺気腫、肺炎、胃潰瘍、関節炎などにもかかわってくる
F．老化（シワやシミなども含む）の主犯格は活性酸素である

この老化のことを少々説明しますと、細胞膜は不飽和脂肪酸でつくられていますが、その不飽和脂肪酸は活性酸素と結びついて酸化し、過酸化脂質になって細胞を老化させます。そうなので、過酸化脂質を多く摂っていると、老化が促進されます。過酸化脂質は、油から長期保存をするためにミネラルやビタミンEを取り去られた、「サラダ油」を加熱することでも生んできます。

それに重要なことは、生活習慣病の八五％は、活性酸素が張本人ともいわれています。

（2）活性酸素の発生原因になるのは

それでは、活性酸素はどのようなことで、発生を多くしてくるかを整理しておきます。

A．ストレスを感じたとき（この影響は特に大きい）
B．アルコールを飲んだとき（体に負担をかける飲み方で生んできます）
C．タバコの煙やタールの成分を感じたとき（受動喫煙にも注意して下さい）
D．スポーツや激しい運動をして、酸素の消費量が増えたとき
E．電磁波を浴びたとき（携帯電話や電子レンジなどでも）
F．紫外線を浴びたとき（紫外線をさけ日光からビタミンDを得るには、帽子をかぶり手のひらを太陽に一五分位当てる）
G．化学物質が体に入ったとき（化学肥料、化学農薬、化学添加物、化学薬品、制がん剤など）
H．工場の有害ガスや車の排気ガスを吸ったとき（PM2.5もない方がよい）
I．食べ過ぎて消化・吸収に余計なエネルギーを使ったとき
J．蓄積している脂肪を少なくするために、過度な運動をしたとき
K．過酸化脂質の食を摂ったとき（揚げ物はひかえる）
L．病原菌が入ったとき
M．放射線（レントゲンを含む）を浴びたとき

一口にいうと、体に負担をかけたときに、活性酸素は発生します。だから無理しないで、おだやかな生活をして下さい。

(3) 活性酸素の発生を少なくする対応

活性酸素から防御する機能を、スカベンジャー(=掃除屋)といっています。それは植物食でなされます。また体内には、活性酸素を無害化するSOD酵素があります。

活性酸素を抑える主なものを記しておきます。

A. SOD酵素は一秒間に九万個の活性酸素を中和します。
ただし、SOD酵素は四〇歳ごろから減少します。このことを知って、SOD酵素を活性化させるには、亜鉛(小豆など)、マンガン(ゴマなど)、銅(海藻など)のミネラルを重視して摂ることです。

B. 高い抗酸化作用のあるものを摂って下さい。
これは、①ビタミンC・ビタミンE・ビタミンA、②β-カロテン、カテキンなどのポリフェノール、③玄米にあるガンマーオリザノール(これは抗酸化作用が特に大きい)など

C. 自然界の抗酸化成分(=フィトケミカル)を活用して下さい。
この作用のあるのは、セサミノール(ゴマ)、アリシン(ニンニク)、ルティン(ホウレンソウ)、リコペン(トマト)、アントシアニン(ブドウ)など

D．抗酸化力や還元作用のある食・水・空気を摂って下さい（これらは活性酸素の消去能力が大きい）。

それには、①還元浴（「環境回復サロン」「陶板浴」など）に入る、②抗酸化の住宅や部屋対応をする（これは還元菌の多い空気が摂取できる。この住宅はものが腐らない）、③還元水を摂る（三三〇〇円の抗酸化バケツで、容易に健康が得られる）、④抗酸化溶液を用いた抗酸化農法の農作物を摂る。若さを保ちたい人は、是非とも住宅や部屋の抗酸化対応をして下さい。

E．小食にする（カロリーを減らす。体に負担をかけない食対応です）

F．体に負担の少なくない生き方（生活）をする

肉や脂などを主に食べていたら、活性酸素は除去されがたく、老化や病気を促進します。

〈活性酸素と長生きの関係〉

病気を招かない長生きには、活性酸素を生まない「ゆっくり」の対応をすることです。

A．活性酸素の消去は、健康な長生きを促進します。

B．男より女が長生きするのは、女性ホルモンであるエストロゲンが、活性酸素を消去するSOD酵素を多く（＝二倍）つくり出しているからです。つまり、女性ホルモンが活性酸素の発生をふせいでくれるからです（しかしエストロゲンは、閉経後大きく減少します〔また牛乳・乳製品に含まれるエストロゲンは、乳がんなどを誘発しやすいので注意を〕）。

C.人間が他の動物より長生きできるのは、①活性酸素の除去能力と、②遺伝子の修復能力が、優れているからです（参考：ハトの寿命が三五年あるのは、酸素を活性酸素に変換させる割合が小さいためです。つまり活性酸素の生みが少ないからです）

これらのことからも、健康な長生きには活性酸素の除去・消去の対応が極めて重要です。

5　断食の必要性と効果

自然界の動物たちは、ケガをしたり病気になった時に、エサをいっさい口にせず回復を待ちます。彼らは、食べない（＝断食する）ことが、生命力を高めることや、ケガをなおす最良の方法ということを、本能的に知っているからです。食べないことは、消化酵素の使用を抑え、その分を代謝酵素（体の修復に活用する酵素）に振り向けられるからです。

断食で食を断つこと（＝飢餓状態になること）は、生命にとって過酷な状態におかれることになります。断食は、その状況下で生命を維持しなければならないので、体のあらゆる機能がアップし、フルパワーになってきます。その結果、毒素などが排出されて、生命のステージが上がって治癒力を高めてきます。

（1）断食の必要性

それではどう断食をした方がよいのか、その必要性を話します。

A. 私たちの体に蓄積された有害物質や化学物質は、じわじわと体にダメージを与え、いつの間にか細胞それぞれの生命力の低下をもたらします。放っておけば病気につながってきます。

B. 私たちの体は、ストーブや暖炉に似て燃えカスがたまり（利用されない油脂類などがたまる）、燃料（＝食べ物）を入れ燃やしただけでは、正常に機能しなくなります。つまり、エントツにススがたまると燃えが悪いのと同じ

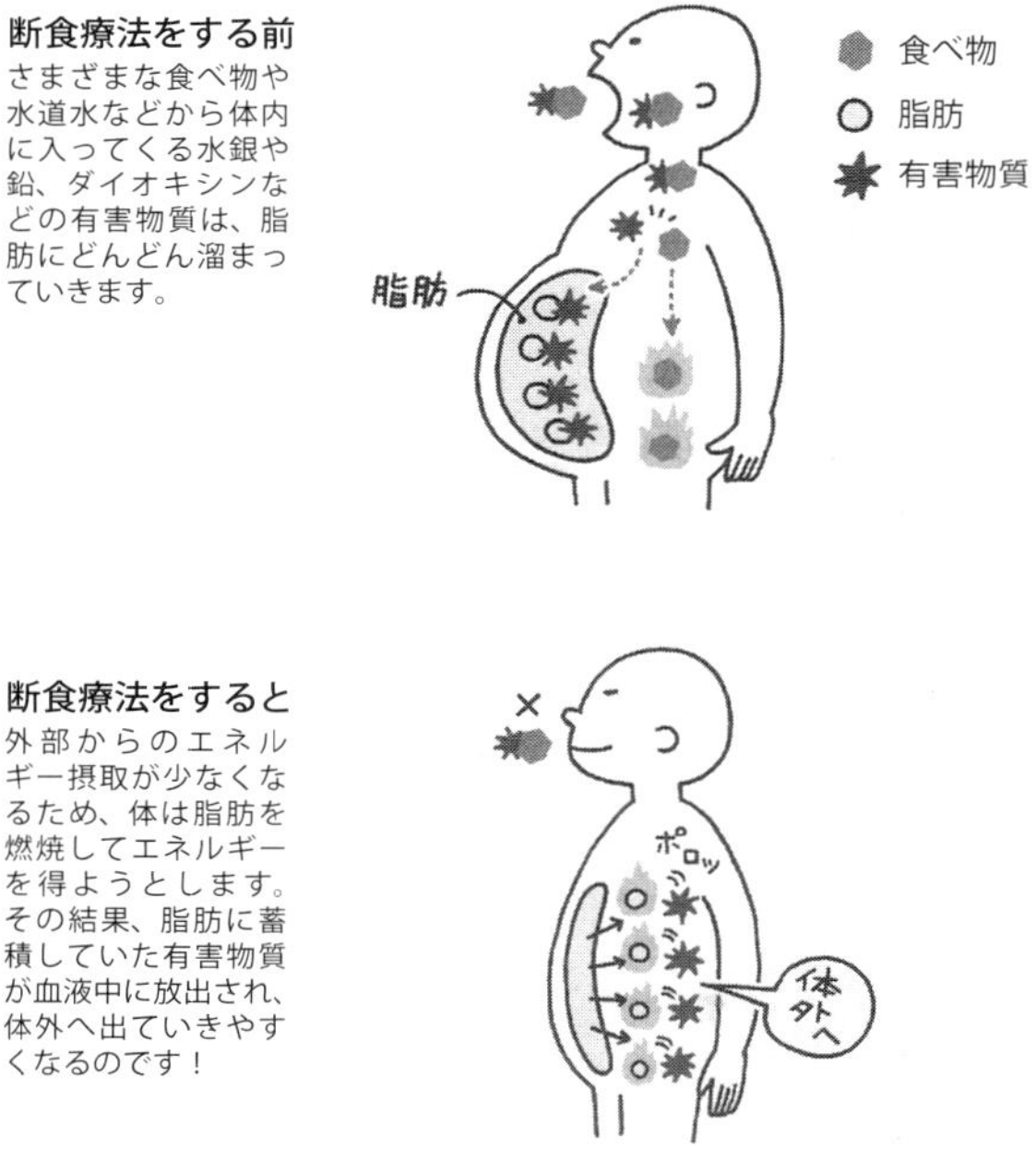

断食療法をする前
さまざまな食べ物や水道水などから体内に入ってくる水銀や鉛、ダイオキシンなどの有害物質は、脂肪にどんどん溜まっていきます。
脂肪
食べ物
脂肪
有害物質
断食療法をすると
外部からのエネルギー摂取が少なくなるため、体は脂肪を燃焼してエネルギーを得ようとします。その結果、脂肪に蓄積していた有害物質が血液中に放出され、体外へ出ていきやすくなるのです！
×
ポロッ
体外へ

図９・７　断食療法で解毒力をアップ

注）この図は、山田豊文『病気になりたくない人はこうしなさい！』アスコム、2009年による

ようになります。

C．毎日の生活のなかで私たちの体は、燃えかす（老廃物）、スス（有害物質）、余剰物（脂肪）などが蓄積し、細胞の機能が低下し、不完全燃焼（代謝異常）を起こしてきます。

D．そうであるから、燃料の補給を一時ストップ（断食）し、定期的な清掃（解毒や排泄）が必要になります。そして、適量な燃料（食物）と十分な通気（ミネラル・ビタミン・酵素）を確保・補給してやると、火は盛んに燃えてきます（＝細胞は最大限に力を発揮してきます）。

断食中は、エネルギーの摂取がごく少なくなるので、体の脂肪を燃焼しエネルギーを確保します。その結果、脂肪と結合している有害物質が血液中に出て、肝臓を通して腸に送られ、便とともに排泄されます（つまり解毒力がアップします）（図9・7）。

断食中は「消化」がほとんどないので、内臓が休息して本来の機能を取り戻します。

（2）断食による機能の発揮

A．断食することは、毎日使っている胃・腸・肝臓・腎臓の臓器を休ませ、同時に消化酵素の消耗を抑えるところにあります。

B．それというのも、生命の維持には、①食べ物を消化・分解・吸収しエネルギーづくりに作用する「消化酵素」と、②体の材料になるたんぱく質の再合成を進める「代謝酵素」が必要です。けれども、一生の間につくり出されるそれらの酵素は限られているようです。それゆえ、断食によって、「消化酵素」が節約できます。

C．節約された消化酵素は、「代謝酵素」に振り分けられ、体の浄化や修復の働きを活発にします。それによって、「自己治癒力」が高まってきます。酒を飲む人が短命なのは（飲まない人と比較して四年短い）、体の維持に振り分けられる代謝酵素が少なくなるからです。

D．過食を続けると「代謝酵素の働き」は「小」になり、太りやすくなります。断食すると「代謝酵素の働き」は「大」になり、体を修復します。

E．断食によって集中力を増し、仕事や勉強の効果が上がってきます。集中力の高まりに作用するのは、脳のα波です。そのα波は、断食によって多く出て、適度の集中力を高めてくれます。運動選手などは断食を導入し、α波が出やすい脳の状態をつくる人も少なくありません。

〈断食の具体的効果〉

それでは、断食によってどんな効果を生むのでしょうか!?

A．解毒力がアップします（脂肪が燃焼し、有害物質を排出します）。

脂肪と結合し蓄積されていた化学物質・重金属・薬物などの有害物質が、脂肪の燃焼によって切り離され、排泄されます。

B．内臓機能がアップします（大腸がきれいになります）。

胃・腸・肝臓などの臓器を休ませ、肝機能を正常にし、内蔵機能のレベル向上が図られ、大腸から食べ物の残りカスや老廃物などが排出されます。

C. 自己治癒力がアップします（免疫力が高まります）。
代謝酵素に使える酵素が多くなると、免疫力が高まり、病気のなおしにも期待がもてます。

D. 血液がサラサラになります。
血液から余分なコレステロールが取り除かれ、サラサラになってきます。

E. ダイエット効果があります。
代謝を活発にし、ビタミン・ミネラル・酵素が脂肪の燃焼をサポートします。

F. 美肌効果があります。
肌の新陳代謝がよくなり、〝肌をつるつる〟にして、ニキビも消えます。

G. 味覚が敏感になります。
素材そのものの美味しさが分かり、良質なものが舌で分別できるようになります。

（ここは、山田豊文『病気になりたくない人はこうしなさい！』アスコム、二〇〇九年などを参考にしました）

（3）ミネラルを摂った断食のやり方

最近の断食は、①食物繊維を取り去り、②化学合成物のない、〝ドリンクジュース〟を摂りながら行うのが増加しています。それは、ドリンクでミネラルを摂るやり方です。これは、普段の仕事・生活をしながらできます。ですが、この断食を実施する場合は、数時間の指導を受けられることを勧めます。なおこの断食は、三日間、五日間と短いのも可能です。

（1）準備期（三〜七日）

・肉や揚げ物などの高脂肪・高たんぱくの食事を、いつも以上にさけること

・納豆、ミソ、漬け物など発酵食品を摂取する。「まごこはやさしいね」（ほぼ「日本の食」。これについては、本書の最後に記しています）の食事を中心にします

（2）断食期（五〜七日）

・一日目の朝は、良質な水（二〇〇〇〜四〇〇〇ℓ）を飲む

・特製ドリンクまたは新鮮な手づくりドリンクジュース（農薬・化学肥料なしで、ガーゼで越したもの＝自分でも作れます）を、一日四〜五回飲む（ジュースは、専用の〝特製ドリンク〟も販売されています）

・このドリンクやジュース以外は、一日一・五ℓの水分補給をします（あるいはノンカフェインのお茶を飲む）。清涼飲料水・コーヒー・紅茶などは、飲まない

・仕事や家事は、普段通りする（ただしハードな運動はさける）

（3）復食期（三日間）

・最初の一食目は、ゆるいおかゆを摂る。三日間は、肉や油を特にひかえる

・休んでいた胃を驚かせないように、少しずつ固形物を摂っていきます

・良質な水を多めに摂取します（還元水もよい）
※断食は一年に一回の実施がよいが、数年に一回でも効果があります。

〔付1〕世界一の長寿者「トーマス・パー」（一五二歳）の生活！

健康に関心のある方は、知っている人も少なくないと思いますが、世界一の長寿者「トーマス・パー」（イギリス人）は、一五二歳まで生きました。しかも、彼が生きた年代はなんと中世（一四八三～一六三五年）で、その仕事も農夫（小作農）でした。それも彼の初婚は八〇歳、再婚が一二二歳でした。さらに彼は一三〇歳でも農作業をしていました。彼自身は、自分の長命を〝菜食と節度ある暮らし〟としています。

それをやや客観的にとらえると、①農夫として体を動かす生活をしていた、②食物繊維たっぷりの食事で、便の出もよく腸もキレイだった、③よい土からとれた新鮮な食材でもって、酵素も摂り入れ、細胞を老化させなかった、④現代のように化学物質は摂取しておらず、毒素がとどまらなかった、⑤毎日畑に出る規則正しい生活をしていた、などが長命になったようです。

つまり、彼は日々自然とかかわり、細胞をイキイキさせる食生活と、無理のないリズムのある生活が、長命をもたらしたようです。彼の死因は、長寿になったことで英国王室に招かれ、ぜいたくなものをたくさん食べたことによる〝急性消化不良〟でした（解剖の結果、彼の内臓はすべて完璧でした）。このことからも健康には、大食や飽食をさけた、植物食（菜食など）中心の小食が、元気な長命につながるとみてよいようです。また、風土になれ親しんだリラックスな生活も重要です。

〔付2〕高齢になると薬が有害に作用することも！

東大病院老年科が入院患者を対象に行った調査によると、薬の有害作用が現れる頻度は、七四歳以下一〇％、七五〜八四歳一五％近く、八五歳以上二〇％でした。また薬の種類も六〜七種類以上になると、有害の現れる頻度が一五％を超えたそうです。

いま薬の多くは体のなかにない成分なので、上手に使うと人体に有益な「薬」になりますが、そうでない場合は、有害な「毒」にもなってきます。本来薬は、「草」を摂って「楽」になったが、現代の薬のほとんどが化学合成物であるところに、問題があります。

お年寄り（ほぼ七〇歳以上）は、①薬で腎臓の働きが低下し、②薬が体から出ていく時間も約二倍と長くなり、③薬が排出されがたくなり、④薬効が強く出やすくなって、⑤有害作用も出やすくなります。

アメリカでは、薬の有害作用で死亡する人は年間約二万人で、そのうちの八割は薬の過剰、二割は薬の相互作用、というデータもあるようです。

日頃から薬にたよることが少ない、よい食の摂取で健康な体をつくっておきましょう！

なお三〇歳を超えると、現代の一般的な食事では、身体機能の効率が毎年約一％低下します（加齢によって組織は萎縮し、酵素は消耗し、呼吸による酸素の取り入れ、心臓の血液送り出し、肝臓による全身を維持する機能、などが低下するから）。ですが、植物性たんぱく質の豊富な玄米、そば、大豆、雑穀、種子類は、老化を遅らせ、肌も潤してくれます。

第10部 不健康体質への要因・結果と改善の要点

―改善の基本認識とポイントも―

日本人は昭和三〇年代を境に、植物食主から動物食主に変わりました。また同五〇年代半ばのたんぱく質、脂質、炭水化物の摂取比率が、当時のアメリカの食改善目標に似ていたことから、それを「日本型食生活」と名付けて推進しました。その結果、「日本の食」はスミに追いやられるようになりました。これらは、「日本の食」が大きくくずれる契機と要因になりました。

この本を締めくくるに当たり、改めて「日本の食」がくずれた契機・要因を整理し、それが日本人の健康にどのような影響を与え今日に至っているかを知るとともに、多くの人たちの健康に向けた改善のポイントを話します。

1 「日本の食」がくずれた契機と要因

(1)「日本の食」くずれの契機

「日本の食」がくずれた契機は、昭和三〇年ごろであり、つぎの三つからでした。この点は、足立恭一郎さんが著書「食農同源」（コモンズ、二〇〇五年）で分析・整理していますので、それも一つの参考にしながら、要約的に話すことにします。

その第一は、昭和二八年末に与野党一致で決議した「食糧増産並びに国民食生活に関する決議」です。これは、当時の食糧不足をアメリカの輸入小麦でまかなうことを意図したもので、パン食（粉食）を奨励し、米食（粒食）偏重から脱却を図ろうとしたものでした。これを決議したのは、〝でんぷん過食〟を脂肪やたんぱく質で補う方向で、〝米より小麦を食べた方が栄養的にも経済的にも有利である〟とし、粉食＝小麦食を奨励したことです。

その第二は、昭和二九年に締結した「日米相互防衛援助協定」に付随して、アメリカから余剰小麦を買い付けることにし、恒常的に小麦を入れるようにしたことです。このいかめしく聞こえる協定は、アメリカが余剰小麦を日本に円で販売し、そのお金で日本の軍事物資の調達や軍需産業を育成しようとしたものですが、この推進によって、アメリカの余剰小麦を大量に入れて、日本の食生活を劇的に変化させる契機になりました。

その第三は、子供の食を確保するために、国庫補助で小学校に学校給食の導入を行い、その食材をアメリカの余剰農産物で対応させることにしたことです。その内容が盛り込まれた「学校給食法」は昭和二九年に公布されました。パンとミルクとおかず（これに肉なども一部加えたもの）からなる内容は、当時まだ一部に子供の飢えもあったので、魅力的であったかもしれませんが、米を含め、それぞれの地域の食材や食文化を取り入れることはできませんでした。

この三つはいずれも、〝アメリカの余剰農産物の処理対応〟が基本になっています。敗戦から復興しつつある状況のなかでも、日本はアメリカにまだたよらざるを得ないという、食糧の背景がありました。だがそこには、同時に、米食よりアメリカ的な食が優れているというとらえ方が、政治家・指導者・学者・マスコミなどにありました。そしてこの三つの推進が、「日本の食」のくずれを起こす大きな契機になったのです。

しかもこの三つは、以下でみていくように、「日本の食」がくずれた要因にも影響を与えました。それにより私たちの食の変化は、時の流れや成り行きでなく、政策として意図的になされたことを知ることができます。

(2)「日本の食」くずれの要因

要因の一つ目は、米（粒）から小麦（粉）を利用した食に転換を図るという、明確な意図を持ち推進されたことです。そこでは、粒食のかむことの大切さなども全く考慮されませんでした。

特にこの国会決議の趣旨説明において、「米食は、数十年・数百年維持してきた日本国民の習慣ではなかった」(!?)とし、〝美味しくて、低廉なパン食などに徹底させ、米食を打開した新たな国民食を確立させる〟としました。当時の大臣発言は、〝粉食を十分奨励する〟、〝粉食に置き換える〟としています。

また厚生白書(昭和三一年)では、米食依存は良質なたんぱく質、脂肪、ビタミンのA・B1・B2、カルシウムを欠きやすく、身体上の欠陥になるとしました。しかも、米の多食は食生活の欠陥としました。同時にマスコミも「次代の子供たちにまで米食とおつき合いはよくない」(昭三二、朝日新聞「天声人語」)としたし、学者の林たかしは「白米で子供を育てることは、子供の頭脳の働きをできなくする」としました。

要因の二つ目は、アメリカの協力でキッチンカー(=「栄養指導車」)を導入し、食改善の指導巡回を全国で行ったことです。そこでは、米より小麦が優れていると指導しました。

それは、昭和三一年から三六年まで厚生省が行い(五年間一二台の車で、二万二二五会場・一八七万人対象に)、昭和三七年から四三年まで都道府県が引き継いで五十台余の車で行いました。そこでは、焼きたてのパン、サンドイッチ、マカロニー、スパゲッティー、五目そばなどをつくって試食させました。キッチンカーでは、小麦粉食を紹介するだけでなく、〝小麦は米より優れている〟と宣伝したのです。

しかも保健所では、米を食べると高血圧になるから、小麦に改善するように指導しました。またアメリカのお金でつくった映画『いたちっ子』では、米を食べると子供の体力が劣るとしたし、それぞれの新聞でも、〝日本の食生活は欧米に百年遅れている〟としました。

要因の三つ目は、学校給食の完全実施によってパン食を浸透させ、それにより子供の舌を変えていったことです。子供は毎週五回のパン食を食べることで、徐々に舌がならされていったのです。これは、食を変えるうえで最も大きな戦略になりました。

アメリカから入れた膨大な小麦を消費するには、子供のパン給食が最も大きな効果を持ちました。それに少しでも頭のよい子になってほしいと考えた家庭では、子供らの朝食にもパンが増えましたし、帰宅後のおやつに菓子パンを食べるさせるようにもなったのです。それだけでなく、パンは若者や主婦にも浸透していったのです。

昭和二九年から三八年にかけて、国会、各省庁（厚生、文部、農林）、教育界、自治体、保健所、粉食業界、マスメディアが一丸となって、粉食（＝小麦のパン食）を推進したのです。これらによって子供のパン食の味覚が形成され、大人になっても、そうした食を求めるようになったのです。そのようにしてならされた舌は、やがて農村の人たちにも浸透し、二〇一一年に国民のパン家計支出額が米を抜きました。日本国民の主食は、米でなくパンになったのです（いま、〝米づくり農家の朝食〟が、パンということも少なくありません）。

（3）「日本の食」の大幅な後退

パンに合わせた食の構成は、みそ汁などはなかなか入ってこないし、ましてや漬け物や梅干しも入らなくなりました。そして、パンに合わせて牛乳や生野菜によるサラダが増え、明治年代からはじまった食の洋食化は、肉類と油脂類のいっそうの増加をもたらすようになったのです。そこには、「欧米並み」の栄養素の摂取・推進が大きく背景にあり、米にかたよっているとされた炭水化物から、肉（たんぱく質）と脂肪摂取の促しになったのです。

こうした「小麦戦略」の推進によって米離れが進行するなかで、肉類や牛乳・乳製品が増加し、「油いため」指導もあって、油脂類・洋野菜、果実、ジュース、加工食品も増加するようになりました。当時の農政は、それと合わせるように「選択的拡大政策」を実施し、畜産・園芸・果樹を推進し、国内の雑穀・いも類・まめ類・麦類を著しく減少させました。同時にそのことは、昭和四五年からの「米の減反政策」を生んだのです。

食を変える戦略は昭和四〇年代から定着しだし、やがて同五〇年代からの「日本型食生活」の推進を経て、肉・牛乳・乳製品・油脂・卵などが食生活の主役になり、「日本の食」は古くさいものになっていったのです。これらの動向によって、「日本の食」はいっそうスミに追いやられるようになりました。

2 「日本の食」のくずれを促進させたもの

(1) 日本人の精神構造のくずれ

確かに日本の食の変化は、政策的に意図的に推進されたとしても、なぜ日本人はそれを容易に受け入れ、それまでの食をスミに追いやる行動を取るようになったのか。それを解くカギはつぎのことがヒントになりました。

その示唆は、哲学者内山節さんがとらえた〝日本人の精神構造のくずれ〟です(内山『日本人はなぜキツネにだまされなくなったか』講談社現代新書、二〇〇七年を参照)。そこにおける内山のとらえた日本人の精神構造がくずれた時期は、昭和四〇年を境にしています。それは食の摂取が変容する時期とほぼ一致します。昭和三〇年代は食だけでなく、日本人の価値観や精神構造も変わってきていたのです。

つまりそれまでの日本人は、多分に自然と結びつき・自然を敬い、自然に包まれながら、それとコミュニケーションするなかで、価値観や精神構造をつくり上げてきました。しかも、そこにおける生命観のとらえ方は、個としての生命と、全体としての生命の、二つが重なり合って展開していました。しかしながら、木は森に包まれ相互に響きあっていたのに、森が伐採されてくるにつれて、個々の木のそれぞれは響きを失い、それまでのことが維持できなくなって、まわりに同化して存続するようになったのです。

それは、強力ともいえる当時進行していたアメリカ化であり、アメリカ的なものに同化されていったということです。アメリカ化とみられる精神構造の中身は、①経済性を尺度とする価値観の重視と、②科学技術のめざましい進歩におかれています。実際昭和三〇年代以降、生産性が高まって個々人の所得を潤してきた時、日本人は経済的対応と科学技術的対応がすべてという実感を持つようになり、自然から離反し、自然の一員でなくなっていったように思います。

そして日本人は、それまでのものを自己否定しながら、経済的価値と科学技術的価値（かつそれと合わせた物量的価値）がすべてであって、生命の力や不思議さなど科学で示しにくいものは、意味の薄いもの・ないものになっていったのです。特に風土とかかわるものや地域で継承されてきたものは、古くさく意味をなさなくなりました。食もその一つでした。

(2) 生命力のとらえ方の衰退と食

そこでは、自然と結びついた生命のとらえ方が衰弱化し、科学で示せる分析的なとらえ方が価値あるものとして肥大化しました。つまり、全体（トータル）を重んじる対応から、個々の要素を重視する対応になったのです。

このことは、食の摂取が、「生命」「生命力」から「栄養」「栄養素」に重きをおいたことを意味します。やや具体的には、全体のなかに宿る食材の持つ生命力よりも、栄養三要素（たんぱく質、脂肪、炭水化物）を重視して摂るようになったということです。しかしながら、そこでの食材は、部分部分に「栄養」はあったとしても、土の劣化や化学合成物の投入などが影響して、トータルとしての「生命力」が乏しくなったのです。

それも、日本人は昭和四〇年ごろから自然と調和しなくなり、蓄積された先人の知恵も消え去るように後退し、伝統的な食に対しても自信を失っていったのです。だから、家庭における親から子への食の伝承もなくなっていったのです。美味しい煮物の作り方や魚のさばき方、あるいはたくあんの漬け方なども、多くは伝えてこなかったように思います。

そこではまた、生命力とかかわって食を丸ごと摂ることや、健全な土から旬のものを摂ることなどは、ダサく・古くさく・意味のないものになっていったのです。そして、洋食（＝欧米的な食）はきれいで鮮やかであり、パンを主とした小麦粉料理と学校給食でみる食が、栄養に富んでいるという実感をも持つようになったのです。

いいかえると、人々は、①高度成長によって経済性中心の価値観に変化し、それによって自然の生命に包まれている感覚を失い、②科学的にとらえることが進歩という意識が広がって、食における伝統的な対応は遅れたものになり、③生産性のいっそうの高まりで自然から離反して、自然への尊敬もなくなりました。日本人は、昭和四〇年以降これらを強めたように思います。

それを突きつめていうと、人間のモノサシ（＝経済性や儲け）の大幅な拡大と、自然のモノサシ（＝生命や生態）および社会のモノサシ（＝文化や共生）の大幅な縮小であった、ととらえてよいように思います（ただし、二〇〇〇年ごろからこのことへの反省も生まれてきています。しかし、食の摂り方への反省はあまりないように思います）。

3 「日本型食生活」ができた経緯

(1) 体に入れるものを問題にしない日本人

昭和三〇年代を境とする食の変化は、健康にマイナスの影響を与えています。しかしながら、日本人の近年の不健康化のもたらしを、体に入れる食などに問題があるという認識は、多くの人たちがあまり持っていません。

二〇〇五年に施行された食育基本法では、国民の心身の健康を第一に据え、昭和五〇年代半ばから実施した「日本型食生活」を取り上げ、栄養バランスのある食生活の実践を進めています。その「日本型食生活」は、日本の気候風土に適した米を主にでんぷん摂取に配慮をしつつも、畜産物、水産物、野菜、乳製品、果物、油脂類など多種多様な食材で構成され、動物たんぱく質なども重視して、バランスの優れているものとして推進されてきました。

しかも、その「日本型食生活」の普及が十分でないので、新たにつくった「食事バランスガイド」によって定着を図られつつあります。これは、学校・病院・市町村・保健所・生協、一部の企業などで推進されています。

だが、健康増進のための「日本型食生活」は適切なものなのでしょうか!? それが適切であるなら、肥満が解消され、それぞれの生活習慣病もぐーんと少なくなってよいはずです。しかし現実はそれと逆です。なぜなら「日本型食生活」が正しければ、人間ドック受診者年間約三一〇万人における「異常なし」が、今日七％（二〇一二年）ということにならなかったはずです。同じデータで約三十年前（一九八四年）の「異常なし」は三〇％いたからです。いま一億人以上が、病人・半病人・不健康者になっています。

なお三九歳以下でも、「異常なし」が今日わずか一七％で深刻な状況です。本来高い免疫力を持つ若い人たちでさえも、八割以上が不健康ととらえられるからです。

(2) アメリカの対応と「日本型食生活」

「日本型食生活」登場の発端は、「アメリカの食事目標」でした。というのも、アメリカでは一九六〇年代から心臓病やがんが急増し、その問題を克服するために政府は委員会をつくり、世界から医学者や栄養学者らの協力を得て、過去一五〇年さかのぼって対策を検討しました。委員会は、一九七七年に報告書「マクバガン・レポート」を提出しました。

その報告書では、アメリカで起きている病気は、肉食を中心とする脂漬けの食生活であるとし、食の改善による予防を重視する内容でした。そこでは、動物食を減らし、精製しない穀物と野菜・果物を重視し、全粒小麦使用の推進においたのです。しかもその基本は、日本の元禄時代までの食事を参考にしたものでした。

その主たる根拠は、伝統的な「日本の食」を基盤につくられた〝マクロビオティック〟が、当時その推進者たちによってアメリカで多少浸透し、健康に対する成果を生んでいたからです。やや具体的には、心臓病に危険な血液中のコレステロール値は一七〇～一八〇なのに、アメリカ人の平均が二〇〇になっていました。しかし、マクロビオティックの標準食を摂っていた人たちは一二六でした。また彼らの血圧もアメリカ人の平均より一〇%低く、他の菜食者と比較しても最も健康だったからです。

それゆえマ

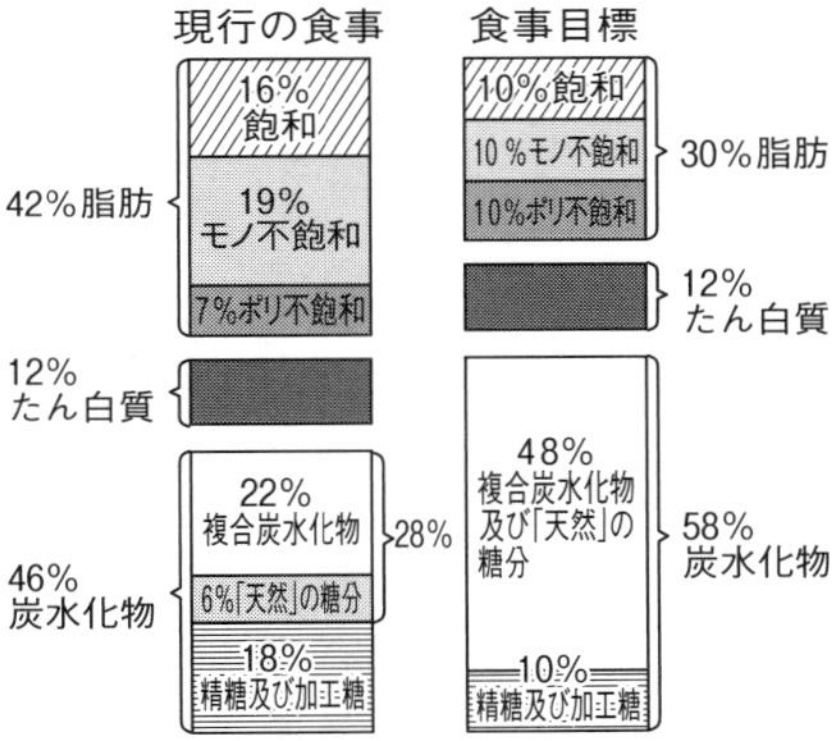

図10・1　1980年のアメリカ人のための食生活指針

資料）食育・食生活指針情報センターのホームページ「アメリカの食生活指針」による

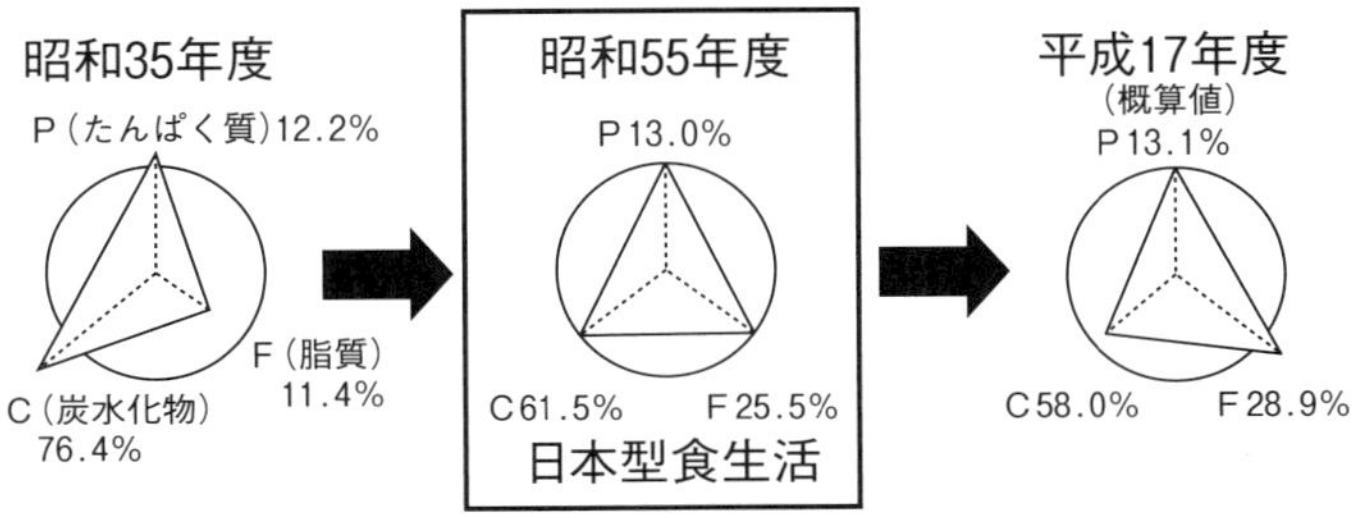

図10・2　日本型食生活

資料）平成18年度『食育白書』による

クバガン・レポートでは、「ガンや血管の障害、心臓などの慢性病が増える原因は誤った食生活にある。食生活を改めなければ先進国は慢性病で滅びるだろう」と警告しました。そして現代人の病気は、食に原因がある〝食原病〟ととらえたのです。その下に、一九八〇年（昭五五）にアメリカでは、当面の目標値「アメリカ人のための食生活指針」を示しました（以下のことは、図10・1と図10・2を参照して下さい）。

そこでの目標値は、たんぱく質（P）：一二％、脂肪（F）：二七％、炭水化物（C）：六〇％としました。これが日本における昭和五五年度の数値（P：一三％、F：二五・五％、C：六一・五％）とよく似ていました。それで日本政府などは、「日本人の食生活はアメリカが〝目標値〟とするものに近いのだから、それが〝理想型〟なのだ」と飛びつき、これを「日本型食生活」として推進したのです。それに多くのマスコミがキャンペーンで協力し、〝日本型食生活〟なるものができあがりました（滝澤昭義『毀された「日本の食」を取り戻す』筑波書房、二〇〇七年を参照）。

（3）アメリカをまねた「日本型食生活」の問題点

「日本型食生活」は、アメリカの当面の改善目標値との関連で出てきたもので、「日本の食」との関係をつめるなかでつくられたものではありませんでした。そうであったから、米を基本にしつつも小麦のパンにも配慮し、「日本の食」の食材を重視するという視点も持っていませんでした。

そうなったのは、農政審議会とも関連し、畜産物など当時の農政が推進していた産物の推奨が背景にあったからです。

同時に「日本型食生活」は、日本の食の内容が洋風化（＝アメリカ食化）する過程のものであり、「日本型」として定着する基盤を持っていませんでした。なぜなら、脂質はその後も摂取の比重を高めていったからです。

「日本型食生活」なるものは、主に栄養学的観点で整理したもので、日本人の体に添う伝統的な「日本の食」のよさを考慮していませんでした。その証拠に、アメリカが日本から学んで取り入れた穀物における全粒の意味には、全く配慮がありません。それに、今日の「食事バランスガイド」で、やや野菜を重視しているようにみえるのも、それまで問題があった点の少々の改善という程度です。しかも、そこでは「副菜」を「主菜」の上においていますが、「菜」は本来食べられる植物の総称なのに、主菜の多くを動物食で構成するなど、常識では理解しがたいことを推進しています。

動物食を主とする「今日の栄養学」にもとづく食の摂取で、いま多くの日本人の身体が悲鳴を上げています。栄養学は、そもそも「営食養生」からの「営養」であり、「食を営めば生命が養われる」ことでした。それが当時の富国強兵とかかわって、「食を栄えさせ栄養をとれば国民の体位は向上する」という「栄養」に置き換えられたのです。だがいまの「栄養」は、「養生」（病気のなおしにつとめること）が危うくなり、〝食が栄えて生命危うし〟になっています。

4　矛盾と問題のある「日本型食生活」

脂漬けのアメリカの「食生活改善運動」を手本にした「日本型食生活」なるものは、当初から矛盾がありました。そうなった背景には、〝日本の食は遅れた食事〟であり、〝洋風の食は進んだ食事〟という、明治以来の欧米優先の考え方と栄養学的思考があったように思います。

〈第一の矛盾〉

矛盾の第一は、摂ってきた食性からして、アメリカ人と日本人の身体の仕組みが異なっていることです。〝アメリカ人のための食生活指針〟は、アメリカ人の当面の目標値であり、日本人を前提としたものでありません。なぜなら、脂漬けの下で当時アメリカ人の一日の摂取総カロリーは四七五〇カロリーであり、これを減らそうとしたものでした。

その点、アメリカ的な食が普及する前の日本人の総カロリーの四分の三（七五％）は、炭水化物で占められ、たんぱく質約一五％、脂質約一〇％でした。つまり日本人は、炭水化物を主にした身体構造であり、そもそも肉類や牛乳（それらのたんぱく質や脂）を容易に分解する体になっていません。このことは、つぎの点からも明らかです。

A．欧米人の体は、肉の消化・吸収・排泄を容易にするために、腸が短くなっていますが、日本人の腸は長い。つまり日本人は、肉を消化・吸収・排泄に適する体になっていません。

B．欧米人は、乳糖を分解するラクターゼを成人になっても持っていますが、日本人の八五％の成人はラクターゼを持っておらず、「乳糖不耐症」です。ということは、多くの日本人は牛乳を消化できません。しかも、牛乳摂取による未分解残滓物は不健康を促します。

C．欧米人の体は、脂肪を分解する能力が高いが、日本人のその分解能力は低い。それは脂肪が体に入っても使い切れず、結局余った脂肪分は肥満にまわります。

D．日本人のインスリンの分泌能力は欧米人の半分で、カロリーが多いと糖尿病になりやすい。しかも、肉の飽和脂肪酸（ステアリン酸）は、インスリンの働きを弱めます。

E．日本人は欧米人と比較して、胃酸の分泌量が半分で、動物たんぱく質の分解能力も小さい。

F．日本民族は倹約遺伝子の発現頻度が高い。そうなので、倹約されたエネルギーは肥満にまわる度合いを大きくします。この点を図10・3で説明しますと、図の右の〝倹約遺伝子頻度が日本人〇・二〇なのに、フランス人

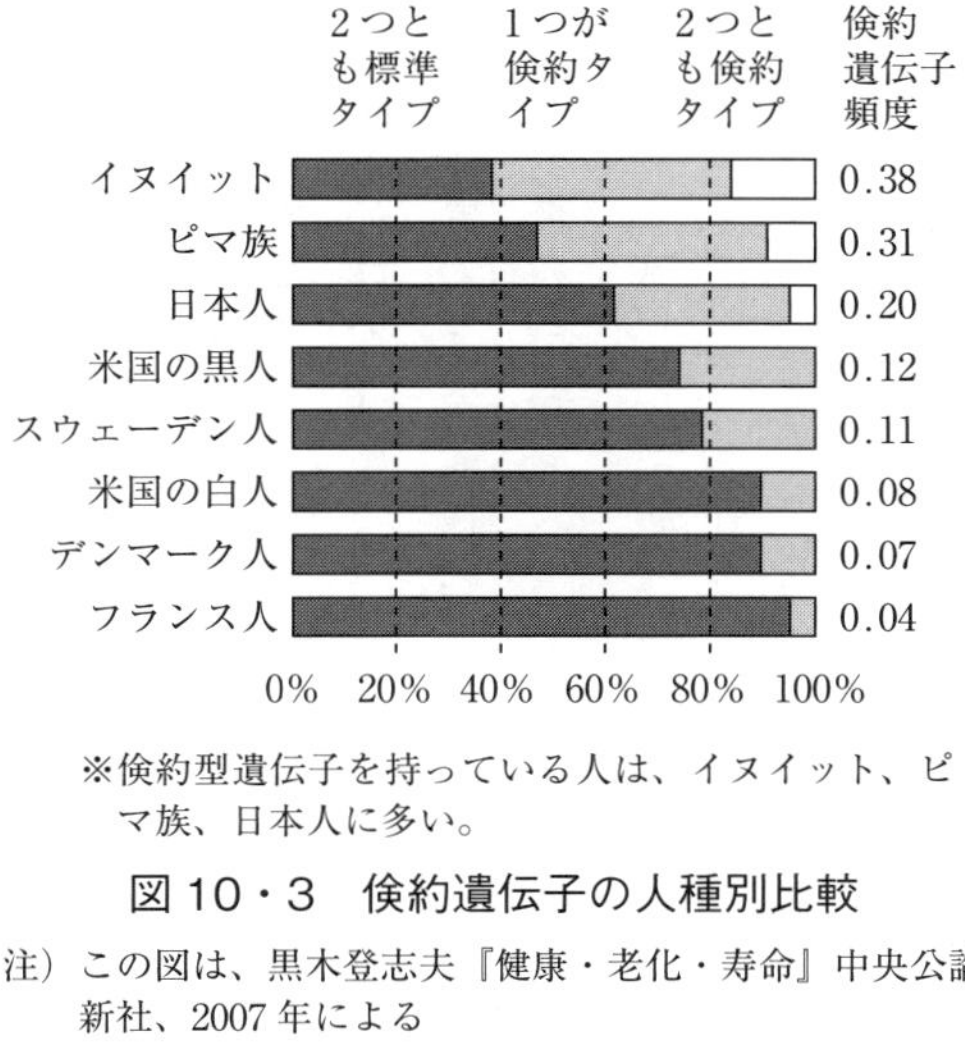

※倹約型遺伝子を持っている人は、イヌイット、ピマ族、日本人に多い。

図10・3　倹約遺伝子の人種別比較

注）この図は、黒木登志夫『健康・老化・寿命』中央公論新社、2007年による

〇・〇四、米国の白人〇・〇八です。日本人はインデアン（＝ピマ族）に近い。つまりこの数値が大きいほど、エネルギーは倹約方向に働きます。

G．日本人は欧米人と比較し、だ液の分泌量が少ない。日本人のだ液分泌量は一日一～一・五ℓですが、欧米人はこの二～三倍のようです。欧米人は小麦を粉にしたパン（＝粉食）を食べてきたので、だ液が多く出るようになりました。これに対し日本人は米の粒食なので、ご飯だとだ液がそれほど必要としなかったのです。これは肉や牛乳の分解と直接関係しないものの、欧米人はパサパサのパンを容易に食べられるが、日本人は飲み物を用意しないと、容易に食べられないということです（＝パンに合うだ液分泌量になっていない）。

このように身体の仕組みが異なるので、食材が欧米人と同じだと不健康を招いてきます。（なお、海藻類を消化・分解できるのは、腸内にそれらのできる微生物を持っている、日本人だけのようです〔近年、フランスのロスコフ海洋生物研究所によって明らかにされた〕）

〈第二の矛盾〉

矛盾の第二は、アメリカと日本では、摂ってきたたんぱく質・脂質・炭水化物の中身・内容が異なっていることです。

つまり、たんぱく質・脂肪・炭水化物の中身は、

	アメリカ	日　本
たんぱく質	主に四足の動物性のもの	大豆や穀物の植物性（あるいは水産物）
脂　肪	主に飽和脂肪酸（四足の動物）	不飽和脂肪酸（魚や大豆など）
炭水化物	天然のものと精糖や加工糖	ほとんど天然からのもの（米が主）

特にたんぱく質は、アメリカでは肉と乳が主（＝動物性）なのに、日本では豆類・穀物（＝植物性）と魚が主になっています。

また脂質は、アメリカでは動物性のものが多く、常温で固まっている固体状の「脂」ですが、日本では植物性のものが多く、常温で固まらない液体状の「油」です。

炭水化物は、アメリカでは精糖・加工糖・小麦が主で、血糖値を上げやすいのに、日本では米が主で、吸収がおだやかで、血糖値もそれほど上げません（特に玄米は上げない）。

このことを一口にいうと、日本のものは肥満に結びつきがたく、血液をドロドロにせず、免疫力も高めて、病気を生みがたいということです。これらのことから、日本人が肉・油脂類・牛乳などを多く摂って、わざわざ不健康を呼ぶ必要がないと考えます。

〈第三の矛盾〉

矛盾の第三は、「日本型食生活」実現のそれぞれ時期の〝食生活指針〟は、多くの食材からくまなく摂る「バランス主義」に依拠していたように見受けられます。でもそれが、かえって主食を不明確にし、健康上問題を生んできていることです。

というのも、二〇〇〇年以前の〝食生活指針〟は、「三〇品目」を摂る指針でした。その三〇品目は消えましたが、多様な食をバランスよく摂る指針は変わっていません。しかも、肉類・油脂類（それもいろいろな揚げ物・炒め物などでの摂取）を重視して摂るように指導していますが、その推進に健康上から適切といえない面があるからです。

しかも、指針でいうバランスのとらえ方には、手づくり・外食・加工食品のバランスある摂り方も含まれています。これは、加工業者や外食業者に配慮した対応ともとらえられます。こうしたこともあって、いまや日本国民が米や野菜などの生鮮食品を購入した分からの摂取は一八％に低下し、加工食品で五三％、外食で二九％になり、この対応が健康面に問題を生じているからです。外食・中食における食は、野菜が少なく・肉類が多く・あぶらコッテリ＋食品添加物わんさで、多くの不健康をもたらしています。

〈第四の矛盾〉

矛盾の第四は、食において「日本型」という言葉を使う場合は、日本人が摂ってきた「日本の食」に原点をおくのが本来と思います。それは、主食が明確にされて、そこで不足している栄養価を副食で補完するのが基本のように考えます。なぜなら、食摂取の意図は、生命の維持にあるからです。

その点、日本人が長らく摂ってきた〝植物性食〟の「日本の食」を大事にしないで、健康維持に問題のあるアメリカ人の体に合わせた食を勧めることは、生活習慣病という矛盾をいっそう生んでいるからです。しかも、昭和五〇年代半ばに適切とみた「日本型食生活」におけるたんぱく質、炭水化物、脂質の構成割合は、洋食化によって脂質が増加してくる過程（＝通過点）のものでした。大切にしなければならないのは、アメリカが日本から学び重視した全粒（＝胚芽・糠・皮）の持つ意味を、いっそう重視することです。体に問題を多くする動物性食の重視ではなく、体に優しい植物性食が重要です。

〈第五の矛盾〉

矛盾の第五は、アメリカの余剰小麦対応から出発し、いまや購入金額からみて主食になったパンは、白米と比較して、健康上からつぎの問題があることです。

一つは、パンは小麦を（本来の酵母でなく）イースト菌でふくらませる過程で、極陰性の食材になり、毎日食べていると体の冷えや低体温を促進します。これは、腰痛、肩こり、不眠症、さらには不妊の要因にもなります（また国民の冷え・低体温は、今日の多くの病気の生みに作用しているかも）。

二つは、パンをつくる小麦粉はたんぱく質（グルテン）が多いので、それが生地に加えた砂糖と焼く過程で結びついて、糖化を高めて老化物質を生み、老化を促進します。これは、糖尿病、動脈硬化、認知症の要因にもなります。

三つは、普通の精製したパンは白米と比較してもＧＩ値が高く、血糖値を上げやすくします。それは糖尿病にもつながってきます。

四つは、前に述べたように、日本人はだ液の分泌量が少ないためにパン食に適さず、パンを食べる時は飲み物を必要とします。その飲み物は、牛乳やコーヒーが多くなっています。ところが、牛乳は生殖系のがん（乳がんや前立腺がんなど）を多くするし、コーヒーも発がん可能性のあるものです。ということは、日本人の主食がパンになったことが、がん誘発の懸念をさらに生んでいます。

日本は昭和三〇年ごろ、国会は挙げて小麦粉食＝パン食を国民食にしようと取り組み、それから約五五年経った最近、意図したことが実現しました。けれども、パン食は国民に不健康をもたらす要因の一つになっています。しかし、国民のほとんどはそれらのことに気がつかずに摂っています。

5 「日本の食」をスミに追いやった結果

昭和三〇年代を境に、優れていた「日本の食」をスミに追いやり、その後に推進された「日本

表10・1　食品群別摂取量の推移（1日1人当たり/g）

年	穀類	（うち米類）	（うち小麦類）	芋類	油脂類	果実類	野　菜類	嗜好飲料	魚介類	肉類	牛乳乳製品
1955	479.6	346.6	68.3	80.8	4.4	44.3	190.5	—	77.2	12.0	14.2
1960	452.6	358.4	65.1	64.4	6.1	51.5	162.6	—	76.9	18.7	—
1965	418.5	349.8	60.4	41.9	10.2	58.8	219.4	87.7	76.3	29.5	57.4
1970	374.1	306.1	64.8	37.8	15.6	81.0	249.3	126.7	87.4	42.6	78.8
1975	340.0	248.3	90.2	60.9	15.8	193.5	246.7	119.7	94.0	64.2	103.6
1980	319.1	225.8	91.8	63.4	16.9	155.2	251.4	109.4	92.5	67.9	115.2
1985	308.9	216.1	91.3	63.2	17.7	140.6	261.7	113.4	90.0	71.7	116.7
1990	285.2	197.9	84.8	65.3	17.6	124.8	240.0	137.4	95.3	71.2	130.1
2000	256.8	160.4	94.3	64.7	16.4	117.4	279.4	183.3	92.0	78.2	127.6

注）『国民栄養調査』による

型食生活」は、多くの矛盾と問題を抱えていました。それによる食の変化は、国民の健康によくない影響を与え今日に至っています。その現状を要点的に整理しますが、その前に食がどう変化したのか、かいつまんで確認しておきます。

数値は少し前のものですが、変化の動向を知るには、これでもよいと思い示します。ここでの確認は、一人一日当たりの食品群別摂取量で、一九五五年（昭三〇）と二〇〇〇年（平一二）でみたものです（表10・1）。その四五年間で、牛乳・乳製品は九・〇倍に、肉類は六・五倍に、油脂類は三・七倍に、そして砂糖も約二倍になりました。逆に穀物は

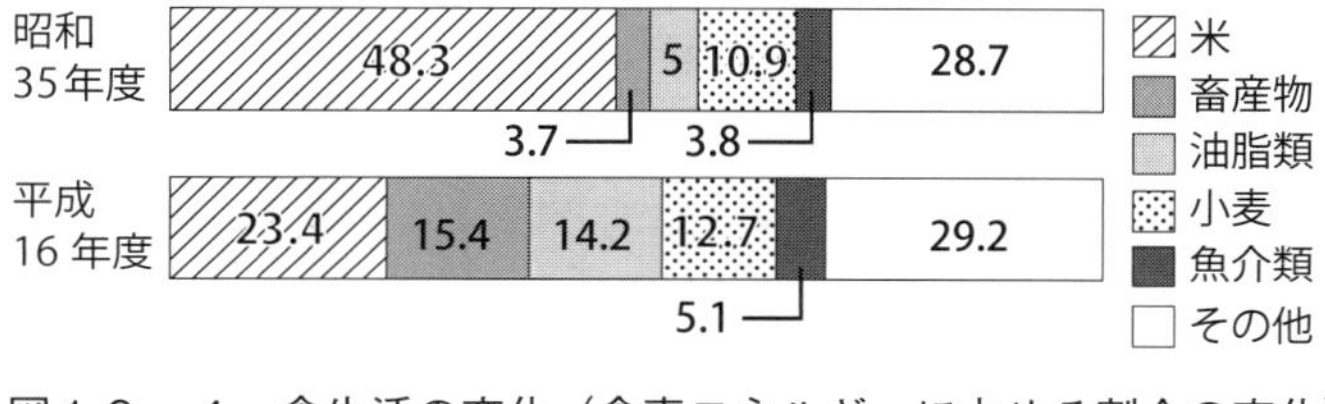

図10・4　食生活の変化（食事エネルギーに占める割合の変化）

資料）農林水産省「食料需給表」による

五四％に減り（うち米は四六％〔半分以下〕になりましたが、パン増加で小麦は一三八％に増えました）、イモ類も八〇％に低下しました。

それらによって食生活は変化し、食のエネルギー割合も、畜産物、油脂類、小麦が大幅に高まりました（図10・4）。つまり動物食と油脂の比重を大きくする一方で、輸入小麦以外の植物食と米の比重を小さくしました。これらのことは、近年の野菜の摂取減少にも表れています。

野菜は、一九七一年（昭四六）と二〇一一年（平二三）の四〇年間に、一人当たり年間消費量が一一九kgから九一kgに二四％減少しました（農水省「食料需給表」による）。なかでも、二〇歳から四九歳までの人たちの野菜摂取量は、目標（三五〇g）の約七割（二四五g位）にとどまっています（図10・5）。しかも、第2部でみたように、各野菜における栄養価（ビタミンやミネラルなど）は、一九五〇年から二〇〇〇年までの五〇年間に、三〇～八〇％も減少しています。つまり、かつて

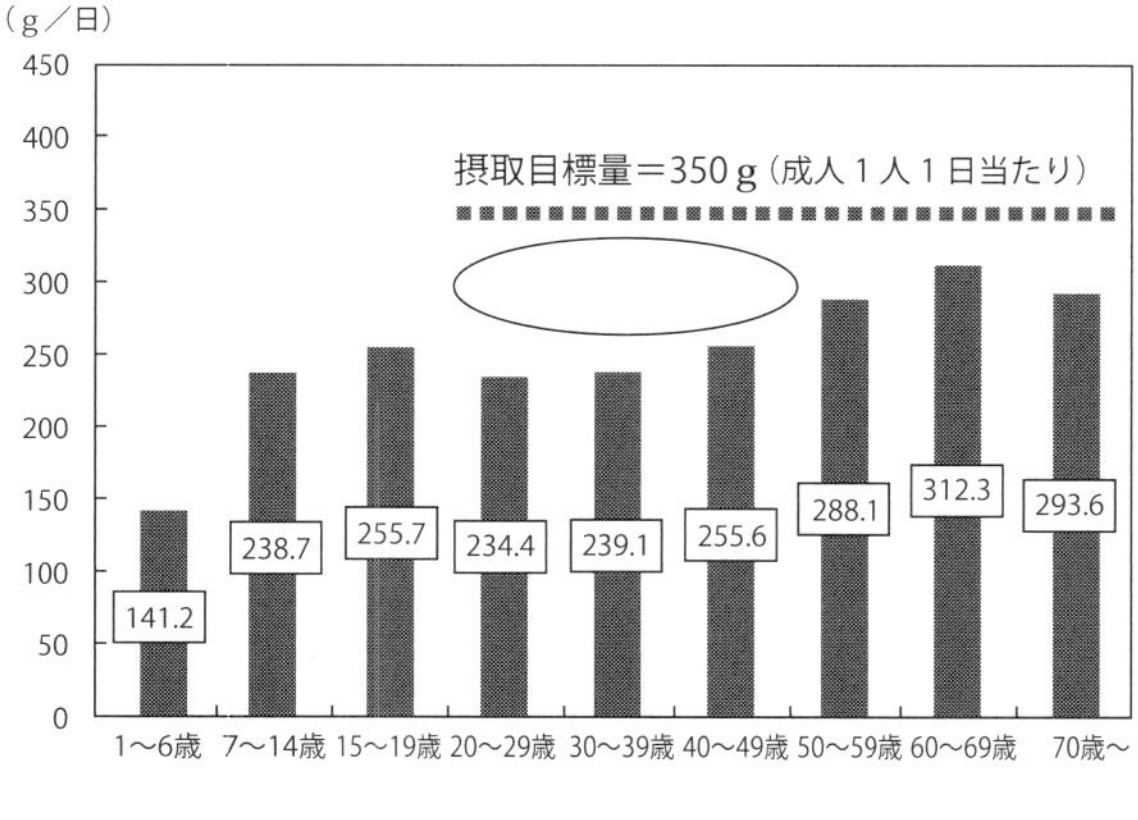

図１０・５　年代別野菜の摂取量

資料）厚生労働省「平成 23 年国民健康・栄養調査報告」による

より野菜を多く食べないと必要な栄養価は満たしてくれません（だから健全な野菜の摂取が重要になります）。

それに変化は、カルシウムやマグネシウムに富む海藻類や雑豆類の近年における減少、およびマグネシウムの豊かな雑穀類の大幅な減少などもあります。

これらの食摂取の変化と栄養価の変化は、人々に何をもたらしたのでしょうか!? 以下はその要約です。

〔1〕食の洋風化とも重なる動物食の増大は、血液をドロドロにし「がん疾患の増大」（この五五年間で四・五倍）と、がんによる年間死亡者を三六万人（全死亡者の三一％）にもしています。しかも、二人に一人ががんにかかり、三人に一人ががんで死んでいます。がんの一位は、男性が肺がん、女性が大腸がんです。男性の肺がんは喫煙によるもの、女性の大腸がんは肉と油脂類の増加による大腸悪玉菌の増加によるものです。これらは、食物繊維の摂取の減少とも関係しています。多くのがん患者は、精神的にも苦しんでいます。

〔2〕油脂類の増加などによる「酸化」した食物の摂取は、活性酸素の増加を招いて、細胞内遺伝子やたんぱく質に傷をつけ、「生活習慣病」にかかわる健康被害をもたらしています。活性酸素は一定量以上になると細胞に傷をつけ、がんの生みにもつながります。四〇歳以上はＳＯＤ酵素が減少するので、「酸化」した食物（＝過酸化脂質：揚げ物）の多い摂取が、がんや心臓病などを誘発しています。サラダ油のひかえも大事です。

〔3〕〝高たんぱく・高脂肪・油脂類・砂糖〟の多い食と、ミネラルやビタミンの少ない食は、「肥満」を多くし（二〇一三年に六千人余を分析したデータでは、男二九％、女性二〇％＝厚生労働省）、糖尿病・高血圧・心臓病などを生んでいます。日本人は脂肪を消化する能力が小さいので、一日二〇〇〇㌍以上の分は肥満にまわって、これらの病気を促進します。

また早食いは肥満を助長し、活性酸素も生みます。それにドカ食いは血糖値を上げて、インスリンも大量に放出させて、血液中の余剰なブドウ糖を脂肪細胞にため込んで、太らせます。肥満が長生きできないのは、有害物質が脂肪組織にたまり、細胞の代謝を衰えさせるからです（その点、炭水化物の米はカロリーを燃焼させやすく、肥満になりにくい）。

〔4〕日本人は欧米人と比較して、エネルギーの「倹約遺伝子」の発現頻度が大きく、体に多く入った分は使い果たせず（＝体が倹約するために）、肥満にまわります。日本人も最近まで食の摂取を十分とせず、ずーっと飢餓的状態できたので、それに合わせた体になっており、飽食に向かない民族です。多くの日本人は、この認識を持っていません。

〔5〕食の変化は「糖尿病」を増加させました。糖尿病有病者とその疑いがある人（＝予備軍）は、推定二二一〇万人になっています。四〇歳以上は有病者と予備軍を合わせると三二％になっています。有病者は五〇年間で三〇倍にもなりました。

糖尿病は、脂肪酸が多すぎると糖を取り込めなくなり、エネルギーをつくれない病気です。特に肉の飽和脂肪酸はインスリンの働きを弱めるので、その多い摂取が糖尿病を促します。日本人は血糖値を下げるインスリンの分泌能力が低く、標準体重でも糖尿病になります。糖尿病は、病気を抑制するインスリン分解酵素が減少するために、多くの病気を招きます。

この点、魚のＤＨＡとＥＰＡの摂取はインスリンの分泌を促進し、糖尿病を予防します。しかし魚介類の摂取は近年減少を続けています（二〇一二年一人一日当たり魚七〇ｇ、肉八九ｇ）。改善には肉を減らし、魚と水溶性植物繊維（キャベツや大豆など）を十分摂って下さい。

〔６〕食の変化は「高血圧症」を確実に生んでいます。今日その有病者は三九七〇万人で、全人口の三二％にもなっています。しかも四〇～七四歳は五〇％にもなっています。さらに四〇歳代中年男子の高血圧者の死亡リスクは、そうでない人の三・四倍です。予防には、歩くことや、硬くなった細かい血管を和らげるオリーブ油の摂取（あるいは「地中海食」）なども大事です。

男女別にみると、男が五九％、女が四三％です。女性は女性ホルモンが血管を拡張させ血圧を下げてくれますが、閉経後はその働きが少なくなるので、気をつけましょう。しかも、高血圧・糖尿病・脂質異常症・肥満などは、一三三〇万人の「慢性腎臓病」を生んでいます。

〔７〕高たんぱく・高脂肪の摂取は「認知症」を多くし、二〇一二年の推計では四六二万人で、高齢者の一五％になっています。認知症は、高血圧・肥満・脂質異常症・糖尿病・喫煙者・運動なしで多くしています。認知症は、高齢者七・五人に一人で、七五歳以上で急増し、八五歳以上で四割以上になっています。軽度認知症も推定四〇〇万人になっているので、食の改善で予防をするようにしましょう。サラダ油から生じる神経毒のヒドロキシノネナールが、認知症を助長し

ています。居住の部屋を抗酸化することは、認知症を改善してくれます。

〔8〕野菜の摂取を少なくするなかで、洋野菜化・生野菜化と果物の多めの摂取は、「体温を低下」させて、多くの病気を誘発しています。約五十年前の日本人の平均体温は三六・八度でしたが、現在は三六・〇度位と推定されます。問題は、体温一度低下で代謝が一二％低下し、免疫力が三十数％低下することです（がん細胞は三五℃で最も増殖、三九・三℃で死滅）。現在三五℃台の人が多くなっているので、食の摂り方で三六・五℃位になるようにして下さい。

〔9〕体温低下と関連して「冷え症」が増加しています。女性は五割で、男性も三割います。冷えは、①陰性（＝冷性）の食、②化学合成物の摂り、③パンの多い摂り、④ストレスによる血行の悪化、⑤運動不足や冷房の影響、⑥肌の露出・軽装、⑦薬の多い摂りによる血管の締めなどで、助長されます。冷え症は免疫力を低下させ、酵素の働きを低め、早産を増やし、万病の元です。冷えの改善は、「陰」をさけ、根物など「陽」（温性）の食の摂取が基本です。

〔10〕現在の人は「不妊」が増加しています（若杉友子『長生きしたけりゃ肉を食べるな』幻冬舎、二〇一三年を参照）。その理由は貧血と低体温症にあるようです。それをもたらすのは、かたよった陰性の高い食材（ナス、ジャガイモ、トマト、ピーマン、甘い物など）の多い摂取にありますが、なかでも毎日食べるようになったパンが大きく影響しています。パンの原料の小麦は中庸（中性）ですが、それをパンにすることで（①ふくらます、②イースト菌を用いる、③砂糖を用いる）、極陰性の食になります。不妊の改善には、身体を温める食を摂ることです。なおパンによる低体

温症は、他の多くの病気も促します。

〔11〕食の変化は、「アトピー」や「アレルギー」を生んでいます。これらは、肉類のたんぱく質が人のたんぱく質につくり替えられる作業の大変さとかかわり、肉のカスや未分解なものが、異物と判断されて激しく反応する体質に変化して起きているようです。化学合成物なども異物と判断され、体外に出そうとする治癒力の表れです。それに極陰の食が過剰になると（コーヒーなどの多い摂り）、カンジタが増え、腸管に穴を開け腸粘膜から異物の侵入を容易にします。抗酸化農法による農作物は、アレルギーの鎖を外してくれます。

「花粉症」は、腸内環境の悪化やミネラル不足などの免疫力の低下ともかかわっています。スギ花粉症には玄米・みそ汁を主に、レンコン・乳酸菌の摂りで改善してくれるようです。

〔12〕不健康化は若い人にもおよんでおり、「高校生の生活習慣病予備軍」は四三％にもなっています。その内容は、内臓肥満・高血圧・高い中性脂肪、コレステロール血症などです（厚労省研究班調べによる）。家庭内で大人と同じ食（高たんぱく・高脂肪など）の摂取が、高校生の健康をむしばんでいます。

〔13〕「骨粗しょう症」は一〇〇〇万人強を数えます。その要因は、牛乳による「脱灰」のみならず、動物性たんぱく質の多い摂取がかかわっています。つまりこれは、肉に豊富な硫黄が酸を生じさせ、骨のカルシウムを溶かす中でも発症しています。

しかもこれは、慣行栽培農作物の摂取によるミネラルやビタミンの少なさとも、関連して増加しています。ホルモンはたんぱく質と脂肪を材料に、ミネラルとビタミンが関与して細胞内でつくっていますが、それらが不足すると女性ホルモンの分泌が減少して、骨粗しょう症を招きやすくするからです。ミカンの摂取が骨密度を高め、骨粗しょう症を予防してくれるようです。

〔14〕「腰痛」が二八〇〇万人を数えますが、閉経による女性ホルモンの低下とかかわる活性酸素の増加とも関連しているようです（ほかに八〇％はストレスでという見解もある）。同時に「膝痛」が一八〇〇万人もいます。六五歳以上は、三五％が膝の痛みを持っているようです。それも車利用の多い地方に多く、要介護のリスクも一・六倍にしています。歩くことが大事です。

若い人の腰痛・冷え性・肩こりも増加しています。主食や野菜が非常に少なく、肉類の多い摂取も要因のようです。ご飯とみそ汁をこれまでの二〜三倍摂り、おかずを三分の一に減らすと、冷えなどは減らせるようです。素直な体になる食の摂取が重要です。

〔15〕多くの食品に添加されている「化学合成物」は、今日の生活習慣病を誘発しています。人の体には化学合成物を分解する酵素がないので、体から排出されない分は蓄積されて、細胞の傷つけなどに作用し、生命力の弱めに影響を与えているからです。ほとんどの食品が添加物漬けになっているところに、がんの招きなど問題を大きくしています。

〔16〕食の洋風化による「コーヒー」の多飲は、腸内環境に影響を与え、病気を促しています。食品にはLD50という急性毒性の強さを示めす単位がありますが、カフェインのそれは二〇〇㎎／kgで、ＤＤＴ（一一〇㎎）やモルヒネ（一二〇〜五〇〇㎎）に匹敵する毒性です。国際がん研

究機関は、発がん性を示す可能性があるとしています。コーヒーのクロロゲン酸は抗酸化作用に有効ですが、焙煎でなくなります。

〔17〕「簡易容器」にも問題があります。カップヌードルの容器ポリカーボネートの「ビスフェノールA」は、環境ホルモン（＝女性ホルモン様）として作用し、母乳を通し九割が乳児に移動します。乳児が男子の場合は生殖に影響を与え、乳児が女子の場合でも、やがてその子から生まれる男子に影響します。

〔18〕「熱中症」が増えています。これ生活環境の変化と関連が大きい。つまりエアコンの普及で発汗が退化し、〝休眠汗腺〟（＝冷房の使用で汗腺が作動しない）にあるようです。年中気温が三〇℃かそれ以上あるタイでは、熱中症はごく少ない。エアコンなどはほとんど使っていないからです。熱中症には塩分や水分の摂取も重要ですが、エアコンの常なる使用はひかえた方がよい。暑ければ汗をかく体にしておくことです。エアコンの少ない昭和年代は、熱中症が少なかった。

〔19〕女性は「閉経後のホルモン低下」で病気になりやすくなることを知っておきましょう。女性は、女性ホルモンのエストロゲンの分泌が低下する閉経後に、①血管拡張作用が少なくなって、血圧を上げやすく、②脳の神経細胞に障害を起こしやすくなって、認知症を多くしやすく、③骨粗しょう症も招きやすく、④活性酸素の抑制作用低下で腰痛にもなりやすい。

〔20〕「野菜不足」は多くの病気を招いています。それによるビタミン・ミネラル・食物繊維の不足は、活性酸素を増加させ、免疫細胞を元気にしません。いま一二〇〇万人の予備軍と聞く目

の病気の加齢黄斑変性も、緑黄野菜（そのカロチノイド）の不足が要因であるようです。しかも、硝酸性窒素の多い野菜の摂りは、発がん物質ニトロソアミンの生みを促進します。いまの野菜のビタミンやミネラル含有量が大幅に減少しているので、微生物の豊かな健全な土からの、窒素分が少ない、ミネラル・ビタミンに富む野菜の摂取に心がけて下さい。

〔21〕それに二十歳代の若者を中心に、「潰瘍性大腸炎とクローン病」が急増しています（前者約十六万人、後者約四万人）。これらは、大腸の炎症と消化管全体（食道から肛門まで）の炎症によって、下痢・下血・腹痛・発熱を伴う病気です。発症のほとんどが一九七五年（昭五〇）以降で、肉や乳製品を多く摂るようになった食スタイルへの移行と重なっています。しかもこの病気は、マーガリン・ファーストフード・酸化した油脂類による揚げ物・肉類で増加し、野菜・くだもので軽減するようです（松生恒夫『味噌・しょうゆ・キムチ 植物性乳酸菌で腸内革命』主婦の友新書、二〇一二年を参照）。肉類などは、腸内悪玉菌を多くさせたからです。

また四〇年前の三倍に増加している「尿路結石」は、肉類の高脂肪・高たんぱく（あるいは砂糖）による尿の酸性化が作用しているようです。これにも植物性食の摂取が大切です。

話してきたように、現代の不健康と病気のもたらしの多くが、この五十年余で変わった不適切な食の摂取にあります（「自然」から「不自然」への変化もある）。体をいやす適切な食にかえなければ、現代の問題の解決はありません。そうしないと、不健康・病気は増えるばかりです。

しかも「命にかかわる調理」の外部依存の拡大が、不健康を促進しているように思います。

6　改善の基本認識と要点

（1）健康に重要な認識

戦後の栄養改善というのは、調和のとれた食性から離れ、多くの病気・不健康を生んでいます。この現状をみるに、いまや過去にすてた食および食材の意味・意義を知り、それを組み入れた健康回復の取り組みが欠かせないように思います。それが健康な体質をつくり、今日の問題を解決してくれると考えます。それに当たっては、健康に特に大切なことがらを認識しておくことが大事です。その認識とは、

A．人は植物食の動物です。この食性に対する認識の欠如が、多くの病気・生活習慣病を生んできているので、体に優しい食の摂取が必要です。肉は食べてよいが、常食にしない方が健康を推進してくれます。肉は腸内悪玉菌のエサになるからです。

B．健康な体を維持するには、全身の細胞がイキイキしている状態にすることです。そのために、細胞の代謝（＝古いものから新しいものに入れかわる）に何が大切かを知って、対応することです。健全な食材からの食の摂取が重要です。

C．人間は自然の一員です。自然にないものや自然に反するものは、体が受け付けません。受け入れても、それを排除するために、体に大きな負担がかかります。この認識が十分でないと病

気を生んできます。体が素直に対応する食の摂り方が大事です。
D．私たちの体は、腸内細菌と一緒になった一つの生命体であり、それらが出す種々の物質に支えられて、健全な生命を維持しています。健康には、腸内細菌たちが良好に活動できるように、食物繊維や発酵食品などの摂取が欠かせません。
E．私たちの体は、地域の土地の性質と合わさって、長い年月を経て形成されてきました。日本人は、欧米人と体の仕組みが異なっているので、日本人に合った食の摂取が大切です。
F．私たちの体は、飢餓の状態でエネルギーを生むようにできています。飽食は適しておらず体を不健康にし、老化も促進します。小食の大切さを自覚・認識した対応が必要です。
G．健康の保持には、自然に寄り添った食を摂ることです。自然のものは生命力があり、活性酸素も少なくしてくれるので、その摂取を重視し体の修復力を高める対応をして下さい。それによる健康な体質づくりが、元気な長寿をもたらします。「自然に近づけた」食対応です。
私たちは、健康をお金で買うことができませんが、健康のために生命力に富み、安全・安心で美味しいものを、選んで摂り入れることはできます。よい食材・よい食の摂取は、健康な体質に作用し、病気になりにくくしてくれます。

（2）健康を招くための対応―要点―

ここでは、それぞれのところで話をしてきた、健康を招く対応をかいつまんで話します。

〔1〕「生命とは何かを知り」、生命力を常に高める対応です。

「生命」とは、細胞の代謝（たんぱく質の分解と合成）を持続的に行う動的流れの効果です。この常なる流れが生きているということです。代謝が正常になされて（かつメンテナンスもなされて）、細胞はイキイキした状態を保ちます。しかし、たんぱく質に傷がついたり・余分なものが入ると、生命力を弱めて病気を起こしやすくなります。細胞に負荷をかけない対応が大事です。

〔2〕健康には「生命力に富む食」を摂ることです。

「生命力に富む食」とは、①たんぱく質の構成分子である必須アミノ酸に富む、②ミネラルとビタミンと酵素に富んでいる、③細胞を弱める化学合成物を含んでいない、④自然に添った旬の農産物の全体を摂る、⑤体内の微生物を元気にする発酵食品や自然塩を摂る、⑥毒素を蓄積しない食、などです。それに日本人は、アミラーゼ活性（＝でんぷん食の活性）が高い民族であることの認識も大事です。

〔3〕土を是正した自然栽培などの「健全な農産物」を摂って、生命力を豊かにすることです。

肥料や農薬を使ってつくった農産物は、ミネラル、ビタミン、アミノ酸、酵素などが不足して、生命力が劣っています。そうした農産物を食べていると、人間の生命力を高めることができません。自然に添った健全な土からできた農産物（＝自然栽培、循環栽培、有機栽培などによるもの）の摂取が重要です。これは活性酸素の消去も高めてくれます。

〔4〕「化学合成物」が極力ない食材を摂ることです。

化学合成物（＝食品添加物、肥料、農薬、抗生物質など）は、非栄養素であり、これを体に入れると、その排除のために細胞に大きな負担をかけます。化学合成物などが体に蓄積されると、がんを含む病気を促してきます。また化学合成物は体を酸化させるので、食品添加物などが極力少ない食材を選んで摂るようにしましょう。

〔5〕「腸内環境」を整え、体内の微生物バランスを保つ食を摂ることです。

「腸内環境」の整えには、動物食（魚介類以外）を抑制し、穀物を重視した植物食中心の食を摂ることとです。腸内環境の乱れは、がんや心臓病や認知症などあらゆる病気を招いてくるので、〝食物繊維〟を重視し、野菜・山菜・キノコ・海藻類・発酵食品・植物性乳酸菌・オリゴ糖などの摂取に心がけることとです。

〔6〕「酸化」した食・水・空気をさけ、できれば住宅も「抗酸化対応」をすることとです。

「酸化」した食物と水と空気の摂りは、活性酸素を大量に生み出し、細胞の遺伝子を破壊して、がんを含むあらゆる病気の源になります。特に四〇歳を過ぎると、活性酸素を抑制するＳＯＤ酵素の働きが低下して、病気を起こしやすくします。健康には、空気を含む抗酸化対応が極めて重要です。

〔7〕健康には「入れる」だけでなく、「出す」対応を重視することとです。

「出す」とは、①細胞内の変異物質を速やかに出す、②腸内の有害物質・老廃物などを出すことです。その①の細胞内解毒は、断食、少食、一定時空腹、よい水、梅干し、玄米、ミネラル、抗酸化対応などであり、また②の腸内の有害物質や老廃物には、食物繊維、玄米、自然塩、みそ、梅干し、コンニャクなどの摂取が重要です。

〔8〕食事は「玄米と日本の食」で組み立てることです。

日本人は摂ってきた食性から、典型的な穀食動物であり、でんぷんを消化する能力が高い。特に「玄米」はほとんどの栄養価を有し、がん細胞を正常にする働きがあり、細胞をイキイキにさせて生命力を高め、元気を促進します。みそ汁・野菜・キノコ・イモ類・海藻類・漬け物、梅干しを基本とした「日本の食」は、アミノ酸や乳酸菌を補強してより生命力を高め、健康な日々が過ごせるようになります。この対応は、女性に多い便秘も解消します。

同時に、穀類・芋類・豆類は「豊食」ととらえた対応が重要です。それに健全な野菜は、ビタミン・ミネラル・食物繊維あるいは酵素の摂取の面から大事です。

〔9〕「日本人の体質」を知って対応することです。

日本人は欧米人と異なり、①腸が長く、肉の消化・排泄に適していない、②油脂類を消化する能力が小さい、③成人の多くは乳糖を分解する酵素を持っていない、④インスリンの分泌能力が半分（また脂はインスリンの働きを弱める）、⑤胃酸の分泌量は半分なので、動物性たんぱく質の分解能力が小さい、⑥「倹約遺伝子」の発現頻度が高いので、多く入ったエネルギーは肥満に作用する、⑦だ液の分泌も少ない、などを知って対応して下さい。日本人は、肉は少な目にし、植物食を中心にして、油脂も少な目にすることです。

〔10〕「肉類と油脂類」は、生活習慣病に作用するので少なく摂ることです。
「肉類と油脂類」は、高血圧・糖尿病・肥満などの要因になり、動脈硬化にもつながります。さらに高たんぱく・高脂肪は、がんの要因になります。それにサラダ油は加熱により過酸化脂質を生じやすく、調理したら速やかに食べるようにしましょう。リノール酸のサラダ油は加熱で神経毒を生み、認知症や脳梗塞などの要因になります。ただし、オリーブ油・魚・ゴマは、血液の流れをよくするので重視して摂って下さい。健康のためには、油脂類を選んで摂ることです。油類の一六〇℃以上の加熱は、トランス脂肪酸を生むので十分注意して下さい。

〔11〕「砂糖」は少なく、「自然塩」はしっかりと摂ることです。
「砂糖（＝白砂糖）」は血液を酸性化して汚し、ドロドロにし・血流を悪くして、高血圧の要因をつくります。また砂糖はカルシウムと結びつき、骨をもろくし、血糖値をあげ心臓病も招いてきます。それに老化を促進します。

他方、「塩」（食塩でない）は体のあらゆる機能に欠くことができません。ミネラル豊富な「塩」（＝自然塩）は、生命力を高めて健康維持に貢献してくれます。自然塩に含まれるマグネシウムは、血圧を上げません。「塩」は体を温めて健康にしてくれます。「塩」は大事です。

〔12〕日本の伝統的な「発酵食品」を重視して摂ることです。
日本には発酵食品が多い。その代表のみそは腸内環境を整え、害になるものを「出す」機能があります。またそのなかのビタミンEは活性酸素を無毒化し、サポニン・イソフラボンなどは酸

化や動脈硬化も防止し、がんも予防します。それに納豆は、ナットウキナーゼの働きで血栓を溶かし、心筋梗塞・脳梗塞・血栓による認知症などを防止します。植物性乳酸菌は腸内環境をよくしてくれます。

〔13〕それぞれの体質に合わせて「陰」「陽」の食を上手に摂ることです。

陰（冷性）の体質の人が、生野菜など陰の食を多く摂ると、体を冷やして病気を誘発します。陽（温性）の体質の人が、陽の肉などを多く摂ると血液をいっそう汚し、生活習慣病を誘発しやすくします。自分の体質を知って、適切な食対応をするようにすることです。それが健康な体質をつくってくれます。

〔14〕体の〝浄化力〟と細胞の〝修復力〟がある、「自然栽培の農作物」を摂ることです。

自然栽培の農作物には、化学物質や異物を体外に排出する「浄化力」があります。同時に自然のものには、異物で傷つけられた細胞を「修復する力」があります。それゆえに、自然治癒力のあるそれらを、旬にも配慮して摂ることです。自然栽培のものの摂取は、顔のつやも肌もよくしてくれます。

〔15〕「カロリー三〇％減の食」は、長寿を促します。

人はカロリーを制限すると、エネルギーをつくるミトコンドリアの量と質を高め、老化を防止し活動のエネルギーも生んで、元気な長寿をもたらします。少食がサーチュイン遺伝子（＝長寿遺伝子）を目覚めさせ、長寿に作用してくれるからです。腹八分でも一定の効果があります。

〔16〕老化の防止には、「糖化反応」を知って対応することです。
糖化は、糖が酵素の働きなしに、たんぱく質や脂質と結合することをいいます。問題はそれによる最終糖化合物が老化を促進するので、抗糖化作用のある食（主に〝日本の食〟）を摂ることです。ドーナツ、焼き菓子、ケーキ、加工食品、あるいは普通のパンなどは、糖化（＝老化）を促進するのでひかえましょう。こんがりいい香りなど、「美味しさの方程式」は「老化の方程式」です。
〔17〕「禁煙」を行い、適切な「アルコール」の摂りにすることです。
たばこには、発がん物質を含んでいるので禁煙が大切です。また喫煙は多くの病気の要因・死亡の主たる要因です。アルコールはその分解のために、大量の酵素を使い、基礎代謝に必要な酵素を不足させます。それらの結果、寿命を、たばこは男八年、女一〇年短くするし、酒は四年短くします。ワインは、酸化防止剤（＝亜硫酸塩（毒性が強い））のないのにしましょう。
〔18〕極力「本物の食」を摂るようにすることです。
発酵食品においても、本物でないものは腸内の腐敗を起こし、不健康を招いてきます。ちゃんと発酵したものを摂るようにしましょう。自分の健康のためです。発酵食品は選んで下さい。

それに油は問題が多いので、精製油はさけ、選んでよい油を摂るようにして下さい。

また有精卵には、生命と生命力があるので、食べていると元気な日々になります。
〔19〕「小食」対応をすることです。

小食は免疫力を高め、毒素や有害物質を排出して、健康な長寿を促します。しかし飽食は、この逆になります。飽食は不健康・病気の多い人生になります。

「食が体をつくる」(=この本)を話し終えるに当たって、私は若いころに聞いた〝健全な精神は健全な肉体に宿る〟という言葉を思い出します。それというのも、最近の日本では、以前に考えられなかった犯罪が起きているだけでなく、失われた二〇年といわれるように、経済の低迷がずーっとつづいているからです。

こうした近年の動向は、国民の九割が不健全な肉体(=不健康な体)になっていることに、起因している面が少なくないと思うからです。短い期間で成しとげた明治維新や、十数年で果たした戦後の復興などは、当時の「日本の食」の下で、十分でなくても食がそれなりに〝健全〟であったので、気力と体力を生み、課題を解決する能力の発揮ができたと考えます。

しかし今日では、その食が大きく劣化しています。この下では、気力や体力も十分でないので、豊かな発想になりがたい(つまりよい考えが出てこない)。そう思えるので、いま最も必要なのは、食摂取の改善による〝健全な肉体〟(=健康な体)の下での発想と考えます。それがあって、健全な精神による優れた考えと、実行できる能力・気力が出てくるように思います。

〔補〕ストレスの解消に食が大切

ストレスとは、過度の刺激を受け、ホルモンのバランスが乱れて、体の正常な対応ができがたくなることをいいます。

ストレスを受けると、体は副腎からストレスホルモン（カテコールアミンとコルチゾール）を分泌して、胃腸運動の抑制、消化液やだ液の分泌の抑制、心拍数の増加、血圧の上昇、筋肉や血管の拡張、血糖値の上昇、などにそなえようとします。しかし、ストレス反応が過剰になると、免疫、神経、臓器などの機能の低下を起こします。それによって自律神経の失調を招いて、体調不良になってきます。また腸の動きが少なくなって、便秘も招いてきます。

ストレスをふせぐには、①栄養価の高い食を摂ることです。それは、「栄養的な価値／総カロリー」が高いものです（＝N/Cレートの高いもの。例：未精製穀物など）。②体の貯蔵庫にビタミンやミネラルを確保しておくことです。特にビタミンC、ビタミンB5、マグネシウム、カルシウムのなどの常なる摂取が重要です。逆にN/Cレートが低いもの（＝カロリーが高い食）やビタミン・ミネラルを欠いた食は、ストレスを起こしやすくします。

栄養化学などを専門にした宮沢陽夫は、「伝統的な〝日本の食〟」はストレスを軽減する効果があるとしています。

〔付〕日本は玄米を捨て、アメリカは玄米を重視！

日本で不健康化が大幅に進行していますが、玄米を摂る意識はごく一部にしかありません。多くの人たちは、玄米を健康によいとみていないし、食べても美味しくないととらえています。

しかしアメリカでは、二〇一一年米国農務省が発表した健康を促進する食事ガイドライン（＝「マイプレート」）にも、玄米の摂取を明確に位置付けています。しかもその発表は、ミシェル・オバマ大統領夫人がプレゼンターとなって行いました。

食事ガイドラインには、①野菜、果物、全粒粉、たんぱく質などをバランスよく摂ることを奨励し、②その一〇項目の改善の一つに、「精製された小麦粉や白米をとる代わりに、全粒粉や精白されていない玄米を増やしましょう」とあります。

「マイプレート」は、健康的な食生活を続けるために、必要な知識をシンプルに示したものです。それによる食の摂り方で、成人の二七％の肥満を一五％に、子供に三分の二もいる体重過多を減少させる、などが意図されています。

このため減らしたい食品には、飽和脂肪酸、肉類、ホットドッグ、糖分、ケーキ、お菓子、ピザ、甘い清涼飲料水、などが入っています。低脂肪・無脂肪の牛乳や乳製品も勧めています。

アメリカは日本から学び、食改善のための「マクバガン・レポート」で、全粒粉や玄米を摂る意味・意義を明確にし、現在もそれを国および国民の課題にして取り組んでいます。なおアメリカでは、がんを予防する食材のトップ近くにも、玄米が入っています。同時にアメリカでは、近年野菜の摂取量が増えています。

だが玄米の本家日本には、それを摂る意識が国にも国民にもごく一部しかないし、玄米を見直そうとする気運さえありません。外国の医療関係者らは、そんな日本を〝健康に大事な玄米を放棄した不思議な国〟とみています。同時に、「なぜ日本人は、あんなに有効な栄養分を放棄したのだ？」と（内海聡『医学不要論』三五館、二〇一三年を参照）。

それに海外の消費者を対象にした調査によれば（日本貿易振興機構、二〇一二年）、外食で食べる好きな外国料理のトップが「日本料理」になっています。その理由とも関連して、アメリカ人に聞いた日本料理店に行く理由は、第一が「味が好き」、第二は「健康によい」を挙げています。いま「日本の食」や「和食」は、海外で評価を大きくしています。

おわりに

健康に必要なことがら（要約）

最後に、第10部の6の（1）と（2）で話した主なことを一覧にしておきます。

1. **「植物食主の食」で素直に反応する体にする**　（それが健康な体質をつくってくれる）
2. **「生命を知り」細胞をイキイキさせる**　（細胞の代謝が容易だと、生命力は高まる）
3. **「生命力に富む食」を摂る**　（ミネラル・ビタミン・酵素が多いと、健康に寄与する）
4. **「健全な農作物」**（自然に添ったもの）**を摂る**　（細胞をイキイキさせて、健康を促す）
5. **「化学合成物」が極力ないものを摂る**　（人はそれを分解する酵素を持っていない）
6. **「腸内環境」を整える**　（食物繊維・発酵食品・乳酸菌も摂り、善玉菌を多くする）
7. **「酸化したもの」をさける**　（抗酸化を主に、食も水も空気も酸化しないものを摂る）
8. **「出す対応」を重視する**　（細胞が正常に機能し、腸相もよくなるようにする）

9.「玄米と日本の食」で食事を組み立てる（人を健康にして、心もおだやかになる）

10.「日本人の体質」を知って対応する（日本人と欧米人は、体の仕組みが異なっている）

11.「肉類や油脂類」を少なくする（高血圧・動脈硬化・糖尿病・肥満を防止する）

12.「砂糖」少なく「自然塩」しっかり摂る（砂糖は血流を悪くし、自然塩は生命力を高める）

13.「発酵食品」を重視して摂る（腸内環境を整え、動脈硬化・血栓・がんを防止する）

14.「陰と陽の体質」を知って対応する（体が中庸になるように食を摂ると、健康になる）

15.「自然のもの」を旬にも配慮して摂る（体を浄化し、細胞も修復してくれる）

16.「カロリー三〇％減の食事」にする（カロリー減が老化を防止し、長生きにつながる）

17.「抗糖化」の食対応をする（糖化が少なく、糖化を抑制する食が老化を防止する）

18.「禁煙」し「適切なアルコール」の摂取にする（生活習慣病の招きが少なく、寿命も長い）

19.「本物の食」を摂る（発酵食品などに多いまがいものは、よい体質にしてくれない）

20.「小食」にする（免疫力を高め、毒素や有害物質を排出し、長寿遺伝子をオンにする）

補足：〝孫子は優しいね〟の食を自覚して摂り、〝お母さん休め〟の食はひかえる

「孫子は優しいね」の食、すなわち〝まごこは（わ）やさしいね〟の食材は、ま（豆類）、ご（ゴマ）、こ（米）、は→わ（わかめ、海藻類）、や（野菜類）、さ（魚類）、し（しいたけ、キノコ類）、い（イモ類）、ね（根物）、……それに〝は〟（発酵食品）も。

これらは「日本の食」にほぼ共通しています。現在長命になっている多くの日本人は、若いころこうした食を摂っていました。

「お母さん休め」の食、すなわち〝おかあ（は）さんやすめ〟の食は、オ（オムライス）、カ（カレーライス）、ハ（ハンバーグ）、サ（サンドイッチ）、や（焼きそば）、ス（スパゲティ）、め（目玉焼き）。

これらは、高脂肪・高カロリーなうえに、必要なビタミンやミネラルが不足しがちな料理です。こうしたものを常に食べていると、体脂肪が多くなり健康を害してきます。

あとがき―ひとつの事実から―

この本の原稿を完成させようとしていた約二カ月前に、私はノドをこじらせました。それは四日間の小旅行から帰った二日後でした。だから、最初は旅行の疲れかと思いましたが、四～五日経ってもよくならない。ノドがヒリヒリしタンも感じ、セキも少々出ました。これカゼかなとも思いました。時間をかけて回復を待とうとも考えましたが、そう思った一週間後に講演をひかえていたので、そこで話す時に声がかすれたり・割れたり、セキが出たりしたら、聞く人たちに悪いなと思い、耳鼻咽喉科〔A〕に行きました。医者に行ったのはしばらくぶりでした。

そこでの診断は、ノドが少々赤いだけでたいしたことないとして、漢方薬とトローチを処方してくれました。だがそれを飲んでも一向によくならない。講演での声が心配だったので、講演二日前に再度その耳鼻咽喉科を訪れたら、カゼと診断され抗生物質をくれました。講演はなんとか切り抜けたが、それから一週間経ってもよくなりませんでした。その講演の二週間後にも、健康講座で話すことになっていたので、しかたなく同じ耳鼻咽喉科を三回目も訪れ、やや強い抗生物質をもらいました。しかし、その薬を飲んでもよくなりませんでした。

それで、時間をかけて引くのを待つことにしました。でも変化はありません。その講座から二週間後に一三〇人集まる健康の講演がせまっていたので、声の心配から他の耳鼻咽喉科〔B〕を受診しました。こんなことははじめてでした。そこでは、内視鏡でノドをみながら写真を撮り、タンが少しあるとして、結局〔B〕でも、抗生物質とセキ止めとアレルギーを抑える（!?）六種類の薬約一週間分を処方されました（あまりにも多い薬だったので、講演前に飲むことはひかえました）。講演後に六種類を飲みましたが、しかし改善はされませんでした。

私はそのころ、本の原稿の最終チェックに入っており、それをしながら、自分の免疫力に問題があるのではないかと思うようになり、免疫向上のビタミンCを摂ることにし、ミカンを一日に朝食後と夕食後に合わせて二個食べました。効果はその三日目当たりから表れ、タンはうすらぎ、ノドの違和感も小さくなりました。そしてミカンを食べて五～六日後に八～九割なおりました。ノドがおかしくなったのは、ビタミンCの不足でした。その摂取で、一カ月半以上悩まされ・苦しめられたことから解放されました。

このことによって、何点か気づかされました。一つは、ビタミンCの重要性です。人間はビタミンCを体内で作ることができないので、必ず体外から摂らなければなりません。それがないと、①疲れやすく、②カゼを引きやすく、③免疫力も低下します。これらのことは分かっていたつもりでしたが、自覚が不十分でした。それを反省させられました。

二つは、私の体調不良の要因が、二カ所の耳鼻咽喉科医ともビタミンC不足であることに気づきませんでした。そして、抗生物質の投与でよくなるだろうと診断しました。医者は薬の投与のみで、食との関係から問うことはありませんでした。このため、二ヵ所の医者にかかった費用は三万八五〇〇円（〔A〕が三回で一万九〇〇〇円、〔B〕が一回で一万九五〇〇円。私の負担は一割＝七十代の前半なので）。それに市販のうがい薬とマスクも買ったので（それらで二五〇〇円）、トータル四万一〇〇〇円になりました。これに対して、ミカンの購入費は一〇日分で一二〇〇円位。このビタミンC不足を仮に医者が判断したとしたら、その初診料を二八〇〇円とみて、四〇〇〇円ですんだことになります。この判断があったなら一〇分の一の費用です。現代のうなぎ上りの医療費の増加は、食からみようとしない、不適切は診断・処方にもあることを知らしめられました。

三つは、抗生物質など多くの薬を約一カ月飲んだので、体調にも影響が出ました。まず便がやわらかく・細くなり、色も変わりました。体もスッキリしませんでした。一口にいうと、体の元気が出てきませんでした。薬をやめたらこれらがなくなり、気持ちも体も元気になりました。化学合成物の薬はどんなものも〝毒〟ともいわれますが、腸内環境にマイナスに作用したことは確かです。薬を飲みつづけていると、腸内細菌叢のバランスを乱し、あらたな不健康をもたらすように思わされました。

四つは、二つ目のこととかかわって、現代医療は、食との関係を全く考えていないことです。

人の体は摂った食でできていますが、食との関係を問うことは全くありませんでした。アメリカでは、マクバガン・レポート以降、「医」の世界にも「食」が入ってきていると聞きますが、日本の多くはそういうことに至っていません。日本の「医」も「食」との関連で組み立て直すこと・研究し直すことが必要と思わされました。それがないと、今日の日本人の不健康は、解決方向にむすびつきがたいと考えます。また医療費も減ってこないように思います。

今回、多くの人たちの前で二週間おきに四回声を使うことがなければ、医者に行かなかったでしょう。しかし医者に行ったことで、結果として、現代医療対応の一部を垣間みたように思います。その実態から、食から医療対応をしないだけでなく、今日の国民医療費の増大は、医者の一方的な薬対応にもあるように思わされました。食から医療を行う姿勢があれば、現代の医療費は半分か三分の一くらいですむのでなかろうかと!!　そして、そこにみなさんのよい食の摂取があれば、より効果を生んでくるとも思わされました。食は選んで摂って下さい。

あなたの体は、あなたが摂ったものでつくられます

この本の点検を終えて（七三歳の誕生日に）

著者

最後に再度申し上げます。本書は、多くのみなさんに健康になってもらいたい、という一心で書きました。しかし、いたらない点があると思います。その点はお許し下さい。

この本づくりを引き受けていただき、温かい対応と多くの親切なアドバイスをして下さった、素人社の楠本耕之様、鼓動社の村上幸生様、装丁担当の仁井谷伴子様に、記して心から感謝を申し上げます。

著者紹介

長谷山俊郎（はせやま　としろう）

1942年、秋田県に生まれる。
農水省の研究機関である、農業研究センター、および独立行政法人 農業工学研究所などで、地域農業・地域づくり・地域活力・六次産業化などの研究を行う。
2003年に「日本地域活力研究所」を設立し、その代表として現在に至る。特にこの10年間は、食と健康の関係について力を込めて究明し、講演・講座を通して、“地域の人たちの健康支援“を行っている。農学博士。

これまでの著書

『健康はあなたが摂るもので決まる』（素人社、2010）
『おもしろ「農」経営教本』（明日の農業を考える会、2001）
『農村マーケット化とは何か』（農林統計協会、1998）
『地域活力向上のデザイン』（農林統計協会、1996）
『地域農業展開の論理』（明文書房、1988）
『中山間地農業の活路』（川辺書林、1996〔編著〕）
『北の国型村落の形成』（農林統計協会、1995〔編著〕）
この他に共著は6冊。

食が体をつくる
～健康も不健康も～

2015年8月10日　初版第1刷印刷
2015年8月15日　初版第1刷発行

著　者――長谷山俊郎
発行者――楠本耕之
発行所――素人社 Sojinsha
520-0016 大津市比叡平 3-36-21
電話　077-529-0149　ファックス　077-529-2885
郵便振替　01030-2-26669
装　丁――仁井谷伴子
組　版――鼓動社
印刷・製本――モリモト印刷株式会社

Printed in Japan
ISBN978-4-88170-405-9 C0047